Hauke Fürstenwerth

Strophanthin

Hauke Fürstenwerth

Strophanthin

die wahre Geschichte

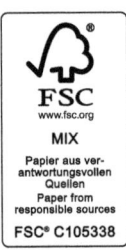

Bibliografische Information der Deutschen Nationalbibliothek:
Die Deutsche Nationalbibliothek verzeichnet diese Publikation in der Deutschen Nationalbibliografie; detaillierte bibliografische Daten sind im Internet über http://dnb.dnb.de abrufbar.

© 2015 Hauke Fürstenwerth

Abbildungen:
Wikimedia: Edgar 181 (20, 21, 22), Klaus Hoffmeier (21, 22), Jakov (59), Sven Drefahl (199), American Heart Association (111), Time Inc. (112), SPIEGEL Verlag (114),
alle weiteren Abbildungen: Hauke Fürstenwerth

Herstellung und Verlag:
BoD – Books on Demand, Norderstedt
ISBN: 978-3-7392-1352-1

Danksagung

Ich danke Frau Dr. Waltraud Kern-Benz, Stuttgart, für die Überlassung von umfangreichen Unterlagen zum Wirken von Dr. Berthold Kern

Inhaltsverzeichnis

Vorwort	1
William Withering und der Rote Fingerhut	5
Vom Pfeilgift zum Medikament	12
Info Box: Herzglykoside	20
Schmiedeberg und das Digitalin	24
Die Qualität von Digitalispräparaten	29
Die intravenöse Strophanthintherapie	37
Das Kombetin	42
Ernst Edens - die Behandlung der Angina pectoris	51
Info-Box: Das Herz und seine Funktion	58
Berthold Kern und die Linksinsuffizienz	59
Info Box: Herzinsuffizienz	67
Die orale Strophanthin-Behandlung	71
Strophoral	78
Der Strophoralstreit	86
Bioverfügbarkeit	94
Herzinfarkt	105
Berthold Kern und die Linksmyokardiologie	116
Das Heidelberger Tribunal	127
Das Arzneimittelgesetz	145
Endogenes Ouabain	153
Ouabain und seine Wirkungen	158
Ouabain und die Koronarinsuffizienz	161
Ouabain und der Energiehaushalt des Herzens	166
Ouabain und Digitalis	173
Ouabain schützt die Niere und das Gehirn	180
Paradigmenwechsel in der Pharmaforschung	184
Medizin und Wissenschaft	190
Venture Capital	200
Cornavita	207
Literaturverzeichnis	215

Vorwort

„Es wird einmal die Zeit kommen, in der man die Unterlassung der rechtzeitigen Strophanthinbehandlung von Angina pectoris als Kunstfehler verurteilen wird." Mit dieser Prophezeiung fasste der an der Universität Düsseldorf lehrende Internist Ernst Edens (1876 – 1944) 1943 seine Erfahrungen mit dem Herzglykosid Strophanthin zusammen. 1985 konstatierte der Münchener Kardiologe Erland Erdmann: *„es besteht keine gesicherte Indikation mehr für Strophanthin, sei es oral, perlingual oder intravenös."* Worin lag dieser Sineswandel begründet? Aus welchen neuen Erkenntnissen konnte Erdmann seine Einschätzung ableiten? Es gab keine Studien in denen Strophanthin mit neuen Medikamenten verglichen worden war und sich als unterlegen erwiesen hatte. Erdmanns Darstellung markierte den Schlusspunkt einer über Jahrzehnte hinweg verbissen ausgetragenen wissenschaftlichen Auseinandersetzung in der Medizin.

Wie kaum ein anderes Medikament hat Strophanthin die Zunft der Ärzte polarisiert. Euphorisches Lob und vernichtende Kritik prägten einen überaus polemisch und emotional geführten Streit. Aufstieg und Fall des Strophanthins sind bereits mehrfach beschrieben worden. Nahezu alle bisherigen Darstellungen konzentrieren sich auf eine in den 60er und 70er Jahren des vorigen Jahrhundert öffentlich in Zeitschriften, Rundfunk- und Fernsehbeiträgen ausgetragenen Auseinandersetzung um die Ursachen von Herzinfarkt zwischen dem Stuttgarter Internisten Berthold Kern und dem Heidelberger Pharmakologen Gotthard Schettler. Es fehlt bisher eine objektive, an belegbaren Fakten orientierte Aufarbeitung der Geschichte des Strophanthins. Diese Lücke möchte ich mit dem vorliegenden Buch schließen.

Heute erinnern sich nur noch wenige ältere Mediziner an dieses einst in Deutschland so beliebte Herzmedikament. Jüngere Ärzte kennen Strophanthin nicht mehr. In Lehrbüchern wird es, wenn überhaupt, nur als historische Randnotiz erwähnt. Strophanthin basierte Präparate sind nur noch als frei verkäufliche homöopathische Produkte oder als rezeptpflichtige Defekturarzneimittel verfügbar. Gibt es mehr als nur ein historisches Interesse, um sich mit diesem „alten" Medikament überhaupt noch zu befassen?

Zwei Befunde deuten darauf hin, dass eine Neubewertung des Strophanthins in der Therapie von Herzinsuffizienz auch aus wissenschaftlichem Interesse angebracht ist. Zum einen besteht ein dringender Bedarf an wirksamen Mitteln in der Behandlung der Herzinsuffizienz. Herzinsuffizienz ist die einzige Krankheit, deren Inzidenz und Prävalenz in vielen entwickelten Ländern stetig zunehmen. Trotz moderner Behandlung mit Beta-Blockade und voller Angiotensin-II-Modulation liegt die Fünf-Jahres-Mortalität von Herzinsuffizienz bei über 50% und entspricht der von Krebserkrankungen. Die Wirksamkeit der heutigen Standard-Medikation zur Behandlung der Herzinsuffizienz ist in absoluten Zahlen ausgedrückt nur um wenige Prozentpunkte besser als Placebo. Zum anderen belegen aktuelle Forschungsergebnisse, dass Strophanthin über bisher nicht bekannte Wirkqualitäten verfügt, welche es rechtfertigen, dieses Medikament einer klinischen Neubewertung zu unterziehen.

Wer Aufstieg und Fall des Strophanthins verstehen will, muss sich mit den in jahrhundertelanger Forschung aufgedeckten wissenschaftlichen Grundlagen dieses Medikaments ebenso wie mit den Erkenntnissen zu Ursachen von Herzerkrankungen auseinandersetzen. Wissenschaftliche Erkenntnisse sind keine zeitlos unabänderlich gültigen Gesetze. Sie unterliegen vielfältigen Einflüssen und Veränderungen, welche nur im historischen Kontext verstanden werden können.

Generationen von Forschern und Ärzten haben die Geschichte des Strophanthins geprägt. Herausragende Persönlichkeiten haben aufeinander aufbauende grundlegende Erkenntnisse erarbeitet und in die klinische Praxis umgesetzt. Die Geschichte des Strophanthins ist auch eingebunden in die Entwicklung der pharmazeutischen Industrie und in den Wandel der ihr zu Grunde liegenden Wissenschaftsdisziplinen. An die Stelle von klinischen Beobachtungen am Patienten als Ausgangspunkt der Entwicklung neuer Medikamente sind Pharmakologie, Genetik, Molekularbiologie und weitere Wissenschaftsdisziplinen getreten. Patienten werden heute auch ohne Krankheitssymptome medikamentös behandelt. Das statistische Risiko für eine zukünftige Krankheit ist als eigenständiges Krankheitsbild etabliert worden. Richtwerte für Blutdruck, Cholesterin und Blutzucker definieren Krankheiten. Auch dieser Wandel ist Teil der Strophanthin Historie. Die Geschichte dieses Herzglykosids ist darüber hinaus geprägt von Fehlschlägen, voreiligen Verallgemeinerungen, genialer Intuition, polemischer Kritik, akademischer Eitelkeit, materiellen Interessen und persönlichem Gewinnstreben.

Die Geschichte des Strophanthins ist nicht abgeschlossen. Strophanthin ist nach wie vor Gegenstand intensiver Grundlagenforschung. Aktuelle Forschungsergebnisse ermöglichen eine neue Interpretation der langjährigen therapeutischen Erfahrungen. Diese neuen Erkenntnisse - auch im Kontext aktueller Befunde zu den Ursachen von Herzerkrankungen - zeigen, dass dieses Herzglykosid über ein nicht ausgeschöpftes therapeutisches Potenzial verfügt. Dieses Potenzial zum Nutzen herzkranker Patienten aufzuzeigen und erschließen zu helfen ist das Hauptanliegen dieses Buches.

Hauke Fürstenwerth

William Withering und der Rote Fingerhut

Pflanzen und Kräuter sind allen Epochen der Menschheitsgeschichte genutzt worden, um daraus Heilmittel zu gewinnen. Therapeutische Erfahrungen mit Pflanzen und Pflanzenextrakten sind zu allen Zeiten gesammelt und beschrieben worden. Die älteste überlieferte Rezeptsammlung für pflanzliche Heilmittel ist mehr als 5000 Jahre alt. Sie stammt aus Mesopotamien, dem Land zwischen Euphrat und Tigris. Ägyptische Aufzeichnungen zur Verwendung von Arzneipflanzen stammen aus der Zeit um 1.500 v. Chr. Chinesische Aufzeichnungen datieren um 1.100 v. Chr. In Indien sind Beschreibungen zum Gebrauch von Heilpflanzen im Rahmen der Ayurveda-Medizin bereits um 1.000 v. Chr. entstanden. Im Mittelalter waren es vor allem die Klöster, welche das überlieferte Wissen um den Gebrauch von Heilpflanzen bewahrten, dokumentierten und praktizierten. Mit der Erfindung des Buchdrucks im 16. Jahrhundert wurde das Erfahrungswissen um die Heilkraft von Pflanzen dann in Form von Kräuterbüchern niedergelegt und damit allgemein verfügbar. Im 18. Jahrhundert begannen Wissenschaftler die Wirkung von Heilpflanzen gezielt zu erforschen. Zunächst ging es um die Klärung, welche Heilpflanze bei welcher Krankheit am besten wirkt. In späteren Jahrhunderten wurden die Untersuchungen auf die Reindarstellung der in den Heilpflanzen enthaltenen Wirkstoffe, der Aufklärung ihrer chemischen Struktur und auf deren pharmakologische Wirkungen erweitert. Gegen Ende des 19. Jahrhundert kam die chemische Abwandlung der Wirkstoffe hinzu. Viele der heute eingesetzten Arzneimittel sind Abwandlungen von in Pflanzen vorkommenden Naturstoffen.

Eine der ersten systematischen Untersuchungen der Wirkungen einer Heilpflanze, dem Roten Fingerhut (Digitalis purpurea), stammt von dem englischen Arzt William Withering. Die Ergebnisse seiner Studien publizierte er 1785 unter dem Titel „An Account of the Foxglove and some of its Medical Uses: with Practical Remarks on Dropsy and other Diseases". Bereits ein Jahr später erschienen eine deutsche („Abhandlung vom rotem Fingerhut und dessen Anwendung in der praktischen Heilkunde vorzüglich bei der Wassersucht und einigen anderen Krankheiten") und eine französische Übersetzung. Auch aus Amerika kamen sehr bald Interessensbekundungen an Witherings Ergebnissen. Da der Rote Fingerhut in Amerika nicht vorkommt, versorgte Withering seinen amerikanischen Kollegen Hall Jackson mit Samen der Pflanze. Jackson kultivierte den Roten Fingerhut und führte die Digitalistherapie der Wassersucht mit Fingerhut in Amerika ein [Skou 1986].

Withering (1741 – 1799) hat an der Universität in Edinburgh Medizin, Botanik und Mineralogie studiert. 1766 begann er seine berufliche Tätigkeit als Arzt in einer Praxis in Stafford, in der Grafschaft Staffordshire. 1775 übernahm Withering zusammen mit seinem Kollegen John Ash eine Praxis in Birmingham. 1779 wurde er in das Ärzteteam des General Hospital in Birmingham berufen, in welchem er bis zu seinem Ruhestand in 1792 tätig war. Daneben betrieb er seine florierende Privatpraxis weiter.

Kurz vor seinem Umzug nach Birmingham erhielt Withering Kenntnis von einer Kräutermischung zur Behandlung von Wassersucht (eine abnorme Ansammlung von Körperflüssigkeiten). Das Rezept für die Mischung stammte von einer alten Frau aus der Grafschaft Shropshire. Sie erzielte damit Heilerfolge auch bei Patienten, bei denen die Behandlung durch Ärzte versagt hatte. Die Kräutermischung der Heilerin enthielt mehr als 20 verschiedene Kräuter. Für den auch als Botaniker ausgebildeten Withering war es, wie er schreibt, „nicht schwierig, zu erkennen, dass die aktiven Kräuter nichts anderes als Fingerhut sein konnten." Witherings Entscheidung, die Wirkung von Fingerhut eingehend zu untersuchen wurde bestärkt durch die Erfahrung seines Kollegen Dr. Cawley aus Oxford, der unter einer für seine Ärzte unheilbaren Wassereinlagerung in der Brust (hydrops pectoris) litt und durch die Einnahme von Fingerhut Wurzeln geheilt werden konnte [Skou 1986].

Der Fingerhut gehört zur Pflanzengattung der Wegerichgewächse (Plantaginaceae). Es gibt etwa 25 Arten, welche in Europa, Nordafrika und im westlichen Asien beheimatet sind. Von medizinischer Bedeutung sind der Rote Fingerhut (Digitalis purpurea) und der Wollige Fingerhut (Digitalis lanata). Die Verwendung von Fingerhut als Heilpflanze ist erstmalig 1250 in einem Wallisischen Kräuterbuch unter der Bezeichnung „foxes glofa" erwähnt. Der deutsche Botaniker und Arzt Leonhard Fuchs beschreibt in seinem 1542 erschienenen Buch „Historia Stirpium" detailliert verschiedene Fingerhut Arten und gibt diesen den Namen *Digitalis* [Greef 1981]:

> „Diss gewechss würdt von unsern Teutschen fingerhut geheyssen, darumb das seine blumen einen fingerhut, so man zu dem näen braucht, gantz und gar ähnlich seind. Man mags in mittler zeit, bis man einen bessern namen findt, wie wir in unserem Lateinischen Kreuterbuch gethan haben, Digitalem zu Latein, dem Teutschen namen nach nennen."

1650 werden eine Digitalis Salbe und Digitalis Tabletten erstmalig in der offiziellen englischen Medikamenten Liste „Pharmacopeia Londoniensis" erwähnt. 1748 beschreibt der französische Arzt Francois Salerne die extreme Giftigkeit von Digitalispflanzen bei Verfütterung an Truthähne und mahnt zur Vorsicht bei der Anwendung dieser Pflanzen. Als Withering seine Studien mit Fingerhut aufnimmt ist diese Pflanzenart bereits offizieller Bestandteil mehrerer offizieller Medikamenten Listen: 1744 Edinburgh Pharmacopeia, 1748 Paris Pharmacopeia, 1771 Wittenberg Pharmacopeia. Fingerhut wurde zur Behandlung eines breiten Spektrums von Erkrankungen empfohlen. Wundheilung, Kopfschmerzen, Asthma, Rheuma, und Schüttelkrampf waren nur einige von vielen Erkrankungen bei denen Fingerhutzubereitungen eingesetzt wurden.

Withering wusste aus den Schilderungen der Heilerin aus der Grafschaft Shropshire, dass der Fingerhut starke diuretische Wirkungen hat, oftmals begleitet von heftigem Erbrechen und Durchfall. Er wusste auch um die extreme Giftigkeit des Fingerhuts. Entsprechend vorsichtig plante er seine Versuche. In der Einleitung seines Buches

Account of the Foxglove listet Withering vier Möglichkeiten auf, welche ihm geeignet erschienen, die Wirkungen des Fingerhuts zu untersuchen. Die Untersuchungen könnten erfolgen auf chemischem Wege. Diese Methode beschränkte sich zu Witherings Zeiten aber auf verbrennen der Substanz und hatte sich bis dahin als nutzlos erwiesen. Als zweite Möglichkeit sah er die Beobachtung der Fingerhut Wirkungen an Tieren. Über Wirkungen von Heilkräutern an Tieren und deren Bedeutung für die Wirkung an Menschen gab es nur wenige zuverlässige Beobachtungen. Withering verwarf auch diese Methode. Aus gleichem Grunde verzichtete er auf eine mögliche dritte Alternative, den Vergleich mit Heilpflanzen ähnlicher Wirkungen. Als einzig zuverlässigen Weg, die Wirkungen des Fingerhuts zu studieren, wählte er den empirischen Gebrauch und die Beobachtung der Wirkungen an Patienten. Heute wissen wir, dass Digitalis an gesunden Menschen und Tieren kaum Wirkungen zeigt. Hätte Withering sich also für Untersuchungen an Tieren entschieden, hätte er die Wirkung von Digitalis nicht gefunden. Diese hat er nur an kranken Patienten studieren können.

Derartige Experimente am Menschen sind unter heute gültigen ethischen Maßstäben nicht zu rechtfertigen. Doch ist es nicht angebracht, die Handlungen Witherings mit heutigen Maßstäben auf Basis heutigen Wissens zu beurteilen. Im 18. Jahrhundert war es in vielen Regionen Europas noch gängiger Gebrauch, Frauen wegen nichtiger Anlässe als Hexen auf dem Scheiterhaufen zu verbrennen. Witherings Handeln kann nur im kulturgeschichtlichen Kontext seiner Zeit und vor dem Hintergrund des ihm zur Verfügung stehenden Wissens beurteilt werden. Zu Witherings Zeiten gab es weder Kenntnisse über die Ursachen der zu behandelnden Krankheiten, noch war bekannt, wie und warum Heilkräuter und andere Heilmittel ihre Wirkungen entfalten. Die Wissenschaftsdisziplinen Pharmakologie und Toxikologie gab es noch nicht. Es ist das große Verdienst William Witherings, das bis dahin übliche Verfahren des „ausprobieren und verwerfen" durch systematisches Vorgehen zu ersetzen und damit neue Heilungsmöglichkeiten zu erschließen. Erst 200 Jahre nach Witherings Arbeiten zum Roten Fingerhut sind Arzneimittelgesetze erlassen worden, welche vorschreiben, dass heute umfangreiche präklinische Studien durchgeführt werden müssen, bevor ein neues Medikament an Menschen getestet werden darf.

Dr. Small, einer von Witherings Vorgängern am General Hospital in Birmingham, hatte es eingerichtet, dass pro Tag jeweils eine Stunde sich mittellose Kranke im General Hospital kostenlos behandeln lassen konnten. Diese Tradition setzte Withering fort. Auf diese Weise wurden pro Jahr zwei- bis dreitausend arme Patienten behandelt. Aus diesem Patientenpool wählte Withering die geeigneten Patienten für seine Fingerhut Studien aus. Von 1776 bis 1785 behandelte Withering 163 Patienten mit unterschiedlichen Fingerhutzubereitungen in abgestuften Dosierungen [Skou 1986].

Die erste Aufgabe war es, eine geeignete Darreichungsform für den Fingerhut zu finden. Welche Pflanzenteile sind besonders gut geeignet? Wie müssen sie zubereitet werden? In welcher Dosierung sollten sie verabreicht werden? Als besonders geeignet und wirksam erwiesen sich pulverisierte, getrocknete Blätter, welche während der Blütezeit des Fingerhut gesammelt worden waren. Wässrige Extrakte waren nur schwach wirksam, alkoholische Extrakte verfügten über zu starke Nebenwirkungen. Solche Nebenwirkungen beobachtete Withering auch nach Verabreichung der getrockneten Blätter, versuchte aber, diese durch Verringerung der Dosis weitgehend auszuschließen. Als optimale Dosierung beschreibt Withering solange Digitalis zu verabreichen, bis Nebenwirkungen einsetzen: „2 mal täglich 1 - 3 grain (65 – 200 mg) pulverisierte, getrocknete Fingerhut Blätter so lange bis es entweder auf die Nieren, den Magen, den Puls oder die Eingeweide wirkt; stoppen Sie die Digitalisgabe beim ersten Auftreten einer dieser Nebenwirkungen." Zur Unterdrückung der Nebenwirkungen – insbesondere Übelkeit und Erbrechen – empfahl er die gleichzeitige Gabe von Opium [Somberg 1985].

In seinen Versuchen fand Withering die extreme Giftigkeit des Fingerhut bestätigt. Als toxische Effekte listet er auf: „Krankheit, Erbrechen, Durchfall, Schwindel, Sehstörungen, Objekte erscheinen grün und gelb; erhöhte Sekretion von Urin, langsamer Puls, bis hinunter zu

35 Schlägen in einer Minute, kalter Schweiß, Krämpfe, Ohnmacht, Tod". Diese Effekte traten vor allem auf bei den hohen Dosierungen mit denen Withering seine Untersuchungen begann. „Ich habe es in sehr viel zu hohen Dosierungen und über einen viel zu langen Zeitraum verabreicht." Todesfälle waren die Folge.

Gemäß Witherings Beobachtungen wirkt Digitalis primär als Diuretikum, welches allen anderen bis dahin bekannten harntreibenden Mitteln in der Behandlung von Wassereinlagerungen im Gewebe überlegen war. Withering erwähnt auch die Wirkung der Fingerhutpräparate auf die Herzaktivität: „Digitalis übt auf die Bewegungen des Herzens einen starken Einfluss aus, wie es bisher bei keiner anderen Medizin beobachtet wurde; und dieser Einfluss kann zu Heilzwecken benutzt werden". Zu Witherings Zeiten waren die Ursachen von Wassersucht noch nicht bekannt. Die Erkenntnis, dass Wassereinlagerungen eine Folge von Herzschwäche sind, setzte sich erst gegen Ende des 19. Jahrhundert durch. Deshalb maß Withering der Wirkung von Digitalis auf das Herz keine besondere Bedeutung bei. Die Entdeckung, dass Digitalis ein potentes Mittel zur Behandlung von Herzkrankheiten ist blieb späteren Generationen von Ärzten und Wissenschaftlern vorbehalten. Dennoch gilt William Withering heute als Vater der Digitalistherapie. Seine Studien des Roten Fingerhut sind ein Musterbeispiel systematischer Studien, welche eine neue Ära in der medizinischen Forschung eingeleitet haben. Der Mediziner und Digitalis-Experte Albert Fraenkel (1864–1938) formulierte 1936: „Witherings Großtat war die einer intuitiven pharmakologisch-klinischen Konzeption. Nicht die Anwendung der Digitalis ist sein Ruhmestitel. Die Unsterblichkeit verdankt er dem tastenden Suchen und endlichen Finden der auch heute noch richtigen Dosierung und der Erkennung und planmäßigen Benutzung der Pulsfrequenz als Indikator für die Anwendung und für den Erfolg der Therapie." [Fraenkel 1936] In Anerkennung seiner wissenschaftlichen Leistungen wurde William Withering 1785 in die Royal Society in London aufgenommen, der Gesellschaft mit dem größten Sozialprestige im England des 18. Jahrhunderts.

Witherings Arbeiten über die Wirkungen des Roten Fingerhut stießen auf großes Interesse bei den Ärzten, nicht nur in England, auch in Frankreich und Deutschland wurde Digitalis nun häufiger eingesetzt. Doch der Erfolg war von begrenzter Dauer. Obwohl Withering im Account of the Foxglove genaue Anweisungen gab zum Sammeln der Fingerhutblätter - Standort der Pflanze, Sammelzeitpunkt, Aufbewahrungsart und anderes mehr - waren viele Digitaliszubereitungen von zweifelhafter und wechselnder Qualität. Digitalis wurde als Allheilmittel gegen viele Krankheiten eingesetzt, bei denen keine Wirkung zu erzielen war. Die angewandten Dosierungen waren zu hoch. Vergiftungen in Folge von Überdosierungen waren die Regel. Digitalis blieb bis ins späte 19. Jahrhundert ein umstrittenes Heilmittel mit nur begrenzter Akzeptanz bei Ärzten. Dieses änderte sich erst als man die Ursachen der Wassersucht erkannte und Fortschritte in Chemie und Pharmakologie es erlaubten, die in Digitalis Pflanzen enthaltenen Wirkstoffe zu isolieren und deren pharmakologische Eigenschaften zu studieren.

Vom Pfeilgift zum Medikament

Die in Afrika und in Teilen Asiens beheimateten Lianen der Strophanthus-Arten und der Acokanthera Sträucher enthalten Herzglykoside, welche denen der Digitalis-Arten strukturell ähnlich sind. Die Glykoside dienen den Pflanzen als Abwehrmittel gegen Fressfeinde. Auch Menschen und Tiere haben sich die Giftigkeit dieser Pflanzen zu Nutze gemacht. Die afrikanische Mähnenratte (*Lophiomys imhausi*) nutzt sie für eine außergewöhnliche Abwehrstrategie. Sie kaut die Rinde hochgiftiger Acokanthera Sträucher, welche das herzaktive Glykosid g-Strophanthin (Ouabain) enthalten, und trägt den toxischen Speichel dann auf die Haare ihres auffallenden Rückenkamms auf. Die schwammartige Struktur der Haare sichert durch Kapillarkräfte die Sättigung des Fells mit Gift beladenem Speichel. Hunde, welche die Mähnenratte attackieren und in Kontakt mit dem giftigen Fell kommen, zeigen starke Vergiftungserscheinungen, die bis zum Tod führen können [Kingdon 2012]. Ratten selbst sind gegenüber Steroidglykosiden sehr viel weniger empfindlich als andere Tierarten. Deshalb zeigt das Acokanthera Gift bei ihnen keine Wirkung.

Viele Volksstämme in Afrika haben Zubereitungen von Strophanthus und Acokanthera Pflanzen als Pfeilgifte verwendet. Diese wurden sowohl auf der Jagd nach Wildtieren als auch bei Kriegshandlungen eingesetzt. Selbst Großtiere wie Elefanten konnten mit den hochgiftigen Pfeilen erlegt werden. Giftpfeile waren wichtige Waffen im Arsenal der afrikanischen Bevölkerung beim Widerstand gegen Eindringlinge, Sklavenjäger und Kolonialherren. In den Britischen Kolonien wurde es den Eingeborenen bei Androhung drastischer Strafen verboten, Pfeilgifte herzustellen und zu besitzen. Selbst der Anbau von Strophanthus Pflanzen und das Sammeln von Strophanthus Samen stand unter Strafe [Osseo-Asare 2014]. Die Rezepturen für die Zubereitung der Giftmischungen wurden als Geheimrezepte nur innerhalb des eigenen Stammes weitergegeben. Außenstehenden wurde nicht verraten, welche Pflanzenteile zu welcher Zeit geerntet werden mussten und wie diese aufbereitet und vielfach auch mit weiteren Zutaten wie Schlangen- oder Skorpion-Gift anzureichern waren.

Afrikanischen Heilern war der medizinische Wert von Strophanthus Pflanzen bereits sehr früh bekannt. Durch Einweichen der Pflanzenwurzeln mit anschließender Fermentierung wurden alkoholische Extrakte hergestellt. Die bitter schmeckenden Lösungen wurden in kleinen Schlucken über einen Zeitraum von Tagen oder Wochen verabreicht. Um Vergiftungen zu vermeiden, wurde die verabreichte Menge vom Heiler sorgsam dosiert. Behandelt wurden Muskelschmerzen, offene Wunden, Verstopfung, Lebensmittelvergiftung, Geschlechtserkrankungen und Herzleiden [Osseo-Asare 2014]. Für die Einheimischen war Strophanthus Gift und Heilmittel in einem. In der Mythologie des Stammes der Wilé in Obervolta wurde diese Pflanze aus dem Paradies zur Erde geschickt, damit sie Menschen – je nach ihrem Verdienst – heile oder strafe [Leuenberger 1972].

Im Bericht über seine Expedition nach Mosambik, auf der er von 1857 bis 1863 die Nebenflüsse des Sambesi erkundete, beschreibt der schottische Missionar David Livingstone ein Gift, welches von den einheimischen Kriegern im Hochland des Shire am Najassasee „zum Töten von Menschen" eingesetzt und als *kombé* bezeichnet wurde. „Wenn man nur ein winziges Stück von diesem Gift mit der Zunge berührt, so ist diese gelähmt." Begleitet wurde Livingstone auf seiner Expedition von dem Botaniker John Kirk. Dessen Aufgabe war es, nach Pflanzen Ausschau zu halten, welche für kommerzielle Produkte geeignet und gewinnbringend erschienen. Kirk berichtet, dass ein einziger vergifteter Pfeil genügt habe, einen Büffel zu töten, allerdings mussten die Jäger dem angeschossenen Tier oft einen halben Tag auf den Fersen bleiben, bis die tödliche Wirkung eintrat. Kirk bewahrte einige Exemplare der kombé Giftpfeile in einer Tasche auf, in der er auch seine Zahnbürste verwahrte. Als er diese eines morgens im März 1859 benutzte bemerkte er einen bitteren Geschmack. Bedingt durch eine fiebrige Erkältung war Kirks Puls erhöht, senkte sich aber nach Benutzung der Zahnbürste deutlich. Diesen schnell eintretenden Effekt führte Kirk auf eine Verunreinigung seiner Zahnbürste mit dem kombé Gift zurück. Kirk sandte Proben des Giftes und Teile der Pflanze, aus welcher das kombé Gift zubereitet wurde, an das Königliche Botanische Institut in London (Kew Gardens). Dort wurde die Pflanze zunächst als Strophanthus hispidus, später dann korrekt als Strophanthus kombé identifiziert.

Mehrere Forscher haben sich um die Aufklärung des in Strophanthus kombé enthaltenen Wirkstoffs und seiner pharmakologischen Eigenschaften verdient gemacht. Am intensivsten befasste sich Thomas Richard Fraser (1841 - 1922) - der in Edinburgh gleichzeitig Pharmakognosie, Pharmazie, Pharmakologie und Therapie lehrte - mit dem kombé Gift. Ihm gelang die Isolierung des reinen Wirkstoffs und dessen Charakterisierung als Glykosid. Weiter konnte er zeigen, dass der Strophanthus-Wirkstoff über eine ausgeprägte Herzwirkung verfügt und für die Therapie am Menschen geeignet ist. 1885 berichtete Fraser über erste Erfahrungen mit einer Strophanthus Tinktur an Patienten und empfahl deren Verwendung bei allen Formen der „Herzermüdung" und als Diuretikum. Frasers Arbeiten gelten heute als Grundlage für die Anwendung des Strophanthins am Menschen.

Digitalispräparate waren am Ende des 19. Jahrhunderts aufgrund ihrer unsicheren Wirkungen und ihrer gefürchteten Giftigkeit ein umstrittenes Heilmittel mit nur begrenzter Akzeptanz bei Ärzten. Frasers Arbeiten nährten die Hoffnung, dass Strophanthusglykoside ein geeigneter Ersatz für Digitalispräparate sein könnten. Entsprechend intensiv war die nach 1885 einsetzende Strophanthus-Forschung. Bereits 1890 summierte sich die Anzahl der wissenschaftlichen Publikationen auf über einhundert. Auch in Frankreich und Deutschland wurde intensiv an Strophanthus Wirkstoffen geforscht.

Insbesondere französische Forscher differenzierten zwischen den Inhaltsstoffen aus unterschiedlichen Strophanthus Arten. Catillon gewann 1888 reine Körper aus den Strophanthus Arten gratus, hispidus, niger und kombé. Kristalline Produkte erhielt er regelmäßig nur aus Strophanthus gratus, während die anderen, insbesondere Strophanthus kombé nur amorphe Produkte lieferten. Arnaud beschäftigte sich zur gleichen Zeit mit einem Pfeilgift, das die Somalis aus dem Holz eines als Acokanthera ouabaio bezeichneten Baumes gewannen. 1888 gelang ihm die Isolierung eines kristallinen Wirkstoffs, den er Ouabain nannte. Nur wenig später wies er einen damit identischen Wirkstoff in einem Pfeilgift nach, welches aus Strophanthus gratus angefertigt worden war. Der Name g-Strophanthin für das Strophanthus gratus Glykosid wurde 1904 von Thoms eingeführt, um es von den Wirkstoffen anderer Strophanthus Arten zu unterscheiden [Gilg 1904]. Das in dem von Fraser untersuchten Strophanthus kombé vorkommende Glykosid wurde fortan als k-Strophanthin bezeichnet. Das mit g-Strophanthin identische Ouabain hat in Frankreich nach dem ersten Weltkrieg als „Ouabain Arnaud" k-Strophanthin Präparate in der Therapie von Herzpatienten weitgehend verdrängt. In Deutschland setzte die klinische Strophanthus Forschung erst zu Beginn des 20. Jahrhunderts mit einer Publikation von Schedel ein. Er bezieht sich darin auf Fraser, denn nach dessen Veröffentlichung von 1885 erschien „eine wahre Flut von Veröffentlichungen über dieses neue Herzmittel, ein Zeichen, dass die Verwendung der Digitalis doch nicht allen Anforderungen genüge." In seiner 1904 publizierten Arbeit berichtet Schedel über positive Erfahrungen mit einer Strophanthus gratus Tinktur, welche das g-Strophanthin (Ouabain) enthielt. Er betont die auch von anderen Klinikern beobachteten günstigen Wirkungen auf Atemnot (Dyspnoe) und Puls bei Herzkranken [Schedel 1904].

~ ~ ~

Als Fraser 1885 seine bahnbrechende Arbeit zur Wirkung von Strophanthus Wirkstoffen publizierte wurden Medikamente üblicher Weise in Apotheken und Hausapotheken der Ärzte hergestellt. Aber auch Kräutersammler, Hausierer und Quacksalber durften als Heilmittel deklarierte Produkte verkaufen. Regulierung und Kontrolle der Herstellung, der Qualität und der Wirksamkeit von Arzneimitteln waren praktisch nicht vorhanden. Reinheit und Wirkqualität von Medikamenten waren abhängig vom Geschick und der Erfahrung des einzelnen Apothekers. Der Umgang mit einheimischen Heilpflanzen wie den Fingerhut Arten war den meisten Apothekern noch einiger Maßen vertraut. Wobei jedoch jeder Apotheker selbst entwickelte Rezepte zur Herstellung seiner Produkte einsetzte. Um eine Mindestqualität der Arzneimittel zu sichern hatte man bereits im 18. Jahrhundert in vielen Ländern begonnen offizielle Arzneibücher (Pharmakopoe) zu erstellen, in denen als wirksam bekannte Arzneimittel und Methoden ihrer Herstellung und Lagerung aufgelistet waren. Das erste deutsche Arzneibuch (DAB1) entstand 1872. In Österreich war ab 1812 die Pharmacopoea Austriaca gültig. In Amerika gibt es seit 1820 die United States Pharmacopeia.

Der Umgang mit tropischen Pflanzen stellte Apotheker und Ärzte vor neue Herausforderungen. Erfahrungen mit der Identifizierung von Pflanzen und geeigneten Pflanzenteilen (Blätter, Samen) und Methoden der Aufbereitung geeigneter Darreichungsformen lagen nicht vor. Die chemische Analyse war noch nicht auf einem Stand, der eine genaue Bestimmung des Wirkstoffgehalts von Pflanzen und Extrakten ermöglicht hätte. Empirisches Ausprobieren war die Regel, extreme Qualitätsunterschiede vermeintlich identischer Produkte die unvermeidliche Folge.

Die Zeit des ausgehenden 19. Jahrhundert war eine Zeit des politischen und wirtschaftlichen Umbruchs. Fortschritte in vielen Wissenschaftsdisziplinen führten in der Medizin zur „Verwissenschaftlichung" therapeutischer Maßnahmen. Empirie und Überlieferung wurden durch Wissenschaft ersetzt. Auf Forschung basierte Industrieunternehmen wurden gegründet. Unternehmen wie Hoechst, Bayer, BASF, Sandoz, Ciba, E. R. Squibb and Sons (heute Bristol-Myers Squibb) und Boehringer sind alle in der zweiten Hälfte des 19. Jahrhunderts gegründet worden. Sie alle waren auf der Suche nach attraktiven Produkten. Die Herstellung von Medikamenten war ein vielversprechendes Geschäftsfeld.

1851 gründete Ernst Christian Friedrich Schering (1824-1889) in Berlin eine Apotheke aus der 1864 die „Chemische Fabrik Ernst Schering" wurde, welche sich rühmte, besonders „reine Präparate" anzubieten. Daraus ging später die Schering AG hervor, welche heute Teil des Bayer Konzerns ist. Der Apotheker Heinrich Emanuel Merck

(1794 - 1855) hatte bereits 1827 begonnen, anderen Apothekern, Chemikern und Ärzten aus Pflanzen isolierte Wirkstoffe wie Koffein, Kokain, Morphin und Nikotin zu verkaufen. Diese Aktivitäten waren der Grundstein für das pharmazeutisch-chemische Unternehmen E. Merck Darmstadt. Der Schwerpunkt der Merckschen Produktpalette lag auf Wirkstoffen, welche aus tropischen Pflanzen gewonnen wurden. Die Hoffnung auf weitere wertvolle Pflanzen war der Grund, warum an Expeditionen wie der von Livingstone nach Mosambik stets auch Botaniker wie John Kirk teilnahmen. Deren Aufgabe war es, gezielt nach solchen Pflanzen Ausschau zu halten.

Der Amerikaner Henry Wellcome (1853–1936) hatte ein großes persönliches Interesse an neuen Entwicklungen in Medizin, Pharmakologie und Botanik. Er war überzeugt von dem großen Potenzial tropischer Pflanzen für neue Medikamente. In den 1870er Jahren war er in Südamerika auf der Suche nach Chinin haltigen Pflanzen unterwegs gewesen. 1880 hat er mit seinem Partner Silas Burroughs in London das Unternehmen Burroughs, Wellcome & Co gegründet. Das junge Unternehmen war bemüht, neue Produkte zu finden. Als Fraser auf der Jahresversammlung der British Medical Association 1885 in Cardiff über seine therapeutischen Erfahrungen mit selbst hergestellten Strophanthus Tinkturen berichtete war auch Henry Wellcome anwesend. Nach einer intensiven Diskussion mit Fraser beschloss Wellcome, das Strophanthus Produkt in das Sortiment seiner jungen Firma aufzunehmen. Fraser unterstützte Burroughs, Wellcome & Co hierbei mit seinem Wissen um Auswahl geeigneter Strophanthus Samen und Herstellung einer für die therapeutische Anwendung geeigneten Tinktur. Bereits 1886 war das neue Produkt *„Tincture of Strophanthus"* im Handel, welches zu sieben Schilling pro Unze in England und Amerika verkauft wurde. Ab 1887 wurde die Tinktur auch in Deutschland, Holland und anderen Ländern vermarktet. Die Tinktur wurde bei Erwachsenen zur Behandlung von Herzgeräuschen, „nervösem Asthma", Typhus und Lungenentzündung empfohlen. Mit süßen Sirup versetzt um den bitteren Geschmack zu maskieren wurde es auch an Kinder verabreicht.

Es erwies sich zunächst als schwierig, ausreichende Mengen geeigneter Strophanthus Samen für die industrielle Produktion von Strophanthus Tinkturen zu beschaffen. Nur die Samen des Strophanthus kombé waren zur Herstellung der von Fraser entwickelten Tinktur geeignet. Geliefert wurden jedoch häufig Samen ungeeigneter Strophanthus Arten. Mit Hilfe von John Buchanan, dem britischen Konsul von Malawi, baute Wellcome eine zuverlässige Lieferkette auf [Hokkanen 2012]. 1906 wurden 16 Tonnen Strophanthus Samen im Wert von 8.000 Britischen Pfund aus dem Britischen Protektorat in Zentralafrika nach England exportiert. Geerntet wurden die Samen von wild wachsenden Pflanzen. Eine Kultivierung der Pflanzen erschien zu wenig attraktiv. Auch andere Unternehmen begannen, Strophanthus Präparate zu vermarkten. Diese waren zum Teil von zweifelhafter Qualität. Um sich hiervon abzusetzen, warb Wellcome damit, dass seine Tinktur dem Original Rezept von Fraser entspräche und von diesem getestet sei. Burroughs Wellcome machte in seiner Werbung umfangreichen Gebrauch von medizinischer und wissenschaftlicher Literatur - vor allem von Frasers Artikeln. Ab Anfang 1886 wurden Sonderdrucke von Frasers Veröffentlichungen in The Lancet und British Medical Journal zur Promotion der „Tincture of Strophanthus" eingesetzt. Die Autorität der Wissenschaft wird auch heute noch von allen Pharmafirmen als essentieller Teil der Marketingstrategie für Medikamente eingesetzt. Die „Tincture of Strophanthus" war ein kommerzieller Erfolg und begründete das rasche Wachstum von Burroughs, Wellcome & Co im späten 19. Jahrhundert.

Über geeignete medizinische Indikationen für die Strophanthus Tinktur lagen zunächst noch keine gesicherten Erkenntnisse vor. Fraser hatte an wenigen Patienten die diuretische Wirkung, einen schnellen Wirkungseintritt und positive Effekte bei Ödemen und Atemnot beschrieben. Weitere klinische und pharmakologische Untersuchungen waren notwendig. Da Burroughs Wellcome noch nicht über eigene Laboratorien verfügte, stellte es seine Tinktur Ärzten und Krankenhäusern im In- und Ausland kostenlos für Versuchszwecke zur Verfügung. 1894 wurden dann die Wellcome Physiological Research

Laboratories gegründet, eine der ersten kommerziellen Forschungslaboratorien ihrer Zeit.

1930 begann Burroughs Wellcome mit dem Vertrieb von Digoxinpräparaten, welche reines, aus Digitalis lanata isoliertes Digoxin enthielten und sehr schnell zu einem großen kommerziellen Erfolg wurden.

In Amerika war E. R. Squibb and Sons einer der ersten Anbieter von Strophanthus Präparaten. Besonders beliebt war eine mit Schokolade überzogene Tablette einer Mischung aus Digitalis und Strophanthus Extrakten, welche zu 16 Cent pro einhundert Stück verkauft wurde. Die empfohlene Dosis für Herzklopfen, Raucher-Herz und als Herzstärkungsmittel war eine Tablette alle drei bis vier Stunden. In Deutschland wurden Strophanthus Präparate von Boehringer Mannheim und E. Merck angeboten. In Ermangelung geeigneter Forschungsabteilungen stellten auch diese Unternehmen interessierten Ärzten und Wissenschaftlern Proben reiner Strophanthus Extrakte für wissenschaftliche Untersuchungen zur Verfügung.

Info-Box Herzglykoside
Die als *herzaktive Glykoside* bekannten Wirkstoffe werden auch als *Herzglykoside* oder *Steroidglykoside* bezeichnet. Die Vertreter dieser Klasse von chemischen Wirkstoffen kommen in zahlreichen Pflanzenarten vor. Neben den Fingerhut Arten (Digitalis) zählen hierzu unter anderen Adonisröschen (Adonis), Maiglöckchen (Convallaria majalis), Oleander (Nerium oleander) und die in Afrika beheimateten Lianen der Strophanthus-Arten und der afrikanische Baum Acokanthera ouabaio. Es sind etwa 200 Wirkstoffe dieser Klasse bekannt. Von medizinischer Bedeutung sind die Digitalisderivate Digitoxin (aus Digitalis purpurea), Digoxin (aus Digitalis lanata) und die Strophanthusderivate k-Strophanthin (aus Strophanthus kombé) und das g-Strophanthin (aus Strophanthus gratus), welches identisch ist mit dem aus Acokanthera ouabaio isolierten Ouabain. Chemisch sind die Steroidglykoside alle nach dem gleichen Prinzip aufgebaut: ein Steroidgerüst, welches dem der Sexualhormone und der Gallensäuren ähnelt ist mit einer Zuckerkette bestehend aus einem oder mehreren Zuckerresten verbunden. Die Steroidglykoside differenzieren sich von einander durch unterschiedliche Zuckerketten und unterschiedliche Substituenten am Steroidgerüst. Das Steroidgerüst wird als *Aglykon* oder auch als *Genin* bezeichnet.

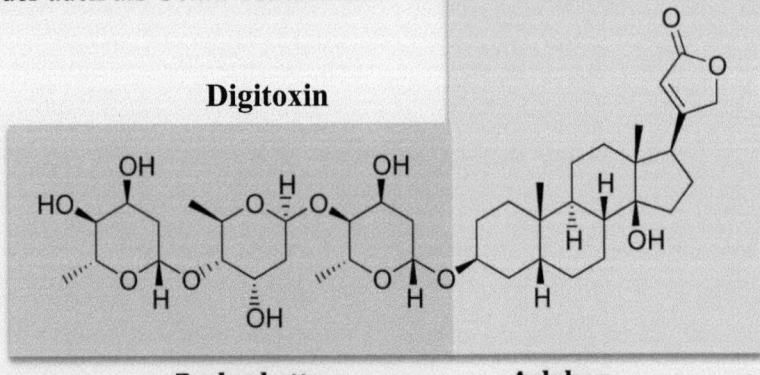

Digitoxin

Zuckerkette   **Aglykon**

Digitoxose – Digitoxose – Digitoxose – Digitoxigenin

Das im Roten Fingerhut enthaltene Digitoxin besteht aus dem Aglykon Digitoxigenin und einer Zuckerkette bestehend aus drei Einheiten Digitoxose. Die Zuckerkette des in Digitalis lanata enthaltenen Digoxin besteht ebenfalls aus drei Digitoxose Einheiten. Vom Digitoxin unterscheidet es sich durch eine Hydroxlygruppe am C-12 des Aglykons.

Digoxin

Digitoxose – Digitoxose – Digitoxose - Digoxigenin

Die strukturell verwandten Steroidglykoside aus den Strophanthus Arten – k-Strophanthin und g-Strophanthin – enthalten im Aglykon mehrere Hydroxgruppen. Diese bedingen eine gegenüber den Digitalis-Derivaten sehr viel höhere Wasserlöslichkeit. Das in Strophanthus gratus und Acokanthera ouabaio vorkommende g-Strophanthin wird auf englisch als *Ouabain* bezeichnet.

k-Strophanthin

Glukose – Glukose - Cymarose – k-Strophanthidin

Diese Bezeichnung wird heute in der wissenschaftlichen Literatur ausschließlich verwendet. Im Gegensatz zu den Hydrolyse stabilen Digoxin, Digitoxin und Ouabain wird das k-Strophanthin durch Säure und Basen sehr leicht gespalten. Das für therapeutische Zwecke verwendete k-Strophanthin aus Strophanthus kombé (*Kombetin*) enthält deshalb stets auch geringe Mengen k-Strophanthin-β (entsteht durch Abspaltung einer Glukose) und k-Strophanthin-α (entsteht durch Abspaltung von zwei Einheiten Glukose). k-Strophanthin-α ist identisch mit dem aus dem Adonisröschen gewonnenen Cymarin.

g-Strophanthin (Ouabain)

Rhamnose – g-Strophanthidin
(Rhamnose –Ouabagenin)

Neben den natürlichen Wirkstoffen sind auch halbsynthetische Digoxinderivate erfolgreich in der Therapie eingesetzt worden, das β-Acetyl-Digoxin (Handelsname *Novodigal*) und das β-Methyl-Digoxin (Handelsname *Lanitop*). Diese Derivate haben gegenüber dem Digoxin eine verbesserte Resorption. Sie setzen im Körper Digoxin frei und haben deshalb eine mit diesem identische Wirkung.

β-Acetyl-Digoxin

Reine chemische Substanzen, die frei sind von Verunreinigungen, neigen dazu, zu kristallisieren. Gelingt es, von einer Substanz Kristalle zu erzeugen, so ist dieses ein starkes Indiz für die Reinheit der Verbindung. Liegen Substanzen in amorpher, nicht kristalliner Form vor, so ist dieses ein Hinweis auf Substanzgemische oder verunreingter Substanz. Es ist nur in seltenen Fällen gelungen, kristallines k-Strophanthin zu gewinnen. Die hohe Anfälligkeit für Hydrolyse bedingt, dass stets Anteile von k-Strophanthin-β und Cymarin enthalten sind. Deshalb wird k-Strophanthin im Gegensatz zu g-Strophanthin (Ouabain) stets als amorphes Produkt erhalten.

Die Aufklärung der genauen chemischen Struktur der Herzglykoside erfolgte in den ersten Jahrzehnten des 20. Jahrhundert. Entscheidende Beiträge lieferten Heinrich Kiliani (1855-1945), der Nobelpreisträger Adolf Windaus (1875-1959), Rudolf Tschesche (1905–1981) und Arthur Stoll (1887–1971).

Schmiedeberg und das Digitalin

Withering war der Begründer der systematischen Untersuchungen von Digitalis Wirkungen. Aufbauend auf Witherings Arbeiten haben sich Generationen von Wissenschaftlern mit Digitalis beschäftigt. Zahlreiche neue wissenschaftliche Erkenntnisse änderten zunächst noch nichts an dem wahllosen Einsatz von Fingerhut Präparaten in der medizinischen Praxis, noch änderten sie etwas an der Häufigkeit von Vergiftungen. Sie legten aber den Grundstein für gezielte Untersuchungen der pharmakologischen Eigenschaften der im Roten Fingerhut und verwandten Pflanzen enthaltenen Wirkstoffe.

John Ferriar wird die Erkenntnis zugeschrieben, dass Digitalis primär auf das Herz einwirkt. 1799 beschreibt er in seiner Monographie über den Roten Fingerhut als erster die ausgeprägte Wirkung von Digitalis Extrakten auf die Herzfunktion: „Extrakte der Blätter liefern uns ein Mittel zur Regulierung des Herzschlags nach unseren Wünschen und es in einer gegebenen Frequenz zu halten, solange wir es richtig beurteilen." Im gleichen Jahr publiziert Thomas Beddoes seine Beobachtungen, dass Digitalis die Kontraktionskraft des Herzmuskels erhöht und bei Lungenerkrankungen nur wirkt, wenn diese durch Herzschwäche verursacht werden.

Es hat nicht an Versuchen gefehlt, die in Digitalis Pflanzen enthaltenen Wirkstoffe zu isolieren. 1835 lobte die Société de Pharmacie de Paris einen Preis von 500 Francs aus für die beste Antwort auf die Frage: „Gibt es in Digitalis purpurea einen oder mehrere Wirkstoffe, denen die medizinischen Wirkungen dieser Pflanze zugeschrieben werden können?" Weil niemand einen Wirkstoff aus dem Roten Fingerhut isoliert hatte verdoppelte die Société fünf Jahre später den Preis. 1841 isolierten Homelle und Quevenne dann ein teilkristallines Produkt aus Digitalis purpurea, welches biologische Wirkungen aufwies, und erhielten dafür den Preis der Société [Somberg 1985]. 1864 isolierte der französische Chemiker Nativelle eine kristalline Substanz, das „Digitaline Nativelle". 1875 gelang es Oswald Schmiedeberg in Strassburg aus Blättern des Roten Fingerhut, welche er in den Vogesen gesammelt hatte, einen kristallinen Wirkstoff zu erhalten. Diesen bezeichnete er als „Digitoxin". Wie wir heute wissen, ist Digitoxin mit dem Digitaline von Nativelle identisch. Schmiedeberg war einer der ersten Wissenschaftler, welche die Wirkungen reiner Digitalis-Wirkstoffe an Tieren untersuchten. Schmiedebergs Arbeiten haben wesentlich dazu beigetragen, dass sich in der zweiten Hälfte des 19. Jahrhundert die Erkenntnis durchsetzte, dass Digitalis-Wirkstoffe primär auf das Herz einwirken. Hieraus ergab sich ein fundiertes Verständnis der Ursachen und des Verlaufes der Wassersucht. Ein zu schwaches Herz führt im fortgeschrittenen Stadium zu Wassereinlagerungen in der Lunge und anderen Organen.

Im Deutsch-Französischen Krieg 1870/71 ist Elsass-Lothringen als „Reichsland Elsass-Lothringen" dem Deutschen Reich angegliedert worden. In Strassburg wurde daraufhin eine deutsche Universität gegründet, welche „einen Vorposten deutscher Kultur und deutschen Geistes in einem von dem romantischen Dilettantismus und wissenschaftlicher Oberflächlichkeit vielfach geschädigten uralten deutschen Grenzlande" herstellen sollte [Bonah 2004]. Jenseits des nationalen Pathos ging es darum, eine in der Tradition der Aufklärung stehende, dem rationalen Denken verpflichtete, naturwissenschaftliche Elite-Universität aufzubauen. Ein besonderer Schwerpunkt sollten die medizinischen Grundlagenwissenschaften sein. Fünf der acht Lehrstühle entfielen auf diesen Bereich. Dazu gehörten zwei Lehrstühle für Pharmakologie und physiologische Chemie, welche zu den ersten dieser Disziplinen in Deutschland zählten. Berufen wurden hochqualifizierte, experimentell arbeitende junge Wissenschaftler. Durch die Erfolge einer engen Verzahnung von interdisziplinärer, naturwissenschaftlicher Forschung mit der medizinischen Ausbildung wurde die Reichsuniversität Strassburg (1877 umbenannt in Kaiser-Wilhelms-Universität) zum Vorbild einer generellen Neuorientierung der deutschen Hochschulen. Berufen wurden unter anderen der Anatom Heinrich Wilhelm Waldeyer (1836–1921), der Physiologe Friedrich Goltz (1834–1902), der Pathologe Friedrich Daniel von Recklinghausen

(1833–1910) und der Pathologe Bernhard Naunyn (1839–1925), welche alle durch ihre grundlegenden Arbeiten entscheidend zum Fortschritt in der Medizin beigetragen haben. Auf den Lehrstuhl für physiologische Chemie wurde Felix Hoppe-Seyler berufen. Den Lehrstuhl für Pharmakologie erhielt Oswald Schmiedeberg, der diese Position bis zu seiner Ausweisung aus Frankreich 1918 inne hielt.

Oswald Schmiedeberg (1838 – 1921) gilt als Vater der modernen Pharmakologie. Geboren und aufgewachsen in Lettland studierte er Medizin an der Universität in Dorpat (Estland) und schloss sein Studium 1866 mit einer Doktorarbeit über die Bestimmung von Chloroform im Blut ab. Bis 1869 arbeitete er als Assistent seines Lehrers Rudolf Buchheim, als dessen Nachfolger er 1869 den Lehrstuhl für Pharmakologie an der Universität in Dorpat übernahm. 1872 wechselte er nach Strassburg.

Hoppe-Seyler und Schmiedeberg gehören zu den einflussreichsten Wissenschaftlern ihrer Disziplinen. Sie haben Generationen von Wissenschaftlern ausgebildet und so entscheidend zur Etablierung einer rationalen Arzneimittellehre beigetragen. In seinem 1883 veröffentlichtem *Grundriss der Arzneimittellehre* beschreibt Schmiedeberg das Verhältnis zwischen physiologischer Chemie, Pharmakologie und medizinischer Klinik:

> „Die physiologische Chemie hat es mit dem Leben unter gewöhnlichen, daher normalen Verhältnissen, die Pathologie mit solchen Lebenserscheinungen zu tun, die unter außergewöhnlichen oder abnormen Bedingungen der verschiedensten Art auftreten. Die Pharmakologie vermittelt die Kenntnis von der Gestaltung und dem Ablauf der Lebensvorgänge unter dem Einfluss der Gifte. Es handelt sich bei dieser Einteilung, wie bei verwandten Wissenszweigen überhaupt, im Grunde bloß um eine Arbeitsteilung. Für das Endresultat ist es gleichgültig, ob schließlich die Pathologie in die Pharmakologie aufgeht oder umgekehrt und ob dann beide mit der Physiologie zu einer einheitlichen Lebenslehre zusammenfließen." [Bonah 2004].

Hoppe-Seyler und Schmiedeberg forcieren die Etablierung ihrer Arbeitsgebiete durch die Herausgabe eigener, spezialisierter wissenschaftlicher Zeitschriften. Hoppe-Seyler gründete 1877 die „Zeitschrift für physiologische Chemie" (heute: Biological Chemistry). Schmiedeberg initiierte gemeinsam mit Bernhard Naunyn und Edwin Klebs das „Archiv für experimentelle Pathologie und Pharmakologie" (heute: Naunyn-Schmiedebergs Archives of Pharmacology). Beide Zeitschriften gehören nach wie vor zu den führenden Journalen in ihren Wissenschaftsdisziplinen.

Schmiedebergs Arbeiten sind in mehr als 200 wissenschaftlichen Publikationen dokumentiert. Wirkstoffe aus Digitalis und verwandten Pflanzen waren ein wesentlicher Schwerpunkt seiner Forschung. Neben dem Digitoxin aus dem Roten Fingerhut (1874) isolierte er weitere herzaktive Substanzen aus Digitalis und verwandten Pflanzenarten wie Maiglöckchen (Convallaria majalis) und Oleander (Nerium oleander). Darüber hinaus untersuchte er auch die pharmakologischen Wirkungen von Inhaltsstoffen afrikanischer Strophanthus-Arten, insbesondere die des Strophanthus kombé. Schmiedeberg und seine Mitarbeiter führten detaillierte Studien zur Wirkung der Herzglykoside an Froschherzen durch mit denen sie die Wirkung dieser Wirkstoffe auf das Herz experimentell belegen konnten. Zusammen mit Francis Williams und Heinrich Dreser fand Schmiedeberg die Erhöhung der Kontraktionskraft des Herzmuskels durch Herzglykoside. Dreser war später für die Farbenfabriken Bayer in Leverkusen tätig und dort entscheidend an der Entwicklung von Aspirin und Heroin beteiligt.

Aufgrund ihres identischen chemischen Aufbaus (alle herzaktiven Glykoside bestehen aus einem Steroidgerüst an dem Zuckereinheiten gebunden sind, siehe Info Box Herzglykoside) und ihrer gleichartigen Giftwirkung auf Tierherzen gruppierte Schmiedeberg alle ihm bekannten Digitalis ähnlichen Stoffe in eine Gruppe pharmakologischer Wirkstoffe ein, die er „Digitalingruppe" nannte. Für Schmiedeberg wirkten Herzglykoside abgesehen von quantitativen Unterschieden „in so gleichartiger Wirkung auf das Herz, dass jedes von ihnen wie eine getreue Kopie des anderen erscheint". Albert Fraenkel sprach

1933 von „dem großen Wurfe Schmiedebergs, als er das Strophanthin und alle anderen Glykoside von der gleichen Grundwirkung in die Gruppe der Digitaliskörper zusammenfasste. Bei aller Verschiedenheit der einzelnen Strophanthine unter sich und gegenüber den übrigen Digitaliskörpern im engeren ... und weiteren Sinn ... muss daran festgehalten werden, dass alle hierher gehörigen Körper pharmakologisch identisch sind." [Fraenkel 1933]. Schmiedeberg begründete damit das heute noch gültige Dogma, dass alle herzaktiven Glykoside qualitativ gleiche Wirkungen entfalten, welche sich nur quantitativ geringfügig von einander unterscheiden. Diese Einschätzung führt dazu, dass auch heute noch in der wissenschaftlichen Literatur alle Herzglykoside, gleich ob aus Digitalis oder Strophanthus gewonnen, als *Digitalisglykoside* bezeichnet werden.

In der zweiten Hälfte des 19. Jahrhundert begannen in Deutschland ebenso wie in anderen Ländern viele Industrieunternehmen mit der Herstellung und dem Vertrieb von Arzneistoffen. Dazu gehörte auch der Vertrieb von Wirkstoffen, welche aus Heilpflanzen gewonnen wurden. Schmiedeberg baute enge Beziehungen zu der in Deutschland entstehenden pharmazeutischen Industrie auf und war ab 1885 als Berater für Boehringer Mannheim tätig. Auf Anregung Schmiedebergs begann das Unternehmen, sich mit Herzglykosiden zu beschäftigen. 1889 brachte es einen aus der afrikanischen Strophanthus Art Strophanthus kombé gewonnenen Wirkstoff als *Strophanthin Boehringer* in den Handel. Für seine Arbeiten mit Herzglykosiden stellte das Unternehmen Schmiedeberg mehrere Wirkstoffe zur Verfügung, darunter auch das Strophanthin. Die Wasserlöslichkeit des Strophanthins erlaubte es, wässrige Lösungen des Wirkstoffes für pharmakologische Untersuchungen an Frosch- und Säugetierherzen einzusetzen, ein entscheidender Vorteil gegenüber den wasserunlöslichen Fingerhutwirkstoffen. Der schnelle Eintritt der Wirkung nach Strophanthin Applikation war ein zusätzlicher Vorteil. So wurde das Strophanthin zum Standardpräparat für das Studium der Wirkungen von Digitalisglykosiden, eine Funktion, die es auch heute in der aktuellen Wissenschaft nach wie vor ausübt.

Die Qualität von Digitalispräparaten

Zu Beginn des 20. Jahrhunderts waren die wichtigsten Herzglykoside - Digitoxin, Digoxin, k-Strophanthin, g-Strophanthin (Ouabain) - als Reinsubstanzen bekannt. Pharmakologische Untersuchungen hatten die Wirkungen auf das Herz nachgewiesen. In der klinischen Praxis waren Digitalis- und Strophanthuspräparate jedoch weiterhin umstritten. Die therapeutischen Wirkungen waren wie zu Witherings Zeiten nicht zuverlässig und kaum reproduzierbar. Vergiftungserscheinungen bis hin zu Todesfällen waren nach wie vor sehr häufig. Über Krankheiten, bei denen Herzglykoside angebracht sind, bestand unter Klinikern noch keine Einigung. Die Produkte wurden weiterhin bei einem weiten Spektrum von Krankheiten eingesetzt.

Ackerknecht sieht in dem Versuch, neue Arzneimittel zunächst als Allheilmittel zu betrachten eine generelle Angewohnheit von Ärzten: „Ärzte haben immer schon unter schrecklichen Druck gestanden, und stehen immer noch trotz aller Fortschritte unter dem Zwang, etwas gegen Krankheiten zu tun, während die eigentlichen Mittel zur Bekämpfung der Krankheiten begrenzt sind. Wenn dann ein wirksames Medikament erscheint, wird es getrieben von Hoffnung und Verzweiflung bald weit über die vorgesehenen Zwecke hinausgehend eingesetzt. Gemäß Corvisart's[1] altem Sprichwort, dass neue Medikamente immer positive Ergebnisse erzielen, und wegen der berüchtigten "autistischen" Gewohnheiten der Menschen, dauert es Jahrzehnte, bis die tatsächliche Situation entdeckt wird. Hierin scheinen die Wurzeln des Wunsches nach Allheilmitteln begründet zu sein" [Ackerknecht 1962]. Im Falle der Digitalis-Wirkstoffe hatten mehr als einhundert Jahre noch nicht ausgereicht, *die tatsächliche Situation zu entdecken* und Klarheit über den Einsatz dieser Wirkstoffe zu schaf-

---
[1] Jean-Nicolas Corvisart (1755 – 1821), französischer Kardiologe und Leibarzt Napoleons.

fen. Wie zu Witherings Zeiten war eines der Hauptprobleme die Qualität der eingesetzten Präparate.

Der zu der Zeit in Badenweiler tätige und in Heidelberg forschende Arzt Albert Fraenkel (1864–1938) beschreibt die Situation der Herzglykoside zu Beginn des 20. Jahrhunderts:

> „Es ist eine uns Ärzten bekannte und von uns viel beklagte Tatsache, dass die galenischen Digitalispräparate je nach ihrer Provenienz eine recht verschiedene Wirksamkeit entfalten, und wir wissen, dass diese Verschiedenheit mit dem wechselnden Gehalt der Droge an wirksamen Bestandteilen zusammenhängt. Jahrgang und Standort der Pflanze, das Alter und die Zubereitung der Blätter sowie der Zeitpunkt ihrer Einsammlung sind die Faktoren, von denen der Gehalt eines Infuses oder einer Tinktur an aktiver Substanz abhängig ist. Nicht mit Unrecht stehen fast in jeder Gegend und Stadt einzelne Apotheken in dem Rufe, besonders gute Präparate zu liefern. ... Dasselbe gilt auch für die officinellen Strophanthuspräparate. Bei den verschiedenen Strophanthusdrogen überseeischer Herkunft schwankt der Gehalt an wirksamen Bestandteilen noch erheblich mehr als es bei der heimischen, besser charakterisierten Digitalis purpurea der Fall ist. Ihr therapeutischer Werth wird von den verschiedenen Autoren und, was besonders auffallen muss, in den verschiedenen Ländern ganz verschieden eingeschätzt. Man ist sich wohl nicht genügend klar darüber, dass die ungleiche Bewerthung des Mittels auch hier zum grössten Theil von Schwankungen der Präparate im Gehalte an aktiver Substanz abhängen dürfte" [Fraenkel 1902].

„Für die interne Digitalistherapie stehen uns außer den galenischen Präparaten, dem Pulver und Infus, zu denen auch noch die Trinkturen und Dialysate hinzukommen, die reinen Körper zur Verfügung. Die Anwendung der reinen Körper per os ist bei uns in Deutschland schon vielfach versucht, meist aber wieder verlassen worden. In Frankreich wird Digitalia Nativelle, ein unreines Präparat, das als Hauptbestandteil Digitoxin Schmiedeberg's enthält, viel verwendet. ... Eine raschere und energischere Wirkung als mit guten galenischen Präparaten erzielt man mit Digitoxin und anderen reinen Körpern nicht" [Fraenkel 1907].

Albert Fraenkel, geboren 1864 in Mußbach an der Weinstraße, studierte in München und Straßburg Medizin und schloss das Studium 1888 mit dem Staatsexamen ab. Nach einer Tätigkeit als Assistenzarzt in München ließ sich Fraenkel 1891 in Badenweiler als Kurarzt nieder. Er gründete das Sanatorium „Villa Hedwig" zur Behandlung internistischer Erkrankungen und 1903 das Sanatorium „Villa Paul" für Lungenkranke. Neben seiner Tätigkeit in Badenweiler war Fraenkel beginnend mit dem Wintersemester 1893/94 am Pharmakologischen Institut der Ruprecht-Karls-Universität Heidelberg tätig und beschäftigte sich mit der Pharmakologie von Herzglykosiden. 1920 übersiedelte er nach Heidelberg. Dort war er als Arzt am Krankenhaus für Tuberkolosekranke in Rohrbach tätig. 1927 gründete er das internistische Mittelstands-Sanatorium Speyererhof als dessen Ärztlicher Direktor er fortan tätig war. In Anerkennung seiner Leistungen wurde Fraenkel 1928 zum ordentlichen Honorarprofessor der Universität Heidelberg mit einem Lehrauftrag für Tuberkulose ernannt. Nach der Machtergreifung entließen die Nationalsozialisten den Juden Fraenkel 1933 aus allen Ämtern. Im September 1938 wurde ihm auch die Approbation entzogen. Drei Monate später starb er im Alter von 74 Jahren in Heidelberg.

Albert Fraenkel hat während seines Studiums an der Kaiser-Wilhelms-Universität in Strassburg die Prinzipien einer an naturwissenschaftlichen Erkenntnissen orientierten Medizin erlernt. Bei Oswald Schmiedeberg hat er nicht nur die Bedeutung der Pharmakologie für eine rationale Arzneimittellehre kennengelernt. Von Schmiedeberg hat er auch sein wissenschaftliches Arbeitsgebiet übernommen, die Behandlung von Herzkrankheiten mit Herzglykosiden. Für Fraenkel war die Vernachlässigung der Dosierung und mit ihr die zahlenmäßige Registrierung der Wirkung ein *auf der Digitalisanwen-*

dung liegender Fluch. Er hielt die Forderung nach einer normierten Dosierung geradezu für einen *Denkschaden auf dem Gebiet der pharmakologischen Therapie* [Fraenkel 1936]. Als grotesk empfand er die Forderung mancher Pharmakologen, die Dosis eines Medikaments in Gramm pro Kilogramm Körpergewicht zu normieren. Die Dosis eines Herzglykosids sollte nach Fraenkel stets an die Bedürftigkeit des Herzpatienten angepasst werden. Digitalispräparate mit bekannter und konstanter Wirkstärke waren hierfür eine unverzichtbare Voraussetzung. Eine seiner ersten Publikationen behandelte *die physiologische Dosierung von Digitalispräparaten* [Fraenkel 1902]. Fraenkel beschrieb darin die Notwendigkeit, den Wirkungswert von Digitalispräparaten experimentell zu bestimmen und zu standardisieren. Die chemische Analyse war dazu noch nicht in der Lage. Zwar konnte man die Wirkstoffe in reiner Form gewinnen und Wirkstoffe durch unterschiedliche Farbreaktionen mit Schwefelsäure charakterisieren, doch eine quantitative Bestimmung in Pflanzen und Extrakten war technisch noch nicht möglich. Eindeutige therapeutische Resultate mit Strophanthustinktur wären erst zu gewinnen, wenn mit gleichmäßigen Tinkturen genormter Wirkstärke gearbeitet würde.

Deshalb entschied sich Fraenkel für einen pharmakologischen Test zur Bestimmung des Wirkungswertes von Digitalispräparaten. Um den Wirkungswert einer Substanz experimentell bestimmen zu können muss eine für die Substanz spezifische Wirkung vorliegen, welche Dosis abhängig reproduzierbar immer den gleichen Effekt zeigt. Für die Digitalis Extrakte wählte Fraenkel den systolischen Stillstand des Froschherzens, einen Test, welchen er bei Schmiedeberg in Strassburg kennengelernt hatte und welcher nach seiner Einschätzung "alles leistet, was man von einem pharmakologischen Testobjekt nur verlangen kann".

Als Froscheinheit definierte Fraenkel *diejenige Menge eines Digitaliskörpers, die bei einem ca. 30 g schweren Frosch genügt, um das Herz innerhalb einer halben Stunde zum systolischen Stillstand zu bringen*. Injiziert wurden immer gleich große Flüssigkeitsmengen in die Lymphsäcke. Die Frösche wurden gewogen, die steigende Dosierung in absoluten Mengen und umgerechnet auf 100 g Frosch angegeben. Die Minimaldosis, die innerhalb einer halben Stunde systolischen Herzstillstand hervorrief, wurde ebenfalls pro 100 g Frosch angegeben.

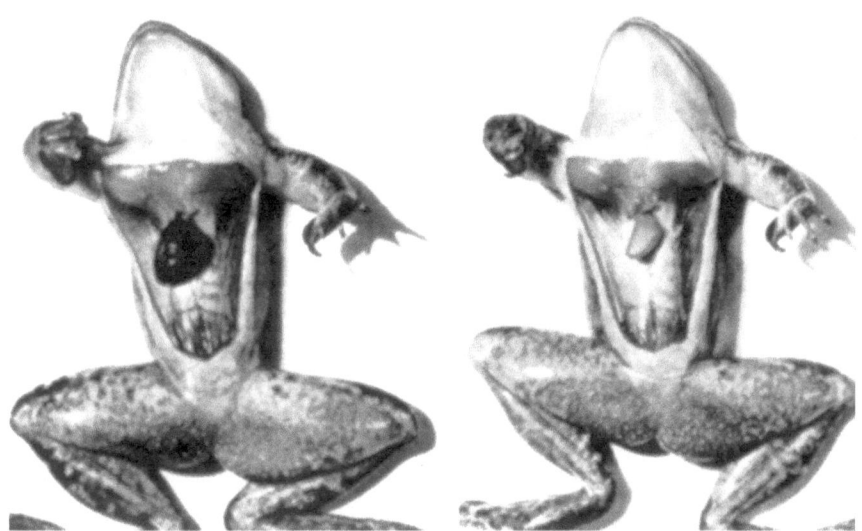

Froschherz in Diastole   **Froschherz in Systole**
In der Diastole ist das Herz mit Blut gefüllt, in der Systole ist es leer gepresst

Mit diesem System wurde es möglich, vergleichende Untersuchungen verschiedener Präparate vorzunehmen und deren Wirkung in Froscheinheiten anzugeben, welche einen numerischen Vergleich der Wirkstärken erlaubten. Fraenkel bestimmte die Wirkungsstärke unterschiedlicher Präparate und kam zu erschreckenden Ergebnissen. Die Wirkungswerte verschiedener Digitalis Tinkturen wiesen Unterschiede von bis zu 400 Prozent auf. Noch dramatischer waren die Unterschiede bei Strophanthus Präparaten. Hier fand Fraenkel Unterschiede bis zu 6.000 Prozent. Diese Messergebnisse belegen, dass die zu Beginn des 20. Jahrhunderts eingesetzten Zubereitungen der Herzglykoside nicht selten unwirksame Konzentrationen an Wirkstoff enthielten, was die von vielen Ärzten berichteten sehr unterschiedlichen Behandlungserfolge plausibel erscheinen lässt.

Fraenkel berichtet, dass „im Ausland, speziell in Frankreich, England und Holland von den Ärzten ein ausgedehnterer Gebrauch von Strophanthuspräparaten gemacht wird" als in Deutschland. Er testete auch dortige Präparate und kam zu dem Schluss, dass „die in England und Amerika vielfach verbreiteten Tabletten von Burroughs, Wellcome & Co., welche sich bei dem Widerstand der Apotheker in Deutschland nur allmählich einführen, besonders wirksam sind."

Als ebenfalls besonders wirksam erwies sich das industriell hergestellte *Digitoxin Merck*. Deshalb plädierte Fraenkel für die Herstellung dieser Medikamente in *„chemischen Großbetrieben"*. Die Industrie solle mit einer geeigneten Methode eingestellte galenische Produkte mit einem bestimmten Titer auf den Markt bringen oder der Staat solle, ähnlich wie für Impfstoffe, auch für Digitalispräparate Prüfstellen einrichten. Es verwundert nicht, dass dieser Vorschlag auf heftige Abwehr bei den Apothekern stieß.

Albert Fraenkel war nicht der erste Forscher, der sich mit dem Problem von Reinheit und Wirkstärke von Herzglykosiden beschäftigte. Weltweit wurde zu Beginn des 20. Jahrhunderts an diesem Problem gearbeitet. Alexander Berghaus und Rolf Winau haben die Entwicklung der Standardisierung von Digitalispräparaten und der dabei zu lösenden Probleme ausführlich dargestellt [Berghaus 1982]. Die Froschmethode wurde vielfach optimiert. Testsysteme an anderen Tierarten kamen hinzu. Die Versuche gipfelten schließlich in der Erkenntnis, dass sich international vergleichbare Aussagen über die Wirksamkeit bestimmter Digitalispräparate nur mit methodisch vollständig vereinheitlichten Messverfahren erzielen ließen, und dass ein einheitlicher Maßstab für die Wirksamkeit gefunden werden müsse.

1922 gab der Präsident der Hygieneorganisation des Völkerbundes den Anstoß zu einer Untersuchung darüber, welche Heilmittel außer den Heilseren und bakteriellen Produkten eine international anerkannte biologische Wertbestimmung erforderten. Zu diesen Heilmitteln zählten auch Digitalis- und Strophanthuspräparate. Eine daraufhin 1923 nach Edinburgh einberufene Konferenz sollte für die genannten Mittel einerseits stabile Präparate und andererseits verlässliche biologische Untersuchungsmethoden schaffen. Auf dieser Konferenz wurden drei geeichte Digitalispulver ausgewählt, die zwei Jahre lang als Testsubstanzen für die verschiedensten Wertbestimmungsmethoden dienten. Die Ergebnisse wurden 1925 auf einer zweiten Konferenz in Genf diskutiert, dabei wurden zwei Vereinbarungen getroffen:

- Ein international anerkanntes Digitalispulver, gemischt aus zehn verschiedenen Pulvern, sollte hergestellt werden, das mit Hilfe eines Testes an Katzen eingestellt und allen Interessenten zur Verfügung gestellt werden sollte.

- Als Methoden zur Wertbestimmung werden die Katzenmethode und die Froschmethode zugelassen.

Es wurde keine einheitliche Prüfmethode vereinbart. Die Genfer Konferenz schlug stattdessen vor, dass Digitalispräparate in ihrem Wirkungswert nicht mehr als 25% vom Standardpräparat abweichen sollten.

Diese Bemühungen änderten an der Vielfalt der im Handel befindlichen qualitativ sehr unterschiedlichen Präparate zunächst wenig. 1936 musste Fraenkel frustriert feststellen: „Die Vielfalt der sogenannten Ersatzpräparate, mit denen die Märkte und die Ärzte der ganzen Welt überschwemmt werden, steht im umgekehrten Verhältnis zum Niveau rationeller Digitalistherapie. Es hat sich gesenkt und die Verwirrung ist groß. Dort wird über-, hier unterdosiert. Die Zeche zahlt der Insuffiziente." Als Absicherung gegen die enormen Schwankungen im Wirkstoffgehalt der Präparate schlug Fraenkel vor, an Stelle von Tinkturen bevorzugt reine Wirkstoffe mit konstantem Wirkungswert einzusetzen. Er war sich hierbei wohl bewusst, dass diese hoch wirksamen Substanzen bei unvorsichtiger Dosierung schnell zu dramatischen Nebenwirkungen führen können. „Es ist verständlich, dass die Praxis nur zögernd an diese zwar sehr wirksamen, aber bei unvorsichtiger Dosierung um so gefährlicheren Substanzen herantritt und sich zunächst noch an die galenischen Präparate hält, über welche tausendfältige Erfahrungen vorliegen."

1906 wurden in Deutschland reine Wirkstoffe angeboten von Boehringer Mannheim (*Strophanthin Boehringer,* Wirkstoff k-Strophanthin), E. Merck (*Digitoxin Merck,* Wirkstoff Digitoxin und *Strophanthin crystallisatum nach Thoms,* Wirkstoff g-Strophanthin) und der Kali-Chemie (*Purostrophan,* Wirkstoff g-Strophanthin). Für seine weiteren Forschungen wählte Fraenkel das *Strophanthin Boehringer*, mit welchem er aus Straßburger Zeiten vertraut war und welches von Boehringer Mannheim Wissenschaftlern kostenlos zur Verfügung gestellt wurde. Es war gut in Wasser löslich, zeigte eine schnell einsetzende und lang anhaltende Wirkung und war damit für Versuche besser geeignet als das Digitoxin. Dieses ist nicht wasserlöslich und verfügt über eine nur langsam einsetzende Wirkung.

Die intravenöse Strophanthintherapie

Die noch junge, von Schmiedeberg geprägte Pharmakologie konzentrierte sich zu Beginn des 20. Jahrhundert auf die Untersuchung der Giftwirkung von Substanzen an gesunden Tieren. Auch die Froschmethode zur Bestimmung des Wirkwertes von Digitalispräparaten maß die Giftigkeit der Wirkstoffe. Fraenkel kleidete die sich daraus ergebenden prinzipiellen Limitierungen in die Frage

„Sind wir überhaupt berechtigt, aus der toxischen Wirkung eines Digitaliskörper auf das Froschherz auf seine therapeutische Wirkung am Menschen zu schließen?"

Diese zentrale Frage, ob Heilwirkung und Giftwirkung ursächlich miteinander zu tun haben und gar gleichen Dosis-Wirkungsbeziehungen folgen, ob also ein Heilmittel stets auch Gift ist, hat auch nachkommende Generationen von Wissenschaftlern intensiv beschäftigt und ist selbst heute für die Herzglykoside noch nicht abschließend beantwortet. Beim Einsatz von Medikamenten zur Therapie von Erkrankungen ist es notwendig, die Dosierung so zu wählen, dass die therapeutischen Wirkungen in Erscheinung treten, toxische Wirkungen aber ausgeschlossen sind. Für das Studium der therapeutischen Wirkungen sind toxische Effekte nicht geeignet. Es müssen Wirkungen und Parameter gewählt werden, welche für die therapeutische Wirkung der Substanzen charakteristisch sind.

In Tierexperimenten führten geringe Dosen von Herzglykosiden zu Blutdrucksteigerung und Verlangsamung der Herzfrequenz. In seiner Studie „Über die Digitaliswirkung am gesunden Menschen" untersuchte Fraenkel deshalb die Wirkung von Strophantus-Tinkturen auf den Blutdruck und den Puls gesunder Menschen [Fraenkel 1908]. Das überraschende Ergebnis war, dass der Blutdruck nach Strophanthingabe anders als im Tierexperiment nicht stieg. Hieraus leitete Fraenkel entgegen den Prinzipien seines Lehrers Schmiedeberg die Forderung ab, Herzglykoside bevorzugt an erkrankten Patienten zu studieren: „Hätte sich Withering experimental-pharmakologischer Methoden bedient, so wäre ihm die Heilkraft der Digitalis entgangen."

Die Verfügbarkeit reiner Präparate mit bekannten und konstanten Wirkungswerten war für Albert Fraenkel eine notwendige aber keineswegs ausreichende Bedingung für eine zuverlässige Wirkung von Herzglykosiden in der Therapie am Menschen. Ebenso wichtig war es, eine genaue Dosierung der Präparate für die Patienten zu erarbeiten und festzustellen, wie viel von dem verabreichten Wirkstoff im menschlichen Körper an den Ort seiner Wirkung gelangt. In heutiger Nomenklatur hieß es also Dosis, Resorption, Verteilung und Ausscheidung des Wirkstoffes zu untersuchen. Fraenkel sah keine Möglichkeiten, diese Fragestellungen mit oral verabreichten Präparaten zu untersuchen. Denn „der Weg vom Magen bis zum Herzen ist weit, der Verlust an wirksamer Substanz und damit auch die Dauer der Wirkung unberechenbar" [Fraenkel 1933]. Es gab nur eine Möglichkeit, die auf Basis der zu der Zeit bekannten Untersuchungsmethoden unüberwindbaren Schwierigkeiten der oralen Applikation zu umgehen: die intravenöse Injektion. Diese war aus pharmakologischen Untersuchungen am Tier bekannt und üblich. Auch in der Wertbestimmung am Frosch wurden die Testsubstanzen per Injektion verabreicht. Zu Beginn des 20. Jahrhunderts hatten aber nur wenige Ärzte je versucht, Wirkstoffe intravenös bei Menschen zu applizieren. Es gab generelle Vorbehalte. Auch Schmiedeberg zweifelte an der Brauchbarkeit der Methode und hielt sie für zu gefährlich. Er fürchtete die aus Tierexperimenten bekannte Blutdrucksteigerung. Als Fraenkel Kenntnis erhielt von Versuchen Kottmanns *Digalen* - ein von Hoffmann-LaRoche angebotener wasserunlöslicher Glycerin-Extrakt von Digitalis - intravenös an Patienten zu verabreichen [Kottmann 1905], entschließt er sich, den Versuch zu wagen. Er war überzeugt, mit dem k-Strophanthin von Boehringer über ein Präparat zu verfügen, welches für die intravenöse Anwendung sehr viel besser geeignet war als das *Digalen*. „Gerade diese Vereinigung rascher mit nachhaltiger Wirksamkeit ließ das Strophanthin für die intravenöse Therapie besonders geeignet erscheinen. Die Tierversuche waren seiner Zeit vor allem mit Strophanthin Boehringer angestellt. Wir beschlossen daher, uns für die Anwendung am Menschen dieses uns als sehr wirksam und gleichmäßig bekannten Präparates zu bedienen."

Der Leiter der Universitätsklinik in Strassburg, Ludolf von Krehl, erlaubte Fraenkel - entgegen der ausdrücklichen Warnung Schmiedeberg's, für den das Strophanthin im Vergleich zum Digitoxin die *„toxischen Wirkungen auf das Tierherz"* vermissen ließ - die intravenöse Anwendung von *Strophanthin Boehringer* (k-Strophanthin) an Patienten zu untersuchen. Zusammen mit dem Assistenzarzt der Klinik, Georges Schwartz, untersuchte Fraenkel im Winter 1905 an 25 Herzpatienten die Wirkungen der intravenösen Strophanthintherapie. Auf dem 23. Kongress für Innere Medizin vom 23. bis 26. April 1906 in München berichtete er über die damit erzielten bahnbrechenden Erfolge:

„Schon die ersten Versuche mit richtigen Dosen zeigten die glänzenden Erfolge der neuen Methode: die Raschheit und Stärke der Wirkung. Von der internen Therapie her sind wir an das allmähliche Eintreten der Digitaliswirkung gewöhnt, die wir nach Zeit und Intensität nie genau voraussagen können; hier stehen wir vor einer Wirkung, die innerhalb 3 - 4 Minuten einsetzt und die wir beherrschen. Unter unseren Augen vollzieht sich die Umschaltung des pathologischen Kreislaufes zur Norm. Der Puls des Kranken wird voller, seine Atmung langsamer und eine Harnflut bricht los, wie wir sie in solch kurzer Zeit bisher auf keinem Wege erreichen konnten. Der eine Kranke, der vor dem Eingriffe unter dem Bilde der CO_2-Ueberladung apathisch dalag, belebte sich rasch, der andere, der den Anblick hochgradiger kardialer Dyspnoe und der durch sie bedingten Angst und Unruhe darbot, beruhigte sich und viele fanden schon nach einer einzigen Injektion den Schlaf, den sie seit Wochen entbehren mussten. Wenn schon jede glücklich durchgeführte Digitalisbehandlung als ein Triumph ärztlicher Kunst erscheint, so wirkt diese rasche Hilfe durch intravenöse Injektion des Mittels wie eine Wunderkur und der Arzt steht vor einem pharmakologisch wie klinisch gleich bedeutungsvollen Experimente." [Fraenkel 1906].

Dieser grandiose Erfolg hatte seinen Preis. Die Versuche waren nicht problemlos verlaufen. Es gab Todesfälle. In einem seiner letzten Briefe an Schwartz schreibt Fraenkel am 15. November 1938: „Lieber Georg, wissen Sie eigentlich noch das Lokal, in dem wir vor Weihnachten 1905 den Schreck über den ersten Strophanthintodesfall hinunterschwemmten und Sie mir so gut Mut zusprachen?" Der Verweis auf den *ersten* Todesfall deutet auf weitere Todesfälle hin. 1907 berichtet Fraenkel in einer Studie *Über intravenöse Strophanthininjektionen bei Herzkranken* über einen weiteren Todesfall als Folge zu hoher Dosierung. Der Patient hatte 3 mg Strophanthin innerhalb von 29 Stunden erhalten [Fraenkel 1907].

In den folgenden Jahren untersuchte Fraenkel systematisch bei welchen Indikationen intravenöses Strophanthin angebracht ist. Seine besondere Bedeutung sah Fraenkel vor allem bei Zuständen akuter Herzinsuffizienz. Hier wirkte die intravenöse Anwendung oft lebensrettend. 1908 führte Vaquez die intravenöse Strophanthintherapie unter Verwendung von *Ouabain Arnaud*, welches g-Strophanthin enthielt, in Frankreich ein und erntete damit heftige Kritik. In Frankreich wurde bis dahin das *Digitaline Nativelle* als Standardherzglykosid eingesetzt. Man beschuldigte Vaquez, das Digitoxin *entthronen* zu wollen, was Vaquez zu einer energischen Replik veranlasste [Vaquez 1917]. Vaquez ermittelte deutliche Wirkunterschiede zwischen g-Strophanthin (Ouabain) und Digitalispräparaten. Ouabain hatte eine stärkere Wirkung auf die Kontraktilität des Herzmuskels, während die Digitalispräparate einen stärkeren Einfluss auf Überleitung und Erregbarkeit aufwiesen. Vaquez differenzierte weiter zwischen einer diastolischen Digitalis- und einer systolischen Strophanthinwirkung. Auch unterschied er zwischen Rechts- und Linksinsuffizienz. Bei Rechtsinsuffizienz setzte er auf Digitalispräparate, bei Linksinsuffizienz auf Strophanthin. Für Fraenkel fehlte für derartige Differenzierungen *die experimentelle Vertiefung*.

Mit Bezug auf zahlreiche pharmakologische Untersuchungen – welche wie in der Pharmakologie damals üblich alle mit relativ hohen Dosen durchgeführt worden waren – und den eigenen klinischen Beobachtungen mit dem k-Strophanthin von Boehringer lehnte Fraenkel Vaquez' Differenzierungen ab. Zwischen den Digitalis und Strophanthus Herzglykosiden gäbe es keine qualitativen Wirkunterschiede, es „kommen nur quantitative, keine qualitativen Unterschiede in Frage." Er bestand darauf, dass es keine einzige „spezifische therapeutische Digitalis- oder Strophanthinwirkung" gibt [Fraenkel 1933].

Wegen der bekannten Hydolyseempfindlichkeit des ihm vertrauten Kombetin, welche zur Zersetzung des Wirkstoffs im Magen führt, lehnte Fraenkel eine orale Verabreichung von Strophanthinpräparaten ab. Die offizielle Strophanthus Tinktur nahm er von seiner Kritik aus: „Um Mißverständnisse zu vermeiden, sei ausdrücklich darauf hingewiesen, daß dies alles nur von Strophanthin, nicht aber von Strophanthustinktur gilt. Der alkoholische Auszug, den schon FRASER hergestellt hat, ist dem Strophanthin auf enteralem Wege überlegen, kann aber intravenös nicht mit ihm konkurrieren." [Fraenkel 1936]. Die Vielzahl widersprüchlicher Berichte zur Wirkung oral verabreichter Strophanthuspräparate sah er als Bestätigung seiner Erfahrung, dass „es für das Strophanthin nur *eine* sichere Eingangspforte gibt" - die intravenöse Injektion.

Aber es dauerte noch mehr als drei Jahrzehnte bis die intravenöse Strophanthintherapie allgemeine Anerkennung und Anwendung fand. Egon Dietz hat auf Basis der im Stadtarchiv Mannheim zugänglichen Korrespondenz zwischen Albert Fraenkel und Boehringer Mannheim den langen und schwierigen Prozess der Durchsetzung der intravenösen Strophanthintherapie am Werdegang des von Boehringer vermarkteten Produktes *Kombetin* detailliert beschrieben [Dietz 2004].

Das Kombetin

Boehringer Mannheim war eines der ersten Unternehmen in Deutschland, welches sich nach Frasers Publikationen über die Wirkungen von Strophanthus kombé Extrakten mit diesem neuen Wirkstoff beschäftigte. Auf Anregung von Oswald Schmiedeberg bemühte man sich den Angaben Frasers folgend um eine Reindarstellung des Strophanthus kombé Wirkstoffes. Ähnlich wie für Burroughs Wellcome war es auch für Boehringer schwierig, geeignete Strophanthus Samen zu bekommen. Von den über 40 bekannt gewordenen Arten waren allein in Deutsch-Ostafrika fünf verschiedene Arten gefunden worden. Es gelang Boehringer, eine Methodik zu installieren, welche es ermöglichte, Strophanthus kombé Samen von denen anderer Arten zu unterscheiden. Der in Strophanthus kombé enthaltene Wirkstoff ergibt in Schwefelsäure gelöst eine charakteristische grüne Lösung. Diese Schwefelsäureprobe gestattete es, die kombé-Samen von denen anderer Arten zu unterscheiden. Zur praktischen Durchführung wurden aus einer zu prüfenden Samenlieferung wahllos 100 Samen entnommen und der Schwefelsäureprobe unterzogen. Nach Isolierung des Strophanthins wurde das Produkt einem weiteren Test unterworfen. Durch Hydrolyse wurde das Aglykon des k-Strophanthins, das k-Strophanthidin, bestimmt. Nur wenn mindestens 90 Prozent der als theoretisch errechneten Strophanthidinmenge enthalten waren wurde die getestete Lieferung als geeignetes Ausgangsmaterial für die Herstellung von *Strophanthin Boehringer* akzeptiert. Ab 1889 vermarktete Boehringer das Produkt an Apotheken und stellte es Wissenschaftlern für Versuchszwecke kostenlos zur Verfügung. Zu den Empfängern gehörte auch Albert Fraenkel. Dieser traf sich am 14. März 1906 in Mannheim mit dem Vorstand des Unternehmens. Er berichtete von seinen klinischen Versuchen mit *Strophanthin Boehringer*. Diese beabsichtige er, im April in München auf dem Internistenkongress vorzutragen. Fraenkel war überzeugt, dass sein Bericht großen Anklang finden und viele Ärzte die intravenöse Strophanthintherapie bald übernehmen würden. Deshalb sei es nötig, dass Boehringer gebrauchsfertige Ampullen für die intravenöse Injektion bereitstellte.

Boehringer Mannheim hatte keine Erfahrung mit der Herstellung steriler Injektionslösungen, war aber bereit, Probemuster anzufertigen. Dem Vorschlag Fraenkels, bereits auf dem Internistenkongress in München das Produkt vorzustellen, folgte man nicht. Man bezweifelte in Mannheim, dass sich der damit verbundene Aufwand lohnen würde. Zudem mussten noch grundsätzliche Probleme der Herstellung geklärt werden, was in den wenigen Wochen bis zum Kongress kaum zu schaffen war. Die in Glasampullen abgefüllte Injektionslösung musste steril und lagerstabil sein. Die einzig bekannte Methode zum Sterilisieren war damals das Erhitzen des Ampulleninhalts, ein aufgrund der bekannten Hydrolyseanfälligkeit des k-Strophanthins nicht unproblematischer Vorgang. Zur Minimierung der Wirkstoffhydrolyse setzte Boehringer deshalb ein Spezialglas ein, welches nur wenig Alkali abgab. In Testreihen wurden das Sterilisierungsverfahren und die Lagerstabilität optimiert. Die Wirksamkeit der Lösungen bestimmte Fraenkel mit der Froschmethode. Es zeigte sich, dass einminütiges Erhitzen die Injektionslösung keimfrei machte ohne den Wirkwert zu beeinträchtigen. Boehringer gab die Herstellung erster Produktchargen bei der Berliner Firma Kade in Auftrag. Anfang 1907 wurde das Produkt unter dem Markennamen *Kombetin* zum Preis von 2,50 Mark pro 12 Ampullen mit einem Wirkstoffgehalt von je 1 mg in 1 ccm Lösung ausgeboten. Es konnte von der Firma Kade und direkt von Boehringer bezogen werden. Entgegen den Erwartungen Fraenkels führte sein Münchener Vortrag jedoch nicht zu einer nennenswerten Nachfrage. Die Widerstände gegen Kombetin und die intravenöse Strophanthintherapie waren vielfältig. Qualitätsprobleme, Todesfälle und Unkenntnis richtiger Injektionstechnik beeinträchtigten eine rasche Akzeptanz der intravenösen Strophanthintherapie.

Nur wenige Monate nach der Markteinführung erhielt Boehringer Kenntnis von *„ausnahmslos unangenehmen Nebenerscheinungen"* bei der Anwendung von Kombetin. Nachprüfungen ergaben, dass von

Kade verunreinigte Ampullen ausgeliefert worden waren. Daraufhin investierte Boehringer in die Eigenherstellung der Ampullen. Zur Qualitätskontrolle wurden fortan Proben von jeder Charge von Fraenkel auf ihren Wirkwert geprüft.

Thoms hatte 1904 die Herstellung und die Eigenschaften eines reinen, kristallinen Wirkstoffs aus Strophanthus gratus beschrieben. Dieser war bereits 1888 von Arnaud identifiziert worden und mit dem in Acokanthera ouabaio enthaltenen Ouabain identisch. Zur Differenzierung von dem amorphen, von Fraser aus Strophanthus kombé gewonnenen Wirkstoff bezeichnete Thoms den Strophanthus gratus Wirkstoff als „*g-Strophanthin*" und das amorphe Produkt aus Strophanthus kombé als „*k-Strophanthin*". E. Merck vermarktete das g-Strophanthin unter der Bezeichnung *Strophanthin crystallisatum nach Thoms*. - Merck ließ ab 1914 für seine Digitalis- und Strophanthuspräparate routinemäßig eine Wertbestimmung mit einer modifizierten Froschmethode am Pharmakologischen Institut der Universität Erlangen durchführen [E. Merck 1914]. - Die Mehrzahl von Pharmakologen bevorzugte das kristalline g-Strophanthin weil dem amorphen k-Strophanthin der Ruf anhaftete, verunreinigt zu sein. Kritik am amorphen Strophanthin kam auch aus Frankreich. Dort bevorzugte man das kristalline „*Ouabain Arnaud*" und bemängelte eine mindere Qualität amorpher Produkte. Fraenkel selbst wusste zu der Zeit noch nicht aus welcher Strophanthus Art Boehringer das *Strophanthin Boehringer* herstellte. Auf seine Bitte um Auskunft über „Herkunft und Natur" des *Strophanthin Boehringer* reagierte man in Mannheim ausweichend und teilte ihm im Februar 1907 mit Verweis auf Geschäftsgeheimnisse lediglich mit, dass es sich um ein amorphes Strophanthin handele, welches nicht aus Strophanthus gratus gewonnen werde.

Auch von offizieller Seite gab es Vorbehalte gegen das amorphe Strophanthin. Im Mai 1908 schreibt Fraenkel an Boehringer: „Es ist mir zu Ohren gekommen, dass in der Pharmakopoekommission sich eine Strömung gegen das amorphe Strophanthin geltend gemacht hat und das anscheinend nur Neigung besteht, das cryst. Strophanthin in die Pharmakopoe aufzunehmen. Prof. Thoms sitzt eben selbst im

Reichsgesundheitsbeirat." So ist es wenig überraschend, dass nach Ausbruch des Ersten Weltkrieges die Kriegssanitätsordnung die Verwendung von *Strophanthinum cristallisatum* und nicht die des Kombetin vorschrieb. Nach Kriegsende dominierte das g-Strophanthin aus Heeresbeständen für einige Jahre den Markt. Die zur Kali-Chemie gehörige Chemische Fabrik Güstrow hatte unter der Bezeichnung „*Purostrophan*" ein eigenes g-Strophanthinpräparat auf den Markt gebracht. Dieses wurde mit dem Argument beworben, das reinere Produkt zu sein. Wahrheitswidrig wurde behauptet, dass es sich bei dem g-Strophanthin Thoms und dem k-Strophanthin Boehringer um zwei „*chemisch identische Körper von bloß verschiedener physikalischer Eigenschaft*" handelte und man im Gegensatz zu Boehringer die reinere, kristalline Form verwende.

Die größte kommerzielle Konkurrenz für das Kombetin waren aber nicht die Produkte anderer Unternehmen. Es waren die Apotheken. Sie bezogen Strophanthin in Substanz von Boehringer oder anderen Firmen wie Merck und Schuchard und stellten daraus eigene Injektionslösungen her. Eine sichere Sterilisierung unter Erhalt der Wirksamkeit dieser Eigenherstellungen war nicht immer gegeben, ein Unsicherheitsfaktor, welcher den Ruf des Strophanthins zusätzlich belastete. Das ständig steigende Volumen an selbstangefertigten Injektionslösungen in Apotheken veranlasste Boehringer schließlich, 1933 die Abgabe von Strophanthin in Substanz einzustellen.

Nicht nur von der kommerziellen Seite gab es Kritik an Kombetin, auch in der Wissenschaft regte sich Widerstand. Es gab Warnungen vor der intravenösen Therapie, es gab Gegenveröffentlichungen, es gab Todesfälle. Im Dezember 1908 zitiert Boehringer in einem Brief an Fraenkel aus einer Publikation, welche die Kritik zusammenfasst:

> „Auch die Strophanthussamen, deren Anwendung ja erst vor wenigen Jahrzehnten aufgekommen ist, haben sich den modernen Verbesserungsbestrebungen nicht entziehen können. Man hat auch hier eine Substanz gefunden, die zugleich chemisch rein und praktisch anwendbar ist: das Strophanthin. Es handelt sich dabei aber anscheinend um

ein recht gefährliches Medikament. Zwar sind die Schüttelfröste, die man anfangs bei seiner Anwendung beobachtete, jetzt durch sterile Herstellung der Lösung vermieden worden, aber es sind doch in der kurzen Zeit, seitdem das Mittel verwendet wird, so viele unangenehme Zwischenfälle und auch Todesfälle nach seiner Anwendung bekannt geworden, dass man sehr entschieden zur größten Vorsicht bei seiner Anwendung raten muss. Außerdem lässt sich dieses Mittel nur intravenös applizieren, und damit ist ihm der Weg in die allgemeine Praxis ja wohl völlig verschlossen."

Starke Nebenwirkungen und Todesfälle waren zu Beginn der intravenösen Strophanthintherapie ein großes Problem. Ursache waren zu hohe Dosierungen, zum Teil verursacht durch zu schnelle Injektionen und zu kurze Intervalle bei Mehrfachinjektionen. Der *Strophanthinherztod* war ein bei Ärzten gefürchtetes Phänomen. Historisch waren Digitalispräparate wie zu Witherings Zeiten in sehr hohen Dosierungen gegeben worden, welche nach heutigen Erkenntnissen nahe der Grenze zu toxischen Dosierungen lagen. Auch Fraenkel hatte bei seinen Versuchen in der Strassburger Klinik zunächst mit einer hohen Dosis von 1 mg gearbeitet, diese aber bald schon auf 0.75 mg reduziert. Hohe Dosierungen wurden in den Anfangsjahren der intravenösen Strophanthintherapie jedoch vielfach beibehalten. Deshalb wurde schließlich die offizielle *Unbedenklichkeitsgrenze* für Strophanthin im Deutschen Arzneibuch auf fünf Milligramm pro Tag festgesetzt. Diese Tagesdosis ist immer noch um 500 - 1.000 Prozent höher als die später als sinnvoll erachtete Tagesdosis von 0,5 bis 1 mg. Aufgrund seiner Praxiserfahrungen mit Kombetin senkte auch Fraenkel die von ihm empfohlene Dosis auf 0,5 mg. 1914 empfahl er Boehringer, auch die Ampullengröße entsprechend auf 0,5 ccm zu reduzieren. Aus Marketinggründen lehnte das Unternehmen ab. Erst 1925 beugte man sich dem Wunsch vieler Ärzte und bot neben der 1 ccm Ampulle auch eine 0,5 ccm Ampulle an. Jahre später kamen auch Ampullen mit 0,25 ccm hinzu. In späteren Jahrzehnten hat Boehringer das Sortiment um mit Traubenzucker verdünnte Injektionslösungen ergänzt, welche aufgrund ihres größeren Volumens Vergiftungen in Folge zu schneller Injektionen verhindern halfen. Die Angst vor dem Schreckgespenst *Strophanthinherztod* ist bis zum Ende der intravenösen Therapie ein ständiger Begleiter des Stropanthins geblieben.

Das Haupthindernis bei der Einführung der intravenösen Strophanthintherapie waren jedoch hartnäckige generelle Vorbehalte gegenüber der intravenösen Injektion und Unkenntnis der Ärzte über die richtige Injektionstechnik. Der Umgang mit der Spritze bereitete vor allem den niedergelassenen Ärzten große Schwierigkeiten. Die Technik intravenöser Injektion war nicht Teil der ärztlichen Ausbildung. Sehr oft wurde nicht die Vene getroffen und intramuskulär injiziert. Dieses führte zu heftigen Schmerzen, entsprechend hoch war die Angst von Arzt und Patient vor dieser Technik. Es wurde vom *Venenhorror* gesprochen. Fraenkel formulierte eine erste „Gebrauchsanweisung zur technischen Ausführung der Injektionen", welche ab 1908 den Kombetin-Ampullen beigefügt wurde. 1917 wurde die Anleitung überarbeitet. Sie lag bis 1959 allen Strophanthin-Packungen bei.

Ein entscheidender Beitrag zur Akzeptanz der intravenösen Strophanthintherapie gelang Fraenkel 1927 mit der Gründung des internistischen Mittelstand-Sanatoriums Speyererhof. Der Wunsch nach einer klinischen Heimat für die intravenöse Strophanthintherapie war das zentrale Motiv für den Bau des Speyererhofs. Angesiedelt unterhalb des Königstuhls in Heidelberg wurde dieses mit finanzieller Unterstützung von Boehringer Mannheim erbaute Sanatorium sehr bald zur Ausbildungsstätte von Generationen an Ärzten in der Anwendung der intravenösen Strophanthintherapie. Die Herzkranken wurden im Speyererhof nicht nur mit der intravenösen Strophanthintherapie behandelt sondern auch auf ein Leben mit chronischer Herzinsuffizienz vorbereitet. Fraenkel verfasste hierzu einige „Lebensregeln für Herzkranke nach erfolgreicher Behandlung an Herzschwäche" und integrierte damit die intravenöse Strophanthintherapie in ein umfassendes therapeutisches Gesamtkonzept.

Ab 1930 veranstaltete Fraenkel auf dem Speyererhof regelmäßig mehrtägige Lehrgänge, auf denen er die wissenschaftlichen Grundlagen der intravenösen Strophanthintherapie und die Technik der intravenösen Injektion vermittelte. Mit einer lange geplanten und schließlich 1933 vollendeten umfassenden Strophanthin Monographie brachte Albert Fraenkel seine Bemühungen um die intravenöse Strophanthintherapie erfolgreich zum Abschluss. In einer im Deutschen Archiv für klinische Medizin 1934 veröffentlichten Rezension der *„Strophanthintherapie"* heißt es:

> „Es hat der beste Kenner der Strophanthintherapie sein Lebenswerk durch dieses Buch gekrönt. Denn die immense eigene Erfahrung, gepaart mit der Kenntnis und kritischen Verwertung der gesamten Literatur hat den Verfasser befähigt, seine Aufgabe in vollendeter Weise zu erfüllen. Die ganze Abhandlung ist durchgeführt im Geist des Naunyn'schen Wortes, das der Autor an die Spitze seiner Ausführungen gestellt hat: Die Heilkunde wird Wissenschaft sein oder sie wird gar nicht sein."

Die Fortbildungslehrgänge auf dem Spyererhof, Fraenkels Strophanthin Monographie und die Einstellung der Vermarktung der Strophanthin Substanz an Apotheken führen ab etwa 1935 zu dem von Boehringer lange erhofften wirtschaftlichen Erfolg des Kombetins. Die Indikationserweiterung auf ischämische Herzkrankheiten (Angina pectoris, koronare Herzkrankheit) und Herzinfarkt durch Ernst Edens haben hierzu wesentlich beigetragen. Nach Jahren der Stagnation auf frustrierend niedrigem Niveau vervielfältigte sich der Umsatz mit Kombetin. In den ersten drei Jahrzehnten nach der Markteinführung verkaufte Boehringer Mannheim nur einige wenige tausend Packungen Kombetin pro Jahr, welche die damit verbundenen Kosten nicht deckten. Im März 1907 schreibt Boehringer an Fraenkel „Für uns bleibt dann noch der Gewinn am Strophanthin; dieser wiederum ist dadurch sehr beschränkt, dass die Einzeldosis eine sehr minimale ist, sodass also 10.000 Injektionen gemacht werden müssen, ehe 10 g Strophanthin verbraucht sind, das wir mit 10 Mark verkaufen." Ein Jahr später heißt es „Es hat also in diesem Jahre der Erlös bei weitem noch nicht unsere Kosten für Separatabdrucke, Ärztemuster usw. zu decken vermocht." Boehringer intensivierte die Werbung für Kombetin. 1926 wurden „für die Bewerbung des Strophanthins 29,4 % des Umsatzes ausgegeben, obwohl für andere Präparate durchschnittlich nur 15 % verwandt wurden." Im Mai 1932 teilte Boehringer Fraenkel erfreut mit „dass der Umsatz in Strophanthinampullen in den letzten Monaten eine recht erfreuliche Aufwärtsentwicklung zeigt." Nach internen Berechnungen von Boehringer sind 1932 ca. 100.000 Patienten mit Strophanthin behandelt worden. Angaben zu Umsatz oder Patientenzahlen der konkurrierenden g-Strophanthinampullen (*Strophanthin crystallisatum nach Thoms* von Merck, *Purostrophan* von der Chemischen Fabrik Güstrow und der Kali Chemie) liegen nicht vor.

Der Erfolg von Kombetin blieb auf Deutschland beschränkt. Boehringer's Bemühungen, das Produkt auch in anderen Ländern zu vermarkten, schlugen fehl. Die New Yorker Vertretung des Unternehmens, Rare Chemicals, hatte 1936 bei dem Council on Pharmacy and Chemistry der American Medical Association die offizielle Einführung von Strophanthin Boehringer beantragt. Der Antrag wurde - wohl politisch motiviert - abgelehnt. Schüler Fraenkels, die als Juden Nazideutschland hatten verlassen müssen, berichteten von „Doktrinarismus und Vorurteil gegen jeden aus Deutschland kommenden Fortschritt." Was in Anbetracht der Tatsache, dass sich die Medizin als *Neue Deutsche Heilkunde* im Dritten Reich der Nazi-Ideologie einer sozialdarwinistischen Rassenhygiene unterworfen hatte, nicht verwundern kann. Neben politisch motivierter Abwehr gab es aber auch in den USA eine prinzipielle Ablehnung der intravenösen Therapie, von der Groedel 1935 in einem Brief an Fraenkel berichtet „Aber man kommt hier einfach mit der intravenösen Behandlung nicht weiter. Die vorgefasste Meinung ist hier bei allem ein fast unüberwindlicher Widerstand." Fraenkel unternahm zahlreiche von Boehringer finanzierte Vortragsreisen, besonders nach England, in die Schweiz und nach Italien um für die intravenöse Strophanthintherapie und Kombetin zu werben. Doch auch in diesen Ländern gelang es nicht, die Abneigung gegen eine intravenöse Applikation des Medikaments zu überwinden. Die intravenöse Strophanthintherapie blieb ein primär deutsches Phänomen.

Albert Fraenkel war fest in die Marketingstrategie für Kombetin integriert. Unmittelbar nach dem Internistenkongress 1906 in München hatte man Sonderdrucke des Fraenkel Vortrages für Werbezwecke anfertigen lassen. Ebenso wurde mit späteren Publikationen verfahren. Fraenkel verwies in seinen Arbeiten stets auf das Kombetin und distanzierte sich von g-Strophanthin basierten Produkten. Im ersten Weltkrieg war Fraenkel als Stabsarzt im Deutschen Heer tätig. Zu seinen Patienten zählten hochrangige Militärs bei denen er sich für den Einsatz von Kombetin verwandte, um das Monopol des g-Strophanthin Thoms zu brechen. 1914 verfasste Fraenkel einen Werbetext, der von Boehringer in einem Brief an Ärzte in deutschen, schweizerischen und österreichischen Kurorten verwendet wurde. Auch die den Kombetin Packungen beiliegende technische Anleitung zur Durchführung von Injektionen setzte auf die wissenschaftliche Autorität Fraenkels und trug seinen Namen.

Albert Fraenkel ist für seine vielfältigen Aktivitäten für Kombetin von Boehringer Mannheim vergütet worden. In den Anfangsjahren der Kooperation vergütete das Unternehmen die von Fraenkel durchgeführten Wertbestimmungen der produzierten Ampullen. Für das Jahr 1909 wurden für 14 Bestimmungen 140 Mark überwiesen. Ab 1923 erhielt Fraenkel eine Umsatzbeteiligung in Höhe von 10 Pfennig pro 100 Ampullen. Diese wurde 1925 auf 25 Pfennig pro 100 Ampullen angehoben und 1929 auf 50 Pfennig verdoppelt. 1933 verbannten die Nazis Fraenkel aus allen Ämtern. Damit war die Umsatzbeteiligung an Kombetin Fraenkels einzig verbliebenes Einkommen. Boehringer erhöhte die Umsatzbeteiligung auf 60 Pfennig pro 100 Ampullen und sicherte auch seiner Frau eine Umsatzbeteiligung zu für den Fall des Ablebens ihres Mannes. Die Abrechnung erfolgte fortan nicht mehr jährlich sondern monatlich.

Die von Albert Fraenkel initiierte intravenöse Strophanthintherapie ist bis zum Ende der 90er Jahre des letzten Jahrhundert in Deutschland praktiziert worden.

Ernst Edens – Die Behandlung der Angina pectoris

Neben Albert Fraenkel hat sich vor allem der Düsseldorfer Kliniker Ernst Edens intensiv mit den Möglichkeiten und Grenzen der intravenösen Strophanthintherapie beschäftigt. Ernst Edens, geboren 1876 in Rendsburg, studierte Medizin in Kiel, Berlin und München. 1910 habilitierte er in München als Assistent des Internisten Friedrich von Müller. 1916 übernahm er die Leitung des Sanatoriums Luisenheim in St. Blasien im Schwarzwald. Von 1925 bis 1931 war er Leiter des Sanatoriums Ebenhausen bei München. 1931 wurde Edens als Ordinarius für Innere Medizin und Direktor der Medizinischen Klinik nach Düsseldorf berufen, wo er bis zu seinem Tod am 19. März 1944 tätig war.

In seiner klinischen Tätigkeit hatte Edens beobachtet, dass auch bei der Verwendung von Digitalispräparaten mit konstanten Wirkungswerten die Wirkungen an Patienten sehr unterschiedlich waren. Hieraus hatte er bereits 1920 die Regel abgeleitet *„Jedes Herz hat seine eigene Digitalisdosis."* Der am Tierherzen festgestellte Wirkungswert war nicht ohne weiteres auf den Menschen zu übertragen. Edens war sich wie Fraenkel der prinzipiellen Limitierungen von pharmakologischen Untersuchungen an Tieren bewusst, welche Fraenkel 1906 formuliert hatte: *„Sind wir überhaupt berechtigt, aus der toxischen Wirkung eines Digitaliskörper auf das Froschherz auf seine therapeutische Wirkung am Menschen zu schließen?"* Es gab Befunde, welche auf unterschiedliche Wirkungen von Herzglykosiden bei Menschen und Tieren hindeuteten. Die nicht gewürdigten Widersprüche zwischen den Ergebnissen des Tierversuches und den Beobachtungen am Krankenbett veranlassten Edens „systematisch die Wirkungsbedingungen der Digitalis am kranken Menschen" zu studieren.

Im Tierversuch war an gesunden Tieren gefunden worden, dass Herzglykoside bei Warmblütern zu einer Blutdrucksteigerung und einer Senkung der Herzfrequenz führen. Um diesen Effekt zu zeigen mussten allerdings Dosierungen gewählt werden, welche ein Vielfaches der therapeutischen Dosis am Menschen waren. Die aus der Klinik bekannten therapeutischen Dosierungen zeigten beim gesunden Tier keinerlei Effekte. Demgegenüber stand die klinische Erfahrung, dass Herzglykoside bei Herzpatienten keine Blutdrucksteigerung, wohl aber eine starke Senkung der Herzfrequenz bewirken.

Die Frage „Warum führen Digitalisgaben, die im Tierexperiment völlig wirkungslos sind, beim kranken Menschen zu deutlicher Pulsverlangsamung, und zwar ohne gleichzeitige Blutdrucksteigerung?" konnte nur durch Untersuchungen an Patienten beantwortet werden. Herzkranke Tiere mit eindeutigen Krankheitsbefunden gab es nicht. Es mussten also beim herzkranken Menschen Bedingungen vorliegen, welche im Tierversuch fehlten und die abweichende Reaktion des menschlichen Körpers erklärten. Die Klärung dieser Frage sollte es erlauben, Krankheitsbilder zu erkennen, für deren Therapie die Herzglykoside geeignet sind.

Für seine Studien setzte Edens „nur die chemisch einheitlichen Körper (Strophanthin, Strophosid, Digitoxin, Gitalin-Veridogen, Digilanid, Pandigal, Cymarin, Scillaren)" ein. „Für die innerliche (orale) Anwendung haben sich die Digitalispräparate durchgesetzt, weil die Strophanthuspräparate, wenigstens zum Teil, im Magen zerstört werden. Für die intravenöse Anwendung hat sich das Strophanthin durchgesetzt." [Edens 1944]. Als Strophanthinpräparat wählte er das Kombetin von Boehringer Mannheim.

Mit vorbildhafter wissenschaftlicher Genauigkeit und unübertroffener Sicherheit in der Diagnose von Herzerkrankungen studierte Edens die Wirkung von Herzglykosiden an sehr unterschiedlichen Formen von Herzerkrankungen. Er machte dabei intensiven Gebrauch von der neuentwickelten Technik, die elektrischen Aktivitäten der Herzmuskelfasern als Elektrokardiogramm (EKG) aufzuzeichnen und auszuwerten. Eine wesentliche Grunderkenntnis seiner Studien war, dass der Zustand des Herzens die Wirkung der Herzglykoside bestimmt. *„Dieser Satz: Veränderungen des Herzens selbst oder, allgemeiner ausgedrückt, der Zustand des Erfolgsorganes bestimmt die Wirkung* *der Digitalis, ist der Schlüssel zu allen klinischen Digitalisproblemen.*" [Edens 1948]. Edens fand, dass Digitalisglykoside oral verabreicht vor allem dann wirken, wenn das Herz krankhaft vergrößert und insuffizient ist. Am gesunden Herzen, aber auch am nicht insuffizienten hypertrophen Herzen zeigen Herzglykoside keine Wirkung.

Herzschwäche ist kein eindeutig zu definierender Zustand. Es gibt abgestufte Grade der Insuffizienz. Der Begriff der Insuffizienz ist nur unscharf eingegrenzt. Vor allem in den Anfangsstadien ist die Insuffizienz eine Erscheinung, die sich einer sicheren Abgrenzung entzieht. Es ist oft unmöglich, zu sagen, wo die physiologische Atem- und Pulsbeschleunigung, die mit jeder Anstrengung verbunden ist, aufhört und die pathologische anfängt. Dementsprechend findet man auch bei der Digitalis gleitende Übergänge von einer vollen Wirkung bis hin zur Wirkungslosigkeit. „Feste Maße und Zahlen lassen sich nicht aufstellen, hier spricht die lebendige Erfahrung das letzte Wort. ... Der Zustand des Herzens bestimmt also die Wirkung der Digitalis. Und so bestimmt er auch die Art der Einverleibung, die Größe der Gaben, die Dauer der Anwendung." Mit dieser Aussage grenzt sich Edens ebenso wie Fraenkel es bereits getan hatte, klar ab von den Forderungen der Pharmakologen nach Standarddosierungen der Herzglykoside bei Insuffizienz des Herzens.

Jede Form der Herzschwäche setzt die Pumpleistung des Herzens herab. Das Herz fördert weniger Blut, die Durchblutung des Körpers und damit auch die des Herzens selbst sinkt. Eine Verringerung der Herzdurchblutung führt zu schwächerer Herzleistung, vertieft die Insuffizienz: eine sich selbst verstärkende Schwächung des Herzens setzt ein. Dieser Kreis muss durchbrochen werden. Herzglykoside wirken auf beide Phasen der Herztätigkeit - Füllungsphase (Diastole) und Austreibungsphase (Systole). Die Wirkung auf die Diastole zeigt sich in der Pulsverlangsamung. Je geringer der Puls, desto länger ist die Füllungsphase. Die Wirkung auf die Systole zeigt sich in einer rascheren und stärkeren Kontraktion des Herzens, das Pumpvolumen wird vergrößert. Edens konnte zeigen, dass oral verabreichte Digitalispräparate vor allem eine diastolische Wirkung haben. Intravenös gegebenes Strophanthin hat eine ausgeprägt systolische Wirkung. Ein Unterschied auf den schon Vaquez hingewiesen hatte, der aber von Fraenkel bestritten wurde.

Entscheidend für die Pumpleistung des Herzens ist die Systole. Eine Erhöhung der Pumpleistung fördert auch die Durchblutung der Herzkranzgefäße und verbessert damit wiederum die Herzleistung. Edens postulierte deshalb für die der Herzglykoside zwei unterschiedliche Wirkungen: eine *unmittelbare* und eine *mittelbare* Wirkung. Die unmittelbare Wirkung besteht in der Wirkung auf Diastole und Systole, die mittelbare in der Erhöhung der Koronardurchblutung und Steigerung der Förderleistung und Verbesserung des Wirkungsgrades der Herzarbeit. Die Differenzierung zwischen unmittelbarer und mittelbarer Wirkung der Herzglykoside erlaubte auch, die oft gegenläufigen Effekte auf Reizleitung und Reizbildung zu verstehen. Edens hat keine experimentellen Belege für zwei unterschiedliche Wirkungen von Strophanthin ermitteln können. Mit dieser Differenzierung hat er lediglich versucht, die Verbesserung der Herzleistung nach Strophanthingabe zu begründen. Das Postulat der mittelbaren Wirkungen von Herzglykosiden ist eine der wichtigsten Erkenntnisse Edens. Sie führte ihn zwangsläufig dazu, die Wirkung von Strophan-thin auf ischämische Erkrankungen zu untersuchen, welche durch Durchblutungsstörung hervorgerufen werden - Koronarsklerose, Angina pectoris und Herzinfarkt. Seine überaus positiven Ergebnisse in der Behandlung von Angina pectoris Patienten mit intravenösem Strophanthin publizierte er 1934 und begründete damit die Sonderstellung dieser Therapie gegenüber der oralen Digitalistherapie. „Der Reiz ungenügender Durchblutung auf krankhaft reizbare Kranzadern ist wohl der wichtigste Anlaß für Angina pectoris und den Herzinfarkt. Bei der Coronarsklerose beseitigt diesen Reiz am sichersten und nachhaltigsten die Hebung der Herzleistung durch Strophanthin. Sie wird auch am wirksamsten dem Herzinfarkt vorbeugen, und wenn er eingetreten ist, seiner Ausdehnung und seinen Folgen entgegenwirken." [Edens 1944]. Für Edens war „die intravenöse Strophanthinbehandlung die sicherste Behandlung der organisch bedingten Angina pectoris einschließlich des Herzinfarktes." Er war überzeugt, dass *„einmal eine*

Zeit kommen wird, in der man die Unterlassung der rechtzeitigen Strophanthinbehandlung als Kunstfehler verurteilen werde."

Seine Erfahrungen mit der intravenösen Strophanthintherapie - inklusive einer technischen Anleitung zur Durchführung von intravenösen Injektionen - hat Ernst Edens in einer als Anleitung für den praktischen Arzt konzipierten kurzen *Digitalisfibel* niedergelegt, welche bei Ärzten großen Anklang fand und in mehreren Auflagen erschienen ist [Edens 1944]. Eine umfassende wissenschaftliche Darstellung ist die - bedingt durch die Kriegsjahre erst vier Jahre nach seinem Tod - 1948 herausgegebene dritte Fassung seiner Digitalis-Monographie *Die Digitalisbehandlung* [Edens 1948].

In der *Digitalisfibel* listet Edens die wichtigsten Krankheitszustände auf bei denen intravenös verabreichtes Strophanthin angebracht ist:

- rasche Hilfe bei bedrohlicher Herzschwäche
- Herzschwäche mit langsamen Puls
- Erbrechen nach oraler Digitalisgabe
- Überdehnung des Herzens in den Endstadien der Dekompensation von Klappenfehlern und Hochdruck
- Herzschwäche auch ohne Hypertrophie
- Koronarsklerose mit Herzschwäche, Agina pectoris, Herzinfarkt
- Herzschwäche in Folge von Herzmuskelentzündungen
- Herzschwäche bei Rhythmusstörungen in Folge oraler Digitalisgabe

Es ist bemerkenswert, dass Edens ausdrücklich darauf hinweist, dass Strophanthin toxische Nebenwirkungen von Digitalis beseitigt. Diese Beobachtung wurde bereits 1902 in der Literatur beschrieben und danach immer wieder bestätigt. 2010 bestätigten David Lichtstein und seine Mitarbeiter diesen Effekt erneut in In-vitro- und In-vivo-Experimenten [Nesher 2010].

Eine logische Folge der Erkenntnis, dass *der Zustand des Herzens die Wirkung der Digitalis bestimmt* ist, dass aus der Wirkung von Digitalis auf den Zustand des Herzens geschlossen werden kann. Albert Fraenkel und Ernst Edens haben deshalb die Strophanthintherapie auch zu Diagnosezwecken eingesetzt. Bis weit in die 1970er Jahre hinein ist der Strophanthintest ein gängiges Verfahren zur Diagnose von Herzinsuffizienz gewesen.

Ernst Edens hat in seinen Darstellungen immer differenziert zwischen *interner* Digitalis - oral verabreichte Digitalis Wirkstoffe - und *intravenöser* Digitalis, dem Strophanthin. Er war überzeugt, dass die von ihm gefundenen Wirkungsunterschiede bedingt waren durch die Form der Verabreichung und nicht durch Unterschiede, welche in den Wirkstoffen begründet sind. Seine Ergebnisse stießen auf nicht unerhebliche Kritik bei vielen pharmakologisch orientierten Klinikern. Diese verlangten – trotz der vorliegenden Erfolge am Krankenbett! – eine Überprüfung in Tierversuchen. Für Edens war diese Forderung Beleg für eine auch von Fraenkel kritisierte Auseinanderentwicklung von Medizin und Pharmakologie. Edens schätzte die Erkenntnismöglichkeiten der experimentellen Pharmakologie, doch diese sollte sich *dem klinischen Denken, dem selbständigen Urteil am Krankenbett* unterordnen. „Das Wohl des Kranken ist oberstes Gesetz." Deshalb widersetzte er sich auch der Forderung, den an sich naheliegenden Versuch zu machen, die Wirkung von Strophanthin mit einem anderen Digitalisglykosid in längeren Beobachtungsreihen direkt zu vergleichen: „Nachdem wir das Strophanthin einmal als das beste und sicherste Mittel erkannt haben, steht uns nicht mehr das Recht zu, es einem Kranken, geschweige denn einer Reihe von Kranken, nur aus wissenschaftlichen Gründen, nur zur Prüfung einer noch unsicheren Wirkung eines anderen Mittels, vorzuenthalten und dabei eine für die Heilung wertvolle Zeit zu verlieren."

Erst 1994 ist von italienischen Wissenschaftlern eine solche vergleichende Studie zwischen intravenösem k-Strophanthin und oral verabreichtem Digoxin an 22 Patienten mit schwerer Herzinsuffizienz durchgeführt worden [Agostini 1994]. Strophanthin erwies sich in allen gemessenen Parametern als dem Digoxin überlegen. Die von Ernst Edens begründete Sonderstellung des intravenösen Strophanthins gegenüber anderen Herzglykosiden ist durch die Agostini-Studie bestätigt worden.

Am Ende der 1930er Jahre war das intravenöse Strophanthin in der Therapie von Herzerkrankungen in Deutschland als eines der beliebtesten Mittel fest etabliert. Fritz Eichholz würdigt 1947 in seinem *Lehrbuch der Pharmakologie* die Erfolge Fraenkels und Edens mit der intravenösen Strophanthintherapie: „Der gewaltige Fortschritt, den das Strophanthin uns gebracht hat, ergibt sich aus der Angabe, dass in der weiteren Umgebung der Ursprungsstätten der Strophanthintherapie - Heidelberg und Düsseldorf - fast jeder Landarzt seine Dekompensierten frei von Ödemen halten, und meist auch die Schrecken der Angina pectoris bannen kann." In Lehrbüchern wurden die ausgezeichneten Wirkungen von intravenösem Strophanthin hervorgehoben. „Den größten Fortschritt in der Herztherapie nach Withering bildet die Einführung des Strophanthins." [Eichholtz 1947]. „Sehr empfehlenswert sind auch die Strophanthin-Traubenzucker-Ampullen, die g-Strophanthin enthalten. ... In dieser Form hat sich das Strophanthin so vorzüglich bewährt und ist eines der beliebtesten Mittel der Praxis geworden." [Curschmann 1947].

Albert Fraenkel und Ernst Edens haben die orale Verabreichung von Strophanthinpräparaten abgelehnt. Beide haben mit k-Strophanthin gearbeitet, dessen Hydrolyseanfälligkeit ausgeprägt ist und deshalb der Wirkstoff nach oraler Verabreichung im Magen weitgehend zerstört wird. Andere Autoren hatten über zum Teil sehr positive Erfahrungen mit oraler Strophanthintherapie berichtet, insbesondere mit dem hydrolysestabilen g-Strophanthin. Generell setzte sich allerdings die Meinung durch, dass „Strophanthin oral verabreicht unwirksam ist. Die orale Strophanthintherapie wird in Monographien und Lehrbüchern kaum noch erwähnt, weil sie nach übereinstimmender Ansicht so wirkungslos ist, dass sich ihre Anwendung oder gar ihre Nachprüfung von vornherein erübrigt." [Kern 1951].

Info-Box: Das Herz und seine Funktion

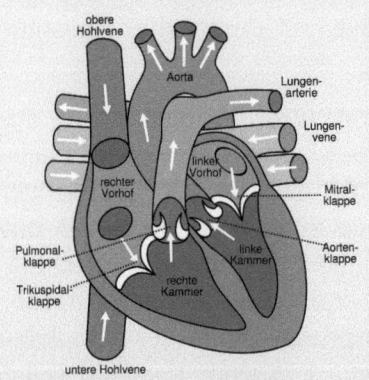

Das Herz ist ein Hohlmuskel mit vier Kammern. Die in der Herzlängsachse verlaufende Herzscheidewand trennt die linke von der rechten Herzhälfte. Jede der beiden Herzhälften besteht aus zwei Innenräumen:

Die kleineren Vorhöfe (linkes und rechtes Atrium) sammeln das Blut. Die größeren Kammern (linkes und rechtes Ventrikel) saugen das Blut aus den Vorhöfen an und pressen es in den Körper- bzw. Lungenkreislauf. Zwischen den Vorhöfen und den Herzkammern, sowie an den Öffnungen der Kammern zu den großen Schlagadern befinden sich Herzklappen. Die Klappen gewährleisten, dass der Blutfluss immer in der gleichen Richtung verläuft und verhindern den Rückstrom des Blutes.

Die Pumpfunktion des Herzens lässt sich in zwei Phasen unterteilen: die Füllungsphase (Diastole) und die Austreibungsphase (Systole). In der Füllungsphase entspannt sich das Herz, die Kammern werden mit Blut gefüllt: sauerstoffreiches Blut aus den Lungenvenen fließt in den linken Vorhof, gleichzeitig gelangt sauerstoffarmes Blut aus den großen Körpervenen in den rechten Vorhof. Aus den Vorhöfen fließt das Blut dann in die Hauptkammern, welche am Ende der Diastole zu ungefähr 80 Prozent ihrer Kapazität gefüllt sind. Bei einem Puls von 60/min dauert die Diastole ca. 0,7 Sekunden. Die Austreibungsphase besteht aus einer Anspannungsphase (atriale Systole) in der sich beide Vorhöfe kontrahieren, so dass weiteres Blut aus den Vorhöfen in die großen Kammern gedrückt wird. Darauf folgt die Austreibungsphase (ventrikuläre Systole). In dieser Phase ziehen sich beide Hauptkammern zusammen. Das Blut wird in die Hauptschlagader (Aorta) und in die Lungenschlagader gepresst. Die gesamte Systole dauert nur ca. 0,3 Sekunden.

Berthold Kern und die Linksinsuffizienz

Albert Fraenkel, Henri Vaquez und Ernst Edens hatten die Wirkungen von intravenös verabreichtem Strophanthin und oral verabreichten Digitalisglykosiden bei Herzpatienten untersucht. Durch diese klinischen Studien waren Ende der 1940er Jahre die wichtigsten Indikationen für den Einsatz von Herzglykosiden bekannt. Gestützt auf zahlreiche experimentelle pharmakologische Untersuchungen waren auch die physiologischen Wirkungen ermittelt worden. Herzglykoside steigern die Kontraktionskraft des Herzens (positiv inotrope Wirkung) und sind damit für die Behandlung von Herzinsuffizienz geeignet. Sie senken die Herzfrequenz (negativ chronotrope Wirkung) und die Reizleitungsgeschwindigkeit (negativ dromotrope Wirkung). Herzglykoside steigern darüber hinaus die Erregbarkeit des Herzmuskels (positiv bathmotrope Wirkung). Diese drei zusätzlichen Eigenschaften begründen den Einsatz von Digitalis bei Herzrhythmusstörungen und Vorhofflimmern.

Die Entscheidung, mit welcher Therapie eine Erkrankung zu behandeln ist, wird immer auch beeinflusst durch das Verständnis der anatomischen und physiologischen Gegebenheiten, welche der Krankheit zugrunde liegen. Der Begriff *Herzinsuffizienz* hatte erst im letzten Viertel des 19. Jahrhundert Einzug in die Medizin gehalten. Man hatte gelernt, dass die Wassersucht durch ein zu schwaches Herz bedingt ist. Ödeme wurden daraufhin als Charakteristikum von Herzinsuffizienz betrachtet. Die Anatomie des Herzens mit zwei Hälften zu je zwei Kammern war bekannt. Doch es gab nur *eine* Insuffizienz *des* Herzens. Erste Ansätze zu Beginn des 20. Jahrhunderts, Herzerkrankungen entsprechend den anatomischen Gegebenheiten zu differenzieren, wie es Henri Vaquez gemacht hatte, blieben noch für Jahrzehnte die Ausnahme. Erst in den 1930er Jahren setzte eine intensivere Diskussion der Unterscheidung zwischen Erkrankungen der linken Herzhälfte und denen der rechten Herzhälfte ein. 1948 legte dann der

Stuttgarter Internist Berthold Kern eine erste umfassende, auf naturwissenschaftlichen Erkenntnissen und strenger Logik basierende Differenzierung in Rechts- und Linksinsuffizienz vor [Kern 1948].

Berthold Kern, geb. 1911, studierte Medizin in Wien und Königsberg. 1935 absolvierte er in Freiburg das medizinische Staatsexamen. Im Zweiten Weltkrieg arbeitete er als Truppenarzt an der Ostfront in Russland und im Standort-Lazarett in Ulm. Von 1946 bis 1990 war Kern als niedergelassener Arzt, Internist und Kardiologe in eigener Praxis in Stuttgart tätig. Neben der Tätigkeit in seiner Praxis befasste sich Kern vor allem mit kardiologischen Fragestellungen, veröffentlichte Bücher und mehr als 40 Fachartikel. Sein Hauptinteresse galt der Behandlung von Herzerkrankungen mit Herzglykosiden. Berthold Kern verstarb am16. Oktober 1995 in Stuttgart.

Am Ostermontag im März 1970 beschreibt Kern in einem Brief wie er dazu gekommen ist, sich mit grundsätzlichen Fragen der Medizin auseinander zu setzen. Sein Denken war, wie er schreibt, geprägt von der griechischen Philosophie:

> „Eine der Voraussetzungen zu (meinen) Erkenntnissen ist vermutlich, dass meine Denkstruktur wohl etwas anders sein mag als üblich. Mein Denken vollzog sich seit jeher eminent optisch; zwar nicht direkt so visuell, dass ich das Geschaute immer zeichnen könnte; aber doch in quasi räumlichen Beziehungen abstrakter Art, in denen die Wirkkräfte und merkwürdigerweise auch die logischen Zusammenhänge der Natur vor das geistige Auge treten und ihre energetischen, zeitlichen, kausalen, logischen funktionellen Beziehungen in raum-zeitlichem Vollzug erkennbar werden lassen. Schon als Schulbub habe ich die Zugkräfte am Hebelarm auf diese Weise <u>gesehen</u>, wie sie je nach Entfernung vom Drehpunkt verschieden stark ziehen, ich habe <u>gesehen</u>, wie die Elektronen durch den Draht huschen und nach außen wirken; später habe ich <u>gesehen</u>, wie das stärkere der beiden Herzen mit dem Stauungsbetriebsdruck das Blut ins insuffiziente Herz drückt und damit dessen Kraft hoch pumpt; ich habe <u>gese-</u>

hen, wie damit das Ödem anläuft und Voraussetzung für den Stauungsbetriebsdruck wird, wie also auch mit Ödemabtreibung dieses Kompensationsgefüge kollabiert und das Herz versagen muß; ich habe gesehen, wie die Linksinnenschichten rhythmisch weißgepresst und so mit ihrem Stoffwechsel Zu- und Abstrom rhythmisch blockiert sind und darunter leiden. ...

Erst viel später erfuhr ich, dass schon die alten Griechen für diese Art von intellektuellem (geistig-abstraktem) Anschauungsvermögen das glückliche Wort von der *gnómes ópsis* geprägt hatten. ... Die *gnómes ópsis* erfasst nicht nur die Sachverhalte, sondern auch ihre Beziehungen, ihre Funktionen, damit auch ihre „Logik" im weitesten Sinn des Wortes, für die wir unsere „Methodo-Logik" zum Nachvollziehen zu entwickeln haben."

Berthold Kern suchte stets danach, Einzelfakten als Teil in ein logisches Ganzes einzuordnen. Er suchte nach *den gestaltenden Kräften und Gesetzen, welche den oberflächlich sichtbaren Krankheiten in der Tiefe zugrunde liegen.* Eine entsprechend große Bedeutung maß er der Pathogenese bei, *weil sich erst in ihr jene unsichtbaren Wirkungskräfte offenbaren, die aus den Krankheitsursachen heraus die Krankheitsbilder hervorgehen lassen.* Kern betrachtete die Medizin als eine Naturwissenschaft für die *eine bewusst geschulte, unablässig strenge Begriffs- und Sprachzucht* unverzichtbar war. Eine Forderung, die für viele Bereiche der Medizin noch nicht erfüllt war. Vielfach wurden (und werden) Wissenslücken mit schwammigen Umschreibungen gefüllt – „nervöse Herzbeschwerden", „Herzneurose", „Organneurose" – oder andere Begriffe – „Kreislaufdekompensation", „kardiovaskuläre Insuffizienz", „Dilatation" - schlicht aus Gewohnheit und Nachlässigkeit vieldeutig verwandt. Wissenschaftlicher Fortschritt in der Medizin konnte für Kern nur aus kritischer Naturbeobachtung und induktivem Denken hervorgehen: dem Zusammenfassen vorurteilslos beobachteter Einzelheiten zu allgemeinen Gesetzmäßigkeiten, aus denen sich neue Erkenntnisse logisch ableiten lassen.

In seiner Studienzeit hatte Berthold Kern Skripte für insgesamt 14 Fächer verfasst. Der *segensreiche Zwang zur Systematik, zur Klassifikation, zur logischen und didaktischen Wohl-Ordnung des Stoffs, der in solchem Skriptschreiben liegt* sei ihm, wie er schreibt, relativ leicht gefallen. Ein ihm bekannter Verleger plante nach dem Krieg „Lernbücher der Medizin" herauszubringen und beauftragte Kern mit der Abfassung des internistischen Bandes. Gerade aus der Gefangenschaft entlassen, arbeitslos, die Praxis noch nicht eröffnet, nahm Kern das Angebot an. Beim Schreiben wurde ihm bewusst, dass die medizinische Praxis und ihre lehrübliche Darstellung in wichtigen Teilbereichen der Medizin nicht nur voneinander abwichen, sondern oft gar im Gegensatz zu einander standen. In dem Bemühen um Klärung von Widersprüchen stellte Kern seinen entsprechenden Abhandlungen oft Begriffsdefinitionen voran. Kerns Buch *Grundlagen der Inneren Medizin*, welches er zusammen mit seiner Frau Margarete Kern verfasst hat, erschien 1946 im Enke Verlag. Besonders intensiv hatte Kern sich mit dem Kapitel zu Erkrankungen des Herzens auseinander gesetzt. Dieses erweiterte er zu einer Monographie, welche 1948 unter dem Titel *Die Herzinsuffizienz* erschien. Darin beschreibt er auf Basis der bekannten Fakten ein in sich logisches Bild der Herzinsuffizienz, ihrer Erscheinungsformen und ihrer Therapiemöglichkeiten.

Das zentrale Phänomen ist die Kontraktionsinsuffizienz, welche durch Schädigung des Herzmuskels (myogene Insuffizienz) oder chronischer Überlastung (ergogene Insuffizienz) entsteht. Unzweifelhaft ist für Kern, dass die myogene Insuffizienz nicht nur durch Sauerstoffmangel des Herzmuskels ausgelöst wird. Er vermutet, dass neben anderen Faktoren auch Störungen im Herzstoffwechsel beteiligt sein können. Eine Vermutung, die er später auch auf die Pathogenese des Herzinfarkts überträgt.

Bei den Erscheinungsformen der Herzinsuffizienz differenziert Kern zwischen Rechts- und Linksinsuffizienz. Bei der Linksinsuffizienz

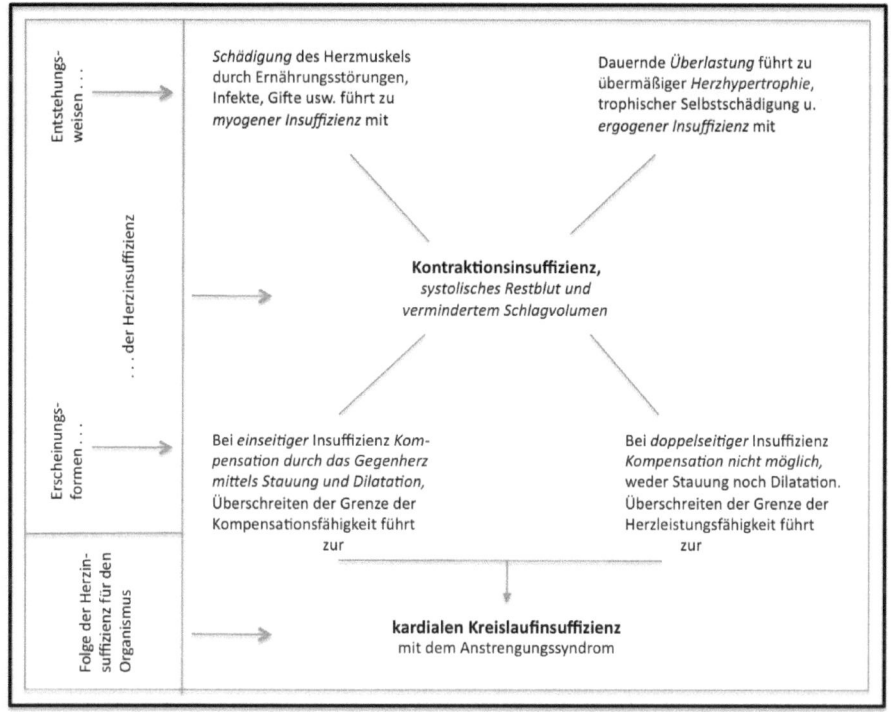

treten neben dem Standardsympton der verminderten Leistungsfähigkeit (Anstrengungssyndrom) vor allem Schlafstörungen häufig auf und sind ein ernstzunehmender Hinweis auf beginnende Herzinsuffizienz. Eine Beobachtung, die durch aktuelle Forschungsergenisse bestätigt wird. Norwegische Wissenschaftler haben 2014 die Ergebnisse einer groß angelegten Beobachtungsstudie an 70.000 Erwachsenen publiziert. Danach erkranken Patienten mit schweren Schlafstörungen (Einschlafstörung, Durchschlafstörung und fehlende nächtliche Erholung) deutlich häufiger an einer Herzinsuffizienz als Patienten ohne Schlafstörungen. Die Forscher folgern daraus, dass Schlafstörungen ein wichtiger Hinweis auf ein kardiovaskuläres Risiko sind [Laugsand 2014].

Die Rechtsinsuffizienz mit ihren Stauungen im Großkreislauf bildet das Sammelbecken für alle schweren Herzinsuffizienzen, welche stationär behandelt werden müssen. Deshalb waren die Kliniker an Universitätskliniken und Krankenhäusern vor allem mit dieser Form der Insuffizienz vertraut. Patienten mit Linksinsuffizienz bekamen die Kliniker nur selten zu Gesicht. Dieser Patientenpool wurde von niedergelassenen Ärzten behandelt. Für die Hochschulmediziner gab es folglich nur eine, *die* Insuffizienz *des* Herzens. Dem entsprechend groß war die Skepsis mit der Kerns Darstellungen aufgenommen wurden. Heute gehören viele der in Kerns Monographie *Die Herzinsuffizienz* niedergelegten Zusammenhänge zum Allgemeinwissen in der Medizin.

	Linksinsuffizienz…	Rechtsinsuffizienz…	Doppelinsuffizienz…
…mit suffizientem Kreislauf	Stauung im ganzen Kleinkreislauf mit Rechtshypertrophie und Linksdilatation; Stauungslunge, evtl. bis zum „Lungenödem"; neurogene Dyspnoe, evtl. kardiales Asthma, Nyktopnoe; Absinken des (systol.) Blutdrucks, bes. bei Hypertonikern; Insuffizienz-Stenokardien	Stauung im ganzen Großkreislauf mit Linkshypertrophie und Rechtsdilatation; Anschwellung der Leber und anderer Organe; Stauungszyanose und kardiale Ödeme, Nykturie; Ansteigen des (diast.) Blutdrucks, evtl. auch Stauungshochdruck häufig Vorhofflimmern	äußerlich folgen- und symptonlos
…mit insuffizientem Kreislauf	dasselbe, dazu Anstrengungssyndrom	dasselbe, dazu Anstrengungssyndrom	Anstrengungssyndrom

Als niedergelassener Arzt war Berthold Kern für die Hochschulkliniker ein Aussenseiter, dem man nicht zutraute, grundlegende eigene Erkenntnisse zur Kardiologie beizutragen. Eine Kern oft gestellte Frage war dann auch: „Von wem haben Sie das?" oder wie Curschmann es formulierte: „Ich habe mich oft gefragt, wo hat der Kollege, der als Student und Medizinalpraktikant unsere klinischen Behandlungsarten genau kennen gelernt hat, nach wenigen Jahren seine ganz andersartige sonderbare Theorie her?" [Curschmann 1947]. Als Kern zwei Jahre später begann, seine theoretischen Erkenntnisse in praktische Anwendungen umzusetzen, wurde aus belustigter Skepsis sehr bald eine aggressive Ablehnung seiner Insuffizienzlehre.

Zur medikamentösen Therapie der Herzinsuffizienz empfahl Kern die Herzglykoside. Sie waren für ihn *die* Herzinsuffizienzbehandlung schlechthin. Es war bekannt, das Herzextrakte die Leistung insuffizienter Herzen steigern können.[2] Daraus leitete Kern die Hypothese ab, dass es einen (oder mehrere) *Herzkraftstoff(e)* gibt, der (die) für die Umwandlung von chemischer in mechanische Energie essentiell ist (sind). Die muskelchemische Wirkungsweise sei zwar noch kaum erforscht, *vermutlich wirken die Herzglykoside aber im Sinn der Substitution eines bei der Herzinsuffizienz fehlenden Stoffes, der ihnen chemisch nahe verwandt sein dürfte.*

Von den zahlreichen Arten der Herzglykoside aus dem Tier- und Pflanzenreich kamen für den therapeutischen Gebrauch allein die Strophanthus- und Digitalisglykoside in Betracht:

> „Das beste Herzglykosid ist das Strophanthin: es hat die intensivste therapeutische Wirkung und nahezu keine toxischen Nebenwirkungen. ... Sein einziger Nachteil ist die Notwendigkeit intravenöser Darreichung, die seine Anwendung außerhalb des Krankenhauses oft einschränkt oder ausschließt. ... Weniger günstig wirken die Digitalisglykoside. Sie müssen in vielfach größerer Menge gegeben werden, bis ihre therapeutische Wirkung der des Strophanthins gleichkommt, doch nehmen in mindestens gleicher Proportion damit dann auch ihre toxischen Nebenwirkungen zu. Im geschädigten Myokard, so bei allen myogenen und allen schweren Insuffizienzen, treten die toxischen Erscheinungen besonders früh und stark auf und können auch in winziger Dosierung schon die therapeutische Wirkung übertreffen, so dass das Herz dann mit Digitalis

---

[2] An den Wirkungen von Herzextrakten (*Corhormon*) ist in der Tat über Jahrzehnte hinweg intensiv geforscht worden.

schlechter daran ist als ohne sie. ... Der einzige Vorzug der Digitalisglykoside liegt in der Möglichkeit oraler oder rektaler Darreichung." [Kern 1948]

Diese Einschätzung der Digitalisglykoside – formuliert im November 1947! – wird heute von allen Kardiologen geteilt. Sie entspricht dem aktuellen Stand der Wissenschaft und ist der Grund, warum Digitalisglykoside in den Leitlinien zur Behandlung von Herzinsuffizienz heute nur noch nachrangig empfohlen werden.

Info-Box Herzinsuffizienz

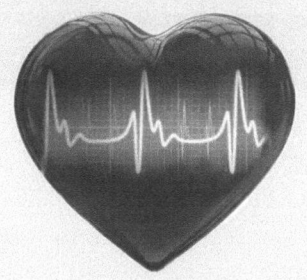

Die Herzinsuffizienz ist Folge von Erkrankungen, die dazu führen, dass das Herz nicht mehr in der Lage ist, den Blutkreislauf des Körpers aufrecht zu erhalten. Je älter man wird, desto höher ist das Risiko, an Herzinsuffizienz zu erkranken. Bei 65- bis 75-Jährigen sind zwei bis fünf Prozent an Herzinsuffizienz erkrankt, bei 70- bis 80- Jährigen sind es zehn bis 20 Prozent. Die Prognose ist sehr ungünstig. Insgesamt verstirbt die Hälfte der Patienten binnen vier Jahren. Von den Patienten, die wegen Herzinsuffizienz stationär behandelt wurden, werden 40 Prozent in einem Jahr versterben oder erneut hospitalisiert. Herzinsuffizienz ist eine der häufigsten Todesursachen. Die Sterblichkeitsrate ist ähnlich hoch wie die bei Krebserkrankungen.

Erkrankungen, die Herzinsuffizienz verursachen, sind:

- Koronare Herzkrankheit (KHK): Bei der KHK kommt es zu Ablagerungen in den Herzkranzgefäßen. Dadurch kann nach lehrbuchmäßiger Interpretation die Versorgung der Herzmuskulatur unter Belastung eingeschränkt sein. Herzschmerzen und Engegefühl in der Brust (Angina pectoris) können auftreten. In den verengten Blutgefäßabschnitten kann ein Blutpfropf ein Kranzgefäß vollständig verschließen und so einen akuten Herzinfarkt auslösen. Die KHK ist die häufigste Ursache der Herzinsuffizienz.

- Herzinfarkt als Folge der Koronaren Herzkrankheit

- Bluthochdruck

- Herzklappenfehler

- Herzmuskelentzündungen

- Herzmuskelerkrankungen (Kardiomyopathien)

- Herzrhythmusstörungen

Die Herzinsuffizienz entwickelt sich schleichend im Verlauf von Monaten bis Jahren. Dem Körper gelingt es lange, die Herzschwäche durch schnelleren Herzschlag, Vergrößerung des Herzmuskels (Hypertrophie) und Engstellung der Blutgefäße auszugleichen. Gelingt dieser Ausgleich, so spricht man von einer *kompensierten* Herzinsuffizienz. Symptome treten erst bei körperlicher Belastung auf. Wenn der Ausgleich nicht mehr möglich ist, kommt es zu einer *dekompensierten* Herzinsuffizienz. Symptome treten bereits in Ruhe oder unter geringer Belastung auf. Es kommt zu pathologischen Wasseransammlungen im Gewebe (Ödeme) und Atemnot.

Beschwerden, die bei Herzinsuffizienz auftreten können, sind vielfältig. Leitsymptom ist die Atemnot, welche zunächst nur bei körperlichen Anstrengungen, später auch in Ruhe auftritt. Hinzu kommen:

- Müdigkeit und Antriebslosigkeit

- Schwere Schlafstörungen (Einschlafstörung, Durchschlafstörung, Atemschwierigkeiten)

- Geschwollene Beine und Füße

- Geschwollener oder straffer Bauch, Appetitlosigkeit

- Vermehrtes Wasserlassen in der Nacht

- Verwirrtheit, Gedächtnisstörungen

- Husten mit „schaumigem" Auswurf

Welche Beschwerden auftreten ist abhängig davon, welche Herzkammer betroffen ist, und ob nur eine Herzkammer oder beide betroffen sind. Bei der Rechtsherzinsuffizienz führt ein krankheitsbedingt erhöhter Druck in der Lunge zu einem Rückstau im Blutfluss. Das Blut staut sich in den zuführenden Venen. Die rechte Herzkammer muss dann das Blut mit mehr Kraft in die Lunge pumpen. Das Herz wird überlastet und geschädigt. Durch den erhöhten Druck in den Venen kommt es zu Wasseransammlungen im Körper, vor allem in den Beinen und im Bauch. Die Rechtsherzinsuffizienz entwickelt sich meist als Folge einer chronischen Linksherzinsuffizienz.

Bei der Linksherzinsuffizienz ist die Pumpleistung der linken Herzhälfte nicht mehr ausreichend. das Blut staut sich in den Lungengefäßen zurück (Stauungslunge). Husten und Atemnot sind typische Symptome.

Die Herzinsuffizienz wird üblicherweise nach der Schwere ihrer Symptome klassifiziert. Die "New York Heart Association" unterteilt Herzinsuffizienz in die Klassen I, II, III und IV.

Klasse I: keine Symptome - Der Patient verspürt keine Symptome, ist weder kurzatmig noch ermüdet er während körperlicher Aktivität.

Klasse II: Milde Herzinsuffizienz - Der Patient ist nach moderater Aktivität kurzatmig oder erschöpft.

Klasse III: Moderate bis schwere Herzinsuffizienz - Der Patient ist nach geringer Aktivität kurzatmig oder erschöpft.

Klasse IV: Schwere Herzinsuffizienz - Der Patient ist erschöpft, kurzatmig und ermüdet, auch wenn er nur still sitzt oder im Bett liegt.

Als häufigste Ursache der Herzinsuffizienz wird die Verkalkung der Herzkranzgefäße (Koronare Herzkrankheit) angesehen. Diese Verkalkung führt dazu, dass sich die Gefäße, die den Herzmuskel versorgen, verengen. In der Folge wird der Herzmuskel unterversorgt und ist nicht mehr leistungsfähig. Als zweite Hauptursache gilt Bluthochdruck (Hypertonie). Bei Bluthochdruck muss das Herz dauerhaft stärker pumpen. Lange Zeit hält es diese Belastung aber nicht aus - die Pumpleistung lässt nach. Weitere Ursachen sind Herzrhythmusstörungen, Herzmuskelentzündungen und Herzklappenfehler.

Medikamentöse Therapie:

Standardmäßig werden Wirkstoffe aus der Gruppe der ACE-Hemmer, Betablocker und Diuretika eingesetzt.

ACE-Hemmer senken den Blutdruck und entlasten damit das Herz. Werden ACE-Hemmer nicht vertragen wird auf AT1-Antagonisten ausgewichen. Diese blockieren die Wirkung eines blutdrucksteigernden Hormons und senken so den Blutdruck.

Betablocker beugen Herzrhythmusstörungen vor und verbessern so die Prognose bei Herzinsuffizienz.

Diuretika sind harntreibende Medikamente. Sie scheiden eingelagerte Flüssigkeit aus und mindern so die Belastung von Herz und Gefäßen.

Im Bedarfsfall werden ergänzend Wirkstoffe aus anderen Substanzklassen eingesetzt.

Digitalis-Präparate werden nur noch als „Reservemittel" eingesetzt, wenn die übrigen Medikamente allein nicht mehr ausreichen. Eine Ausnahme ist der empfohlene Einsatz zur Frequenzkontrolle bei Vorhofflimmern, einer häufigen Form von Herzrhythmusstörung.

Die orale Strophanthin-Behandlung

Berthold Kern hat in den *Grundlagen der Inneren Medizin* versucht, aus einer Analyse des Erfahrungswissens der Ärzte und den wissenschaftlichen Erkenntnissen in sich logische Beschreibungen von Krankheiten und sich daraus ergebende Folgerungen darzulegen. In dem Buch *Die Herzinsuffizienz* hat er dieses Verfahren der *historischen Analyse,* wie er es nannte, für die Herzinsuffizienz weiter vertieft. Gegenstand der Analyse war die Krankheit mit all ihren Ursachen und Erscheinungsformen. Die Therapie der Herzinsuffizienz stand nicht im Fokus der Betrachtungen. Erst bei der Arbeit an *Die Herzinsuffizienz* stieß Kern auf sehr widersprüchliche Berichte über Erfahrungen mit oral gegebenem Strophanthin bei der Behandlung von Herzpatienten. In seinen Büchern hatte er bis dahin die in den 1940er Jahren gültige Lehrmeinung übernommen, dass oral verabreichtes Strophanthin unwirksam ist. Im Gegensatz zu Digitalispräparaten müsse Strophanthin intravenös appliziert werden. Wie konnte es dann sein, dass John Kirk bereits durch minimalen Kontakt mit Strophanthus Giftpfeilen beim Zähneputzen eine schnell einsetzende deutliche Verlangsamung seines Pulses verspürt hatte? Hatte nicht Fraser in seinen Behandlungen von Patienten mit Strophanthus-Tinktur zahlreiche Erfolge erzielen können, die ihn zu der Überzeugung führten, Strophanthus sei der Digitalis überlegen? Waren all die positiven Ergebnisse mit den zahlreich im Handel verfügbaren oralen Strophanthuspräparaten alle nur Ergebnis von Scharlatanerie und Einbildung? Träfe das Dogma von der oralen Unwirksamkeit des Strophanthins uneingeschränkt zu, so hätte das Strophanthin nicht entdeckt werden können.

Die sehr vorteilhaften therapeutischen Wirkungen des intravenösen Stropanthins[3] waren allgemein akzeptiert. Fraenkel, Edens, Vaquez und andere hatten gezeigt, dass es Digitalispräparaten überlegen war. Die Gefahr des *Strophanthintods* als Folge unsachgemäßer Dosierung galt als beherrschbar. Seitens der Ärzte bestand der vielfach ausgesprochene Wunsch nach einem oralen Präparat, welches auch für die ambulante Therapie der Herzinsuffizienz geeignet war. Damit wäre zudem die Forderung Fraenkels und Edens nach frühzeitiger Prophylaxe der Insuffizienz mit Strophanthin erfüllbar. Kern analysierte die publizierten sehr wechselhaften Erfahrungen mit oral verabreichten Herzglykosiden. Er identifizierte mehrere Problemkreise, die zu der herrschenden Lehrmeinung geführt hatten. Zwei hatten besonderes Gewicht: die Qualität der Präparate und eine sich unter dem Einfluss der experimentellen Pharmakologie wandelnde Beurteilung der Glykosidwirkungen und damit auch der Präparate.

Die Qualität der Präparate, lange Zeit bei Strophanthus- und Digitalispräparaten ein ernsthaftes Problem, hatte mit Verfügbarkeit reiner Wirkstoffe deutlich zugenommen. Auffällig war aber, dass manche Ärzte, wie auch Fraenkel, die Beobachtung machten, dass Tinkturen gegenüber den Reinsubstanzen von Vorteil sein können. Zu dem Phänomen der unsicheren Wirkung von Strophanthuspräparaten schildert Kern eine eigene Beobachtung, deren Tragweite weder ihm selbst noch Generationen von Kritikern der oralen Strophanthintherapie bewusst geworden ist:

> *„Und wir selbst können darüber hinaus von unseren zahlreichen Vorversuchen bestätigen, dass nicht nur verschiedene Strophanthine und Strophanthinmischungen, sondern auch das gleiche Glykosid in derselben Dosierung und Applikation am gleichen Menschen je nach Beschaffenheit des an sich in-*

---

[3] Aufgrund übereinstimmender Wirkungen wurde bis in die 1950er Jahre hinein nur selten zwischen k-Strophanthin und g-Strophanthin (Ouabain) differenziert. Vielen älteren Arbeiten ist nicht zu entnehmen, welches Strophanthin eingesetzt worden war, es wird von "Strophanthin" berichtet.

differenten Vehikels stark wirken, aber auch wirkungsschwach oder sogar wirkungslos bleiben kann." [Kern 1951, S. 17].

Der bedeutsame Einfluss der Galenik auf die Wirkung von Herzglykosiden, *der Einfluss des indifferenten Vehikels*, ist erst 30 Jahre später in den 1980er Jahren in den Fokus der Wissenschaft gerückt, als man begann, sich intensiver mit systematischer galenischer Forschung zu beschäftigen. Für Kern waren schwankende Qualitäten der Präparate kein grundsätzliches Problem. Seit Withering waren die praktischen Ärzte gewohnt, Herzglykoside nach dem Bedarf des Patienten individuell zu dosieren. Dieses Vorgehen stand in Einklang mit der von Edens geprägten Regel „*Jedes Herz hat seine eigene Digitalisdosis.*" Unterschiedliche Wirkstärken konnten also problemlos durch Anpassung der Dosierung ausgeglichen werden. Hinzu kam ein entscheidender Vorteil des Strophanthins gegenüber Digitalis: bei oraler Verabreichung waren tödliche Vergiftungen ausgeschlossen. Die Nebenwirkungen bei zu hoher Dosierung beschränkten sich auf – teilweise sehr heftigen – Durchfall und Erbrechen. Es gab keine Berichte über Todesfälle nach oralem Strophanthin. Anders bei oraler Digitalis, hier gab es wie schon von Withering berichtet zahlreiche Todesfälle.

Problematischer als die Wirkstärken von Strophanthuspräparaten waren die Beurteilungen der Glykosidwirkungen durch die Pharmakologie. Die Pharmakologie Schmiedeberg'scher Schule hatte sich dem Studium der Giftwirkung von Substanzen an gesunden Tieren verschrieben. Das sich daraus ergebende Grundsatzproblem hatte Albert Fraenkel benannt: „Sind wir überhaupt berechtigt, aus der toxischen Wirkung eines Digitaliskörper auf das Froschherz auf seine therapeutische Wirkung am Menschen zu schließen?" Ernst Edens, Arzt wie Albert Fraenkel, hatte wie dieser diese Frage ausdrücklich verneint und dafür plädiert, „systematisch die Wirkungsbedingungen der Digitalis am kranken Menschen" zu untersuchen. Schmiedeberg hingegen war überzeugt gewesen, aus einem Versuch am gesunden Tier „mit Sicherheit erkennen zu können, ob eine Substanz günstige Erfolge als Arzneimittel verspricht." Dieser Anspruch stand im klaren Widerspruch zum ärztlichen Erfahrungswissen. Ein Widerspruch, welcher von vielen Ärzten und Klinikern deutlich formuliert wurde. Doch die vermeintliche Überlegenheit der wissenschaftlich objektiven Messung am Tier oder isolierten Tierorganen über die subjektiven Beobachtungen von Ärzten am Krankenbett obsiegte. Heilmittel und Gift wurden zu Synonymen. Paracelsus' Spruch „Alle Dinge sind Gift, und nichts ist ohne Gift; allein die Dosis machts, daß ein Ding kein Gift sei." wurde zur Leitlinie der Pharmakologie. H. H. Meyer sprach demzufolge in seinem *Lehrbuch der Pharmakologie als Grundlage der Arzneibehandlung* 1936 nicht mehr von Arzneien, sondern nur noch von Giften. Fritz Eichholtz bekannte in seinem *Lehrbuch der Pharmakologie* 1947 „Pharmakologie hat sich vielmehr – wie alle übrigen theoretischen Fächer der Medizin – losgelöst aus der Klinik, weil die gewaltigen Aufgaben, die vor ihr lagen, nicht mehr durch die Beobachtung am Menschen, sondern nur durch das Tierexperiment zu lösen waren."

Berthold Kern beschreibt die sich aus dieser Entfremdung von ärztlicher Praxis und „wissenschaftlicher" Pharmakologie für die Herzglykoside ergebenden Konsequenzen in seinem dritten, 1951 erschienenen Buch, *Die orale Strophanthin Behandlung* [Kern 1951]. Alle Herzglykoside, gleich ob aus Digitalis- oder Strophanthus-Arten gewonnen, bewirken bei ausreichender Dosis an Tieren den Herztod. Die tödliche Dosis der einzelnen Wirkstoffe ist unterschiedlich. Diese Beobachtung führte zu dem von Fraenkel als *Großtat* gerühmten Schluss Schmiedebergs, dass die Herzglykoside qualitativ alle die gleiche Wirkung haben und sich nur in der Quantität ihrer Wirkung unterscheiden. Zur Wertbestimmung von Herzglykosidpräparaten war es üblich geworden, die für Frösche tödliche intravenöse Dosis zu ermitteln und als *Froscheinheit* anzugeben. Aus der Klinik war bekannt, dass die volle Wirkung von Digitalispräparaten am Patienten erst nach einigen Tagen zu beobachten war. Die Wirkung von Strophanthuspräparaten trat hingegen schon nach Minuten ein. Entsprechende Unterschiede zeigten sich bei den Wertbestimmungen am Tier, was den unangenehmen Nachteil hatte, dass die Bestimmungen von Digitalispräparaten zeitaufwendiger als die von Strophanthinen war. Deshalb wurde die Wertbestimmung zu einem Schnelltest modifiziert. Diese von Straub 1916 eingeführte Methode wurde 1928 in Deutschland zur amtlich vorgeschriebenen Standardmethode zur Gewinnung von pharmakologischen Urteilen über Herzglykoside. Bei diesem „*zeitlosen*" Schnelltest wurden die Glykoside so rasch und hoch dosiert appliziert, dass der Tod des Tieres innerhalb von vier Stunden eintrat. Während bei den Strophanthuspräparaten auch bei diesem Test die tödliche Wirkung von gewohnt geringen Dosen sehr rasch eintrat, mussten bei den Digitalispräparaten sehr hohe Dosierungen gewählt werden. Diese waren um Größenordnungen höher als die aus der Klinik für den Menschen bekannten Dosen. Hatte Schmiedeberg das Strophanthin in seinen Bestimmungen noch als ungenügend wirksam, also zu wenig giftig eingeschätzt - und deshalb Krehl gewarnt, Fraenkel Versuche mit Strophanthin an Patienten zu genehmigen – war das Strophanthin jetzt wissenschaftlich als das giftigste aller Glykoside entlarvt. Der Schnelltest hatte aus dem seit Withering klinisch extrem giftigen Digitoxin das am wenigsten giftige Herzglykosid gemacht. Diese so *wissenschaftlich exakt* bestimmte Giftigkeit des Strophanthins korrelierte augenscheinlich mit dem bei zu hoher intravenöser Applikation beobachteten *Strophantintod*. Damit wurde der Ruf des Strophanthins gefestigt, gefährlich und unberechenbar zu sein.

Die nur langsam einsetzende Wirkung der Digitalis-Wirkstoffe war in der Praxis ein prinzipieller Nachteil gegenüber den schnell wirkenden Strophanthus-Wirkstoffen. In dem Bemühen, die lange Latenzzeit zu verkürzen und damit die Wirkung besser steuern zu können, übertrug man den zweifelhaften methodischen Ansatz des zeitlosen Schnelltests, langsam einsetzende Wirkung durch hohe Dosierungen auszugleichen, auf die klinische Praxis. Entgegen dem von Withering begründeten Vorgehen der einschleichenden Dosierung von Digitalis wurde ein *Digitalisstoß* empfohlen. Die Behandlung begann mit einer hohen Dosis. Es sollte die Vollwirkdosis (verstanden als maximale Wirkung auf das Herz, beurteilt an der Verlangsamung der Herzfrequenz) möglichst schnell verabreicht werden. Die nachfolgenden Dosierungen wurden dann sukzessive erniedrigt (Erhaltungsdosis). Dieses in den USA entwickelte Dosierungsschema wurde nach 1945 auch in Deutschland populär und hat wesentlich dazu beigetragen, dass in der Nachkriegszeit Digitalisvergiftungen in Deutschland die häufigsten Vergiftungen durch Medikamente waren.

Kern machte auf die methodischen Fehler der experimentellen pharmakologischen Beurteilung der Herzglykoside aufmerksam. Der therapeutische Wert eines Wirkstoffs kann nicht allein aus seiner Giftigkeit abgeleitet werden. Entscheidend ist das Verhältnis von therapeutischer Wirkung und toxischen Nebenwirkungen, welches Kern als *Wirkungsquotient* definierte. Heute wird hierfür der Begriff *therapeutische Breite* verwandt. Auch ein Wirkstoff mit hoher Giftigkeit kann eine sehr große therapeutische Breite haben, wenn die therapeutische Wirkung mit Dosierungen erzielt wird, welche weit unterhalb der Dosierung liegen, bei der die toxischen Wirkungen eintreten. Ebenso hat eine Substanz, welche erst in hohen Dosierungen giftig ist, eine geringe therapeutische Breite, wenn die für die therapeutische Wirkung notwendige Dosierung vergleichbar der toxischen Dosis ist. Heute wissen wir, dass Digitaliswirkstoffe eine sehr geringe therapeutische Breite haben. Selbst innerhalb des therapeutischen Bereichs sind bereits toxische Nebenwirkungen möglich.

Ungeachtet der methodischen Fehlschlüsse gab es eine deutliche Diskrepanz zwischen den Messungen der experimentellen Pharmakologie und der ärztlichen Erfahrung mit oralem Strophanthin. Bei oraler Verabreichung von Strophanthuspräparaten mussten im Vergleich zur intravenösen Applikation sehr viel höhere Dosierungen angewandt werden. Intravenös waren 0,25 – 0,5 mg pro Tag als optimal erkannt worden, oral betrugen die Dosierungen bis zu 30 mg ohne dass Vergiftungserscheinungen auftraten. Digitalispräparate durften auch oral nur in Dosierungen von wenigen Milligramm pro Tag verabreicht werden, um Vergiftungen zu vermeiden. Da nun aber der pharmakologische Schnelltest das Strophanthin als sehr giftig und die Digitalis-Wirkstoffe als relativ ungiftig bestimmt hatte, musste dieser offensichtliche Widerspruch zwischen Pharmakologie und Klinik erklärt werden. Die hohe Hydrolyseempfindlichkeit des k-Strophanthins war bekannt. Die notwendig hohen Dosierungen bei oraler Verabreichung von Strophanthin wurden deshalb als Hydrolyse des Wirkstoffs im Magen-Darm-Kanal interpretiert. Das g-Strophanthin (Ouabain) ist hydrolysestabil. Deshalb wurde alternativ eine geringe Resorption vermutet. Der Wirkstoff würde unzersetzt ausgeschieden.

Die Messergebnisse der experimentellen Pharmakologie und deren Interpretation haben sehr bald Einzug in die Lehrbücher gefunden. Deshalb wurde die orale Strophanthintherapie in Monographien und Lehrbüchern Ende der 1940er Jahre, wie Kern schreibt, *kaum noch erwähnt, weil sie nach übereinstimmender Ansicht so wirkungslos ist, dass sich ihre Anwendung oder gar ihre Nachprüfung von vornherein erübrigt.*

Strophoral

„Wir haben ein Unrecht wieder gut zu machen." Mit diesem Eingeständnis beginnt Berthold Kern sein Buch *Die orale Strophanthin-Behandlung* [Kern 1951]. Er wollte sich nicht länger auf theoretische Analysen und Erklärungen beschränken. Er war überzeugt: „Das beste Herzglykosid ist das Strophanthin: es hat die intensivste therapeutische Wirkung und nahezu keine toxischen Nebenwirkungen." Die Beschränkung auf die intravenöse Applikation beruhte auf methodisch fragwürdigen Messungen und Vorurteilen. Zwar gab es noch einige orale Strophanthinprodukte wie das Purostrophan der Kali Chemie, doch führten diese ein Schattendasein. Digitalispräparate beherrschten den Markt der Insuffizienztherapie. Kern hatte das Ziel, die orale Strophanthintherapie wiederzubeleben.

Auch in der Industrie hatte man Kerns Ausführungen zur Sonderstellung des Strophanthins in der Therapie der Herzinsuffizienz mit großem Interesse registriert. Sandoz aus Basel und Boehringer Mannheim suchten den Dialog. In Mannheim hatte es eine Sondersitzung des Wissenschaftlichen Gremiums des Unternehmens gegeben, um die weitere Strategie für das Strophanthin festzulegen. Ein orales Strophanthin wurde als gute Ergänzung zum Kombetin eingeschätzt. Im April 1948 erhielt Kern mehrfach Besuch von Dr. Rabald, Forschungsleiter bei Boehringer. Man einigte sich auf eine Zusammenarbeit. Bereits im Juni 1948 fertigte Boehringer gemäß Kerns Angaben versuchsweise Strophantintabletten an. Im Juli ergänzte man die Versuchsreihe um Strophanthin-Lutschtabletten für die perlinguale Applikation. Kern testete die Boehringer Versuchstabletten an ausgewählten Patienten und war begeistert. Gleich die ersten zwei Patienten waren ein voller Therapieerfolg. Wegen der vom Kombetin her bekannten Gefahr von Nebenwirkungen bei Dosierungen mit mehr als 0,5 mg pro Tag hatte Boehringer die Tabletten auf einen Wirkstoffgehalt von 0,25 mg eingestellt. Die Angst vor dem Strophantintod war allgegenwärtig. Hiervon wurden dann aber mehr als 10 Tabletten pro Tag benötigt, um eine sichere Wirkung zu erreichen. Daraufhin wurde der Wirkstoffgehalt auf 3 mg pro Tablette erhöht. Im Dezember 1948 legten sich die Kooperationspartner auf die Entwicklung einer Lutschtablette fest. Boehringer stellte Kern Strophanthintabletten aus verschiedenen Strophanthus-Wirkstoffen und Mischungen zur Verfügung, aus denen dann die *Edelmischung* gekürt werden sollte. Noch während Kern mit der Austestung der verschiedenen Strophanthine beschäftigt war wurde bei Boehringer intern diskutiert, ob man es wagen solle, ein Präparat auszubieten, von dem nach herrschender Lehrmeinung kein Therapie- und damit auch kein kommerzieller Erfolg zu erwarten sei. Boehringer ließ die Präparate auch von anderen Ärzten testen. Schließlich einigte man sich darauf, das Wagnis einzugehen.

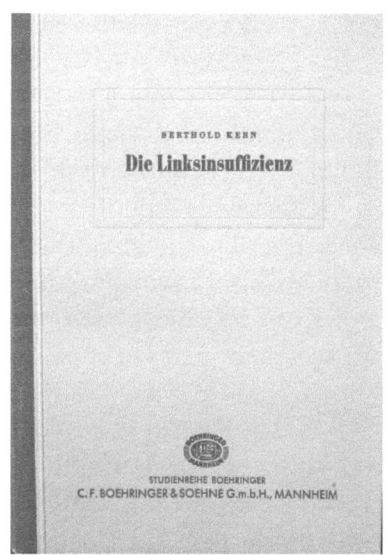

Die Linksinsuffizienz veröffentlicht von Boehringer Mannheim zur Promotion von *Strophoral*

Die Wahl des Wirkstoffs fiel auf g-Strophanthin, welchem ein geringer Prozentsatz eines durch Hydrierung chemisch modifizierten k-Strophanthins beigemischt war. Das Präparat wurde als Lutschtablette für die perlinguale Applikation eingestellt. Angaben zur galenischen Zusammensetzung der Tabletten sind nicht überliefert. Die kaufmännische Leitung des Unternehmens bat Kern um eine Denkschrift, mit der man skeptische Ärzte und Kliniker von den Vorteilen der oralen Strophanthintherapie überzeugen könne. Der Termin der Ausbietung des *Strophoral* getauften Präparates wurde auf den 1. Juli 1949 festgelegt und auch eingehalten. Einige Monate später wurde auch eine Strophoral-

Lösung ausgeboten. Boehringer verteilte ein Strophoral Werbeprospekt an 30.000 Ärzte, mit angehängter Bestellkarte für Gratisproben und für ein von Kern verfasstes Büchlein mit dem Titel *Die Linksinsuffizienz*. Darin wurden Kerns Auffassungen von der Linksinsuffizienz und die mit Strophoral erzielten Therapieerfolge dargestellt. Begleitend publizierte Kern in der Deutschen Medizinischen Wochenschrift einen Artikel mit dem Titel „Strophoral - Zur Erneuerung der oralen Strophanthustherapie" [Kern 1949]. Am fünften Januar 1950, seinem 39. Geburtstag, schlossen Berthold Kern und Boehringer Mannheim einen Kooperationsvertrag ab. Der Vertrag garantierte Kern eine Vergütung für seine Mitarbeit in Form einer Umsatzbeteiligung.

Der Strophoralabsatz übertraf die Erwartungen von Boehringer deutlich. Es kam zu Produktionsengpässen. Es fehlte an Verpackungsmaterial. An Stelle der vorgesehenen Blechdosen mussten behelfsweise Glasfläschchen eingesetzt werden. Allein bis Oktober 1949 sind mehr als 15.000 Exemplare der Linksinsuffizienz-Schrift angefordert worden. Die Rückmeldungen von praktischen Ärzten waren überwiegend positiv. Recht häufig waren Hinweise auf Reizungen und Entzündungen im Mundbereich, welche man durch Korrektur der Tablettenrezeptur aber bald in den Griff bekam. Schwerwiegender war die Kritik von Hochschulklinikern, welche Boehringer in Briefen vorhielten, man sei auf „unbewiesenes Zeug von einem Provinzpraktiker hereingefallen." In einer Krisensitzung mit Kern beschloss man, die „Sache nicht zu überstürzen", verhalten zu reagieren und keinen weiteren Widerstand zu provozieren, schließlich „geht das Geschäft ja über Erwarten gut." Doch der Widerstand aus den Reihen der Hochschullehrer wuchs. Boros publizierte eine vernichtende Beurteilung unter dem Titel „Strophoral – ein therapeutischer Irrtum" [Boros 1951]. Den Stuttgarter Kliniker Beckmann zitierte man bei Boehringer mit der Einschätzung „was der Kern Linksinsuffizienz nennt, habe ich noch nie gesehen, und was er Doppelinsuffizienz nennt, gibt es ja gar nicht." Die Rückmeldungen von praktischen Ärzten waren weiterhin überwiegend positiv. Doch Boehringer fürchtete um seinen Ruf bei den Hochschulklinikern.

Der Forschungsleiter Rabald reiste im September 1950 nach Stuttgart zu Kern und versuchte diesen davon abzubringen, seine kurz vor der Fertigstellung befindliche Monographie zur oralen Strophanthin-Behandlung zu veröffentlichen. Kern ließ sich darauf nicht ein. Für den 7. Oktober wurde ein Krisentreffen in Mannheim einberufen. Boehringer drängte darauf, die Frage der Wirksamkeit von Strophoral von der Kern'schen Insuffizienzlehre zu trennen. Die praktischen Ärzte seien an einem Theorie-Streit nicht interessiert. Deshalb solle Kern auf seine Strophoral Monographie verzichten oder zumindest mit der Publikation solange warten, bis sich die Aufregung um die Insuffizienztheorie gelegt hätte. Kern hielt an seinen Plänen zur Publikation des Buches fest. In den folgenden Monaten verschärfte sich der Streit zwischen Kern und Boehringer. Juristen wurden eingeschaltet. Es wurde über einzelne Kapitel in dem Manuskript des Buches verhandelt. Boehringer setzte durch, dass Kern in dem Buch deutlich macht, dass dessen Inhalt nicht die Auffassungen Boehringers darstellt. Im Mai 1951 erschien das Buch [Kern 1951]. Darin hob Kern, wie mit Boehringer vereinbart, hervor, dass seine Darstellungen von Boehringer nicht geteilt werden: „Auf Wunsch heben wir hervor, dass wesentliche Inhalte dieses Buches – die Gründe und die Initiative zur Erneuerung der oralen Strophanthin-Behandlung, die Erarbeitung theoretischer und praktischer Methoden, Voraussetzungen, Ergebnisse, Schlussfolgerungen usw. – selbständige wissenschaftliche Leistungen des Verfassers darstellen, von keiner Seite materiell, durch Anregungen, Literaturbeschaffung oder sonst unterstützt, vielmehr unter Opfern gegen mancherlei Behinderungen erarbeitet, und dass die Anschauungen der Firma C. F. Boehringer und Söhne in wesentlichen Punkten von unseren Ergebnissen abweichen." [Kern 1951, S. 94].

Im November 1950 erhielt Berthold Kern Besuch von einem Kollegen, Dr. Peter Mutschler, Landarzt in Offenau bei Heilbronn. Mutschler berichtete über interessante Erfahrungen mit modifizierten Strophoraltabletten. Er hatte diese mit einem magensaftresistenten Lack versehen, der dazu führt, dass sich die Tabletten erst im Dünndarm auflösen und dort den Wirkstoff freisetzen. Diese, von ihm *duodenale Tabletten* genannt, hatten schon bei deutlich geringerer Dosierung als der üblichen Strophoraldosierung gute Therapieerfolge gezeigt. Mutschler hatte seine Ergebnisse im Oktober 1950 bei Boehringer eingereicht und um eine Kooperation gebeten, aber keine Antwort aus Mannheim erhalten. Er bat Kern um Unterstützung für sein Vorhaben und um Fürsprache bei Boehringer. Kern und Mutschler schlossen am 17. Februar 1951 einen Vertrag über gemeinsame Anstrengungen zur Entwicklung duodenaler Strophanthinprodukte. Am 20. Mai erweiterten sie diese Vereinbarung auf alle Arzneimittel, „welche der Herztherapie dienen". Der Vertrag sicherte jedem Partner 50 Prozent etwaiger Einkünfte zu. Kern verpflichtete sich in dem Vertrag, Mutschlers Projekt bei Boehringer zu unterstützen. Mutschler verpflichtete sich, sein Verfahren bei anderen Unternehmen vorzustellen.

Kern kontaktierte Rabald. Der veranlasste, dass Boehringer verschiedene magensaftresistente Tabletten herstellte und diese bei Pharmakologen und Klinikern prüfen ließ. Am 14. Februar 1951 teilte Boehringer Mutschler mit, dass man an einer Entwicklung von duodenalem Strophoral nicht interessiert sei. Kern leitete aus seinem Vertrag mit Boehringer ab, dass Boehringer verpflichtet sei, seine Vorschläge umzusetzen, also auch das Projekt duodenales Strophoral voranzutreiben. Der Streit mit Boehringer eskalierte. Schließlich kündigte Boehringer den Vertrag mit Kern zum ersten Januar 1952. Für Kern resultierten herbe finanzielle Einbußen. Sich lange hinziehende juristische Auseinandersetzungen folgten. Kern konnte keine Ansprüche gegenüber Boehringer durchsetzen.

Boehringer Mannheim hat die oralen Strophoralpräparate bis in die 1970er Jahre hinein vermarktet. Die Zulassungen sind offiziell am 30. April 1990 erloschen.

Nachdem Boehringer nicht bereit gewesen war, ein duodenales Strophanthinpräparat zu entwickeln, hatte Mutschler sich an die Kali-Chemie gewandt. Diese vermarktete bereits eine g-Strophanthinlösung, das Purostrophan, sowohl für die intravenöse als auch für die orale Therapie. *Purostrophan Tropfen liquidum* hatte man bereits seit 1904 im Sortiment. Wenig später war eine *Purostrophan Injektionslösung* hinzugekommen. Rudolf Franck hatte dem Purostrophan in seinem Handbuch *Moderne Therapie in Innerer Medizin und Allgemeinpraxis* 1943 *eine günstige Wirkung auf perlingualem Wege* attestiert [Franck 1943].

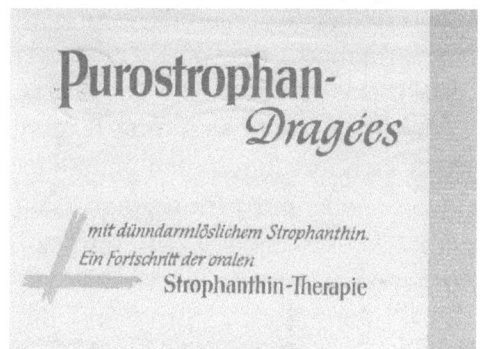

Werbemotiv der Kali-Chemie

Die Kali-Chemie entwickelte basierend auf den Vorarbeiten von Mutschler Dragées, welche mit einem magensaft-resistenten Lack überzogen waren. Im Januar 1953 wurde das Produkt unter dem Namen *Purostrophan Dragées* ausgeboten. Mutschler erhielt eine vertraglich zugesicherte Vergütung in Form einer Umsatzbeteiligung. Die Kali-Chemie hatte die Dragées während der Entwicklung von Hochschulklinikern und –pharmakologen testen lassen. Diese waren aber nur unter der schriftlichen Zusicherung zur Mitarbeit bereit, dass die Produktentwicklung nicht im Zusammenhang mit der *Kern'schen Kardiologie* steht. In einem Brief vom 29. Januar 1953 listete Mutschler Kern einige Professoren auf, welche auf einer solchen Distanzierung bestanden hatten. Die Kali-Chemie verwahrte sich gegen jeden Kontakt zu Kern. Als Mutschler einen Aufsatz zum Einsatz von Purostrophan Dragées in Kombination mit anderen Präparaten vorbereitete, forderte man Mutschler auf, in seinem Entwurf „einige Umstellungen im Text vorzunehmen, durch welche auf den Hinweis auf die Kern'schen Arbeiten verzichtet wird." Die Ablehnung der Kern'schen Insuffizienzlehre durch die Hochschulmedizin war massiv. Auch die Kali-Chemie konnte sich dem nicht widersetzen. Die Zusammenarbeit zwischen Mutschler und Kern wurde wegen der sich daraus ergebenden Spannungen immer schwieriger und endete schließlich im Streit.

In den 1950er und 1960er Jahren sind dann von verschiedenen Unternehmen zahlreiche weitere oral zu verabreichende Strophanthin-Präparate vermarktet worden. Besonders erfolgreich waren neben Strophoral und Purostrophan für perlinguale Applikation optimierte Zubereitungen (Strophoperm, Strodival) und die magensaftresistenten Formen (Strodival MR, Alvonal MR). Das Alvonal MR der Diwag, Berlin, enthielt den Wirkstoff Cymarin (k-Strophanthin-α) [Lampe 1968, Krämer 1972]. Dieser zeichnet sich aus durch eine gegenüber dem g-Strophanthin deutlich höhere inherente Bioverfügbarkeit. Gleiches gilt auch für das *Convacard*. Dieses enthielt den Wirkstoff Convallatoxin, welcher in Maiglöckchen (Convallaria majalis) vorkommt und dessen Struktur der des Cymarin ähnelt (Strophanthidin-L-rhamnosid).

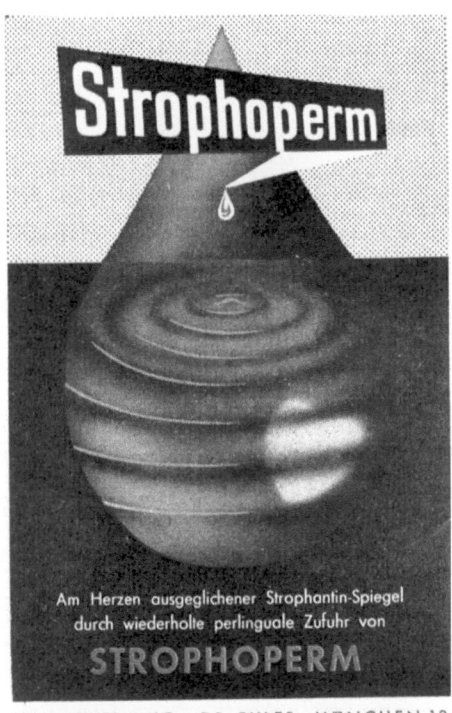

Werbemotiv der Permicutan KG für perlinguales Strophoperm

Am 28. Juni 1967 beschreibt der Geschäftsführer der Permicutan KG, welche 1949 das Strophoperm herausgebracht hatte, in einem Brief an einen befreundeten Arzt seine Erfahrungen als Hersteller eines oralen Strophanthinpräparates: „Es hat in den letzten 18 Jahren nicht zu den Freuden des Lebens gehört, selber ein Strophanthinpräparat zu führen und zu verkaufen. Die Kliniker haben von Anfang an orale Strophanthinpräparate als wirkungslos abgetan und die praktischen Ärzte bei der Verordnung kopfscheu gemacht. Gegen Ende der Fünfziger Jahre übernahm man dann weitgehend aus den angelsächsischen Ländern die Digitalis-Therapie und stellte demgegenüber Strophanthin weitgehend zurück. Es ist uns aber für Strophoperm ein Stamm treuer Verordner geblieben, der sich über Jahre hindurch von den Vorzügen des Präparates und seiner Wirkung überzeugt hat. Offenbar verwenden sogar viele Krankenhäuser Strophoperm, ohne es nach außen hin zugeben zu wollen, da wir einen unverhältnismäßig großen Absatz in Klinikpackungen haben.

Seit ca. 10 Jahren ist der Handel mit Semen Strophanthi, dem Ausgangsmaterial für die Herstellung des reinen g-Strophanthin in unkontrollierbare Hände geraten. Angeblich sollen die Neger dank der reichlich fließenden Entwicklungshilfe nicht mehr in den Urwald gehen, um Semen Strophanthi zu sammeln, so dass eine große Verknappung und Verteuerung auf dem Weltmarkt eintrat. Urplötzlich war kein Strophanthin aufzutreiben. Die spärlichen Mengen, die noch greifbar waren, wurden mit dem 10 – 20 fachen Preis gehandelt. Dann war kurzfristig wieder einmal das Produkt reichlich und preiswert zu haben, um ebenso schnell wieder vom Markt zu verschwinden. ... In Fachkreisen herrschte die Ansicht vor, dass auf dem Weltmarkt zu unseren Lasten eine Schaukelpolitik getrieben wird, die letzten Endes dazu beigetragen hat, das Strophanthin zu Gunsten anderer Herzmittel zurückzudrängen."

Die oralen Strophanthinpräparate sind im Vergleich zu den massenhaft eingesetzte Digitalispräparaten immer Nischenprodukte geblieben.

Der Strophoral-Streit

Boehringer Mannheim bemühte sich nach Kräften, den wissenschaftlichen Streit um das Strophoral zu entschärfen. Während Berthold Kern vor allem um die Anerkennung seiner Insuffizienzlehre kämpfte, war Boehringer daran gelegen, jenseits aller Theorie die praktischen Erfolge in unterschiedlichen Indikationen hervorzuheben. Ende 1951 publizierte man eine mit Kern schon nicht mehr abgestimmte Broschüre mit dem Titel „Für und Wider die orale Strophanthintherapie". Darin werden alle bis dahin zum oralen Einsatz von g-Strophanthin bekannt gewordenen klinischen und pharmakologischen Publikationen mit Inhaltsangabe in chronologischer Reihenfolge aufgelistet. Im Vorwort der Broschüre heißt es:

> „Als wir uns vor etwa zwei Jahren entschlossen, unser Lieferprogramm für Strophanthin, das bis dahin Kombetin zur intravenösen Anwendung, Myokombin zur intramuskulären Zufuhr, und Kombetin-Suppositorien enthielt, durch ein orales Strophanthinpräparat zu ergänzen, sind wir – unter Zurückstellung gewisser Bedenken – zahlreichen und sehr nachdrücklichen Wünschen aus der ärztlichen Praxis gefolgt. Wir waren der Meinung, dass wir ein solches Präparat, wie es im In- und Ausland vielfach benutzt wird, auch im Rahmen unseres bewährten Herzmittelprogramms zur Verfügung stellen sollten.
>
> Wie waren überrascht, schon kurz nach der Einführung feststellen zu können, dass das Interesse für ein solches Präparat ungewöhnlich groß war.
>
> Noch mehr überraschte uns aber das literarische Echo, das das Präparat in der pharmakologischen und klinischen Literatur fand. Man hat geradezu von einem „Strophoral-Streit" gesprochen."

Auch Kerns Arbeiten werden in der Broschüre aufgeführt und sachlich zutreffend, neutral kommentiert:

„Der Verfasser, der die Indikationen für orales Strophanthin zunächst wohl sehr viel weiter gefasst hatte als andere Untersucher, verknüpft mit seinen Beobachtungen aus der ambulanten Praxis eine besondere kardiologische Theorie, die hier nicht erschöpfend wiedergegeben werden kann.

Er vertritt die These, dass es neben den klassischen Herzinsuffizienzen eine große Zahl von Kranken mit latenter Insuffizienz und überwiegend subjektiven Beschwerden gibt. Er bezeichnet diese Form der Erkrankungen als „Linksinsuffizienzen" und ist der Meinung, dass diese 95 % aller Herzkranken ausmachen, so dass sich die üblichen klinischen Beobachtungen über die Wirkung von Herzglykosiden nur auf einen sehr beschränkten Teil der tatsächlich vorhandenen Herzkranken beziehen.

Die Erfolge des Verfassers beziehen sich also in erster Linie auf diese latenten „Linksinsuffizienzen", zeigen aber auch, dass man darüber hinaus selbst schwere ödematöse Herzinsuffizienzen erfolgreich mit oralem Strophanthin behandeln kann. Allerdings müssen die Dosen dann erheblich gesteigert werden.

Die hier verknüpften Erfolgsberichte und kardiologischen Überzeugungen müssen wohl unabhängig voneinander diskutiert werden."

Der kommerzielle Erfolg von Strophoral belegte eine hohe Akzeptanz des Produktes bei praktischen Ärzten. Heilmeyer zitierte einen Internisten mit großer Praxis: „Die orale Strophoraltherapie gehört zum epochemachendsten, was seit langen Jahren erschienen ist. Es lässt sich kaum in Worte fassen, welche Freude und Erlösung dieses für meine Herzkranken und für mich bedeutet." [Heilmeyer 1952]. Auch aus einigen Kliniken wurde über positive Ergebnisse berichtet [Altmann 1952]. Dem entgegen standen Publikationen zu totaler Unwirksamkeit des Präparates. Diese sehr unterschiedlichen klinischen Erfahrungen mit Strophoral wurden überlagert von der Ablehnung der Kern'schen Insuffizienztheorie durch die Hochschulkliniker. „Die Symptome einer Linksinsuffizienz haben zahlreiche namhafte Kardiologen schon ausführlich, ausgezeichnet und vielfach beschrieben. Es war nicht notwendig, dass Kern die Linksinsuffizienz neu entdeckte." [Boros 1951]. Die lehrbuchmäßig einzig anerkannte Form der Herzinsuffizienz war die mit Stauungen und Ödemen verbundene Variante, welche Kern als Rechtsinsuffizienz bezeichnete. Die von Kern als Linksinsuffizienz bezeichneten Krankheitszustände wurden nicht als Herzkrankheiten akzeptiert. Heilmeyer vertrat die Ansicht, dass Fälle, die auf Strophoral gut ansprechen, keine herzmuskelgeschädigten Herzen, sondern „Dysregulationen des Kreislaufs sind, in die eine noch ungeklärte Strophoralwirkung vielleicht günstig eingreift" [Heilmeyer 1952]. In einer mit *A. G.* als Autor unterzeichneten und auf englisch verfassten Rezension des Kern Buches *Die orale Strophanthin-Behandlung* heißt es „From the case histories presented, one gains the impression that many patients who have benefited subjectively from oral strophanthin („Strophoral") did not suffer from any cardiovascular disorder at all but more likely from various forms and degrees of psychiatric disorders." [A. G. 1951]. („Aus den präsentierten Fallgeschichten gewinnt man den Eindruck, dass viele Patienten, die subjektiv vom oralen Strophanthin ("Strophoral") profitiert haben, überhaupt nicht an kardiovaskulären Erkrankungen, sondern eher an verschiedenen Formen und Graden von psychiatrischen Störungen litten.") 1967 publizierte Schimert eine *Klinische Symptomatologie der Herzinsuffizienz*, welche streng zwischen Rechts- und Linksinsuffizienz differenziert und mit der Kern'schen Insuffizienzlehre weitgehend identisch ist. Kern erwähnte er nicht [Schimert 1967].

Boehringer empfahl Strophoral im Kern'schen Sinne bei

- leichter Herzinsuffizienz

- Nach- und Intervallbehandlung von schweren Herzinsuffizienzen, die durch intravenöse Kombetinbehandlung kompensiert sind
- stenokardische Beschwerden
- Intervallbehandlung bei Angina pectoris
- Insuffizienzprophylaxe

In der ärztlichen Praxis bürgerte sich für diese Indikationen der Begriff die „kleine Herztherapie" ein. Für die Hochschulkliniker war dieses aber eine Indikationsstellung, „welche wohl kaum als eine Indikationsstellung für herzwirksame Glykoside betrachtet werden kann." [Boros 1951]. Deshalb testeten Hochschulkliniker das Strophoral bevorzugt an Patienten mit ödematösen Herzinsuffizienzen. Die ausgezeichnete Wirkung des intravenösen Strophanthins in dieser Indikation war unbestritten. Um bei diesen Patienten mit oral verabreichtem Strophoral Wirkungen zu erzielen, mussten Dosierungen von bis zu mehr als 30 Milligramm pro Tag verabreicht werden. Hieraus wurde gefolgert, dass orales Strophanthin, wie in den Lehrbüchern beschrieben, für eine sinnvolle Therapie nicht geeignet sei. „Bekanntlich ist die volle Digitalisdosis des Strophanthins, intravenös gegeben, 0,8 höchstens 1 mg. Es müssen also nach Kern peroral, zehnfache Mengen gegeben werden. Das beweist allein schon, dass die Resorbierbarkeit des Strophorals, wenn es überhaupt in herzwirksamer Menge aufgenommen wird, sehr gering sein muss; sie ist also gar nicht besser als die der Strophanthintinktur." [Boros 1951]. Ein von Aschenbrenner aufgelisteter Vergleich der Strophoraldosierungen mit den Dosierungen historischer g-Strophanthinpräparate belegt in der Tat eine weitgehende Übereinstimmung [Aschenbrenner 1951]. Ungeachtet der medizinischen Indikationen, bei denen die Präparate getestet worden waren, zeigen diese Dosierungsangaben keinen Vorteil des Strophorals gegenüber älteren Präparaten.

Name	Einzeldosis (mg)	Tagesdosis (mg)
Schedel (1904)	3,75 – 7,5	7,5 - 22,5
Hochheim (1906)	2,5 – 5,0	30
Linzenmeier (1909)	5 – 10	30 – 40
Johannessohn (1914)	1 – 1,5	3 – 4,5
Böttcher (1929)	2 – 2,5	7,5
Thiroloix (1935)	3 – 5	20
Clerc (1936)	7,5 – 10	30
Lucquin (1936)	10 – 20	30 – 40
Dimitracoff (1939)	1,2	1,2
Gigon (1940)	2 – 3	7,5
Barth (1941)	2 – 2,5	6 – 7,5
Strophoral	***3 – 6***	***20 – 30***

Man sah deshalb auch keine Therapievorteile im Vergleich zu den in der Praxis häufig eingesetzten Digitalispräparaten: „Sowohl gegenüber der intravenösen Strophanthin-Therapie als auch gegenüber der oralen Behandlung mit Purpurea- und Lanata-Glykosiden haftet diesem neuen Herzmittel auf Grund schlechter und im Einzelfall schwer übersehbarer Resorptionsbedingungen ein so großer Unsicherheitsfaktor an, dass von einer Wiederbelebung der oralen Strophanthus-Therapie unserer Meinung nach nicht gesprochen werden kann. ... Ob sich das Strophoral schließlich bei den Grenzfällen leichtester Herzinsuffizienz, bei welchen die Glykosidbedürftigkeit von jeher eine Streitfrage war, wirklich bewähren wird, muss die Zukunft lehren." [Aschenbrenner 1951].

Boehringer blieb bei seiner De-eskalationsstrategie und beteiligte sich nicht weiter aktiv an dem Strophoral-Streit. Der Absatz von Stroporal war zufriedenstellend. In Bezug auf die perlinguale Applikation und der Indikationsstellung machte man leichte Zugeständnisse. Im Anhang der Dokumentation „Für und Wider die orale Strophanthintherapie" hebt Boehringer hervor, dass „Strophoral besonders bei leichten Formen der Herzinsuffizienz gute Wirkung zeigt." Die perlinguale Applikation habe sich aber im Tierversuch und in der Praxis nicht so bewährt, dass man sie weiterhin ausschließlich empfehlen möchte. Die Resorption des Strophoral im Magen-Darm-Kanal sei zweifellos besser als von der Mundhöhle aus. 1954 erweiterte Boehringer sein Sortiment der Herzmedikamente um ein umsatzstarkes Digoxinpräparat, das *Lanicor*. Warum also sollte man sich für ein Nischenprodukt engagieren? 1971 brachte man ein chemisch modifiziertes Digoxin (β-Methyldigoxin) auf den Markt. Unter dem Handelsnamen *Lanitop* zählte dieses Produkt in Deutschland schon bald zu den meistverkauften Herzglykosiden. Der Vertrieb des Strophorals wurde eingestellt.

Trotz der heftigen Kritik seitens der Hochschulkliniker bewirkte das Strophoral eine Wiederbelebung der oralen Strophanthintherapie in Deutschland. Weitere Firmen brachten neue, zum Teil gegenüber Strophoral deutlich verbesserte Präparate auf den Markt. Die Tagesdosis von Strophoral betrug häufig 20 – 30 mg g-Strophanthin [Halhuber 1954], für die Purostrophan-Dragées waren 2 - 6 mg pro Tag ausreichend [Wiesend 1956]. Die Tagesdosis von Strophoperm lag mit 1 - 2 mg in der Größenordnung des iv-applizierten Strophanthin [Altmann 1952]. Weber hat 1955 eine Übersicht zu den positiven klinischen Erfahrungen mit diesen gegenüber Strophoral verbesserten Präparaten publiziert [Weber 1955]. Doch der Streit um die Bioverfügbarkeit und eine geeignete Indikationsstellung blieben ständige Begleiter von oral verabreichtem Strophanthin.

Die experimentelle Bestimmung der Bioverfügbarkeit von oral verabreichtem Strophanthin bereitete in den 1950er Jahren noch große Schwierigkeiten. Die Nachweisbarkeitsgrenze der zur Verfügung stehenden Analysemethoden lag oberhalb der therapeutischen Konzentrationen. Deshalb wurde versucht, mit der Bestimmung elektrokardischer Veränderungen Hinweise auf die Resorbierbarkeit der Wirkstoffe zu bekommen. Nach oraler Gabe von Digitalispräparaten sind im EKG der Patienten charakteristische Veränderungen zu erkennen: Senkung der ST-Strecke und Abflachung der T-Zacke. Dieses „Digitalis-EKG" wird auch nach intravenöser Gabe von hoch dosiertem Strophanthin beobachtet. Strophoral zeigte selbst in hoher Dosierung keine Veränderungen im EKG. Damit schien der experimentelle Nachweis erbracht, dass mit Strophoral keine herzwirksamen Effekte zu erzielen sind [Reindell 1952]. Altmann konnte jedoch mit hoch dosiertem Strophoperm (3 - 4 mg an Stelle der therapeutischen Dosis von 1 - 2 mg pro Tag) zeigen, dass auch mit geeigneten peroralen Strophanthinpräparaten die charakteristischen EKG-Veränderungen zu erzwingen sind [Altmann 1952 b]. Allerdings gingen diese Veränderungen im EKG einher mit toxischen Symptomen (Bradykardie, Extrasystolen). Mit hoch dosierten Purostrophan-Dragées (20 mg statt der therapeutischen 6 - 10 mg) konnten keine Veränderungen der ST-Strecke oder der T-Zacke festgestellt werden. Stattdessen kam es zu einer Verlängerung der Überleitungszeit PQ und einer Verkürzung der QT-Dauer. Toxische Nebenwirkungen wurden dabei nicht beobachtet [Roth 1955]. Zwei Jahrzehnte später haben Belz [Belz 1984] und von Ardenne [Ardenne 1976] diese Ergebnisse mit weiteren Strophanthinpräparaten bestätigt.

Veränderungen im EKG nach Gabe von Digitalis-Wirkstoffen galten lange Zeit als Nachweis einer therapeutischen Herzwirkung. Der technische Fortschritt bei den Untersuchungsmethoden hatte Fraenkel's Frage *„Sind wir überhaupt berechtigt, aus der toxischen Wirkung eines Digitaliskörper auf das Froschherz auf seine therapeutische Wirkung am Menschen zu schließen?"* damit neu formuliert: *„Sind wir berechtigt, aus Veränderungen im EKG auf die therapeutische Wirkung der Digitalis-Wirkstoffe zu schließen?"* In der klinischen Praxis wurde diese Frage über viele Jahre vorbehaltlos bejaht. In den 1970er Jahren beobachtete man, dass die charakteristischen ST-Veränderungen im EKG auch auftreten bei Belastungsuntersuchungen (Ergometrie) von Herzgesunden denen Digitalis verabreicht worden war [Haasis 1983]. Medikamente können an Gesunden keine therapeutischen Wirkungen hervorrufen. An Gesunden auftretende Effekte sind unerwünschte Nebenwirkungen. Die ST-Veränderungen im EKG müssen also als Hinweis auf toxische Nebenwirkungen gewertet werden. Das fehlende Digitalis-EKG nach oraler Strophanthingabe ist nicht Beleg für mangelnde therapeutische Wirkungen. Es zeigt, dass bei geeigneten Strophanthinpräparaten in therapeutischer Dosis im Gegensatz zu oralen Digitalispräparaten keine toxischen Nebenwirkungen auftreten. Die therapeutische Breite des Strophanthins ist deutlich größer als die der Digitalis. Das prinzipielle Problem der objektiven Messung einer therapeutischen Wirkung von Wirkstoffen blieb bestehen. Die experimentelle Bestimmung toxischer Effekte von Wirkstoffen war durch den technischen Fortschritt verfeinert worden. Die Beurteilung der therapeutischen Wirkung blieb der subjektiven Beobachtung durch den Arzt am Krankenbett vorbehalten.

Roland Niedner hat 1961 in seinem „Taschenbuch der Digitalis-Therapie" die praktischen Erfahrungen der Ärzte mit oral verabreichten Digitaloiden (g-Strophanthin, Cymarin und Convallatoxin) beschrieben [Nieder 1961]. Die oral gegebenen Digitaloide sind in der Anwendung völlig gefahrlos. Sie sind bequem zu dosieren und damit besonders gut für die ambulante Behandlung geeignet. Ihre Dosierung bewegt sich in weiten Grenzen, ohne dass toxische Symptome als Folge von Überdosierung auftreten. Die von den Digitalisglykosiden bekannten Überdosierungssymptome wie Bradycardie, Extrasystolen, Blockbildungen u. a. treten bei Digitaloiden nicht auf. Nieder betont, dass bei Digitalisbehandlungen öfters Blutdrucksteigerungen beobachtet werden. Im Gegensatz hierzu führen Digitaloide häufig zu Blutdrucksenkungen. Entscheidender Nachteil der oral verabreichten Digitaloide ist ihre geringe Resorption.

Bioverfügbarkeit

Eine hohe Resorbierbarkeit (Bioverfügbarkeit) eines Wirkstoffs galt bis weit in die 1980er Jahre in der Medizin als Voraussetzung für eine zuverlässige therapeutische Wirksamkeit. Je höher der Anteil des vom Körper aufgenommenen Wirkstoffs in Prozent der applizierten Menge, desto besser die Wirkung. Die Bioverfügbarkeit von oral verabreichtem Strophanthin war heftig umstritten und dominierte für Jahrzehnte die Diskussion um die orale Strophanthintherapie. Die sehr geringen Konzentrationen, in denen Strophanthin bereits wirksam ist, lagen lange Zeit unterhalb der Nachweisbarkeitsgrenze der zur Verfügung stehenden Analysemethoden. Teilweise war zwar der Nachweis von oral appliziertem Strophanthin im Blut behandelter Tiere zu erbringen, quantitative Angaben aber waren nicht möglich [Altmann 1952].

Mit ständig verfeinerten Methoden ist wiederholt die Bioverfügbarkeit von oral verabreichtem Strophanthin bestimmt worden. Vielfach wurde die Resorption bei Tieren aus dem Vergleich der letalen Dosen nach intravenöser und nach oraler Verabfolgung ermittelt [Übersicht in Ruiz-Torres 1970]. Alle diese Methoden waren bedingt durch die indirekte, differentielle Bestimmung biologischer Parameter mit großen Unsicherheitsfaktoren behaftet. Erst mit Einführung der radioaktiven Markierung von Substanzen und immuno-chemischen Verfahren wurden direkte quantitative Bestimmungen der Wirkstoffe möglich.

Unter Verwendung radioaktiv markierter Wirkstoffe konnte in Tierversuchen gezeigt werden, dass Strophanthin ebenso wie Digitalis-Wirkstoffe im Dünndarm resorbiert wird. Die Aufnahme von Strophanthin nach direkter Applikation in den abgebundenen Rattendarm wurde nach einer Stunde zu 48 Prozent, die im Meerschweinchendarm zu 24 Prozent bestimmt [Forth 1969]. Mehrere Arbeiten lieferten Hinweise, dass die Herzglykoside nicht nur mittels passiver Diffusion durch die Darmwand in den Körper gelangen. Vor allem die polareren (wasserlöslichen) Wirkstoffe werden wohl auch aktiv mittels spezifischer Transporter resorbiert.

Durch direkte Bestimmung sind für die Strophanthus Wirkstoffe nach oraler Applikation sehr unterschiedliche Bioverfügbarkeiten ermittelt worden.

Bestimmungen an Meerschweinchen:

Garbe 1968	Ouabain 15 %
Strobach 1986	Ouabain 4%, k-Strophanthin 16 %
Leuschner 2001	Ouabain 43 – 50 %

Bestimmungen an Menschen:

Marchetti 1971	Ouabain 10 %
Ghirardi 1973	k-Strophanthin 22% nach 5h, 31% nach 24 h
Greeff 1974	Ouabain 2 %
Erdle 1979	Ouabain 1,2 – 5 %

Unabhängig von Unterschieden in Feinheiten der Messmethoden (Zeitpunkt der Messung, applizierte Dosis) und der Verwendung unterschiedlicher Strophanthinpräparate lassen diese Ergebnisse keine Zweifel daran, dass Strophanthus-Wirkstoffe, vor allem das Ouabain, geringe inherente Bioverfügbarkeiten aufweisen.

Berthold Kern hatte die Hoffnung, dass der Nachweis genügend hoher Resorption von oral gegebenem Strophanthin die Akzeptanz seiner Insuffizienzlehre erhöhen würde. An einigen Messungen nahm er deshalb auch persönlich teil. Gross, Universität Heidelberg, untersuchte zusammen mit seinem Doktoranden Erdle die Resorption von radioaktiv markiertem Strophanthin. Kern war, wie er in einem Brief vom 18. März 1978 schreibt, bei den Messungen persönlich zugegen: „Bei dem zweiten Versuch am Menschen war ich selbst zugegen: die Strodivalpaste, 99,9 mg mit 6% Strophanthin wurde auf die abgetrocknete Zunge gestrichen, nach etwa 1 Minute, während der der Mund offengehalten blieb, wurde der Mund geschlossen und die noch vorhandene Paste mit der üblichen Zungenbewegung im ganzen Mund verteilt, genau in der Art der therapeutischen Anwendung. ... Soweit die Ausmessung des ersten Menschenversuches schon eine Aussage erlaubt, scheint die Urinausscheidung bei etwa 1 % zu liegen." Die Ergebnisse der Erdle-Studie waren für Kern niederschmetternd: weniger als 5% Resorption nach oraler Verabreichung von Strophanthin! [Erdle 1979].

Trotz der eindeutigen Ergebnisse blieb Kern bei seiner Überzeugung, dass oral verabreichtes Strophanthin zu 100 Prozent vom Körper aufgenommen wird. Bestärkt sah er sich in dieser Ansicht durch eine Bestimmung, welche er bereits 1952 im Württembergischen Medizinischen Landesuntersuchungsamt hatte durchführen lassen. Mit einem Farbtest hatte man im Darm von Probanden, welche oral verabreichtes Strophoral bekommen hatten, kein Strophanthin nachweisen können. Kern folgerte hieraus, dass das verabreichte Strophoral vollständig resorbiert worden war [Kern 1952]. Er forderte deshalb, dass ergänzend auch mit den neuen Analysemöglichkeiten nicht nur der vom Körper aufgenommene Wirkstoff, sondern auch der Verbleib des nicht aufgenommenen Teils bestimmt werden sollte. Derartige Messungen sind nicht durchgeführt worden. Kern hat entgegen allen eindeutigen Messungen zeitlebens seine Überzeugung nie aufgegeben, dass Strophanthin oral verabreicht vollständig resorbiert wird. Seine Hypothese der vollständigen Resorption stand jedoch im klaren Widerspruch zu der Tatsache, dass Strophanthin bei intravenöser Anwendung schon bei Gaben von 1 - 2 mg tödlich war, von Strophoral bei oraler Verabreichung aber selbst 30 mg problemlos vertragen wurden. Für diesen Widerspruch hatte Kern keine plausible Erklärung. Sein Beharren auf vollständiger Resorption von oralem Strophanthin hat den Graben zwischen ihm und den Hochschulklinikern weiter vertieft.

Berthold Kern hatte in seinen Büchern stets betont, dass wissenschaftlicher Fortschritt in der Medizin nur aus kritischer Naturbeobachtung und induktivem Denken hervorgehen kann. Er hatte das Zusammenfassen vorurteilslos beobachteter Einzelheiten zu allgemeinen Gesetzmäßigkeiten, aus denen sich neue Erkenntnisse logisch ableiten lassen, zu seiner persönlichen Maxime erhoben. Diesem Anspruch ist er zum Schaden seiner Insuffizienzlehre und der später daraus abgeleiteten Pathogenese des Herzinfarkts in Bezug auf die Bioverfügbarkeit von oral verabreichtem Strophanthin nicht gerecht geworden. Hier ist er zurückgefallen auf dogmatisch deduktives Denken: das Dogma steht über den Fakten.

Aus seinen klinischen Erfahrungen wusste Kern, dass orales Strophanthin am Menschen Wirkung zeigt. Auch viele andere Kliniker hatten trotz der offenbar geringen Bioverfügbarkeit des Strophanthins mit oral verabreichten Strophanthinpräparaten sehr gute klinische Erfolge erzielen können. Zwei Präparate hatten sich in der ärztlichen Praxis als besonders wirkungsvoll erwiesen: die Purostrophan-Dragées der Kali-Chemie und das Strophoperm der Permicutan KG.

Die Kali-Chemie hatte Anfang 1953 die in Kooperation mit Mutschler entwickelte Dragées ausgeboten, welche mit einem magensaftresistenten Lack überzogen waren. Die Dragées lösten sich erst im Dünndarm auf und setzten dort den Wirkstoff frei. Mit diesem Präparat konnte die therapeutische Dosis gegenüber den sich bereits im Magen auflösenden Strophoraltabletten stark reduziert werden [Mutschler 1952]. Bereits ein Jahr später verbesserte die Kali-Chemie das Purostrophan erneut. Man hatte den Dragées einen Stoff (Natriumlaurylsulfat) hinzugefügt, der die Oberflächenspannung von Wasser herabsetzt. Dadurch wurde die Löslichkeit des Ouabain in Wasser um den Faktor vier, die Lösungsgeschwindigkeit um den Faktor 7,5 erhöht. In Versuchen an Hunden wurde gezeigt, dass die Zeit bis zum Wirkungseintritt nach Applikation der Dragées deutlich verkürzt war. Die individuelle Streuung der Messergebnisse war deutlich geringer als die der Dragées ohne Natriumlaurylsulfat [Krause 1955]. Auch in der therapeutischen Anwendung konnten diese Beobachtungen vielfach bestätigt werden.

Vorbild für den Zusatz von synthetischem Natriumlaurylsulfat waren Berichte über die Verbesserung der Wirkungen von Strophanthuspräparaten durch Zusatz von natürlichen oberflächenaktiven Substanzen.

Bereits 1925 war berichtet worden, dass der Zusatz von Saponinen die Resorbierbarkeit von Strophanthin im Dünndarm verbessert [Wiesend 1956-b]. Saponine sind ebenso wie Natriumlaurylsulfat oberflächenaktive Substanzen (Tenside). Ein Teil des Saponinmoleküls ist wasserlöslich, ein anderer fettlöslich. Bedingt durch diese chemische Struktur setzen sie ähnlich wie Seife die Oberflächenspannung des Wassers herab. (*Sapo* ist das lateinische Wort für Seife). Saponine schmecken meist bitter und verursachen Schleimhautreizungen. Sie sind in der Pflanzenwelt weit verbreitet. In vielen als Nahrungsmittel verwendeten Pflanzen sind sie reichlich enthalten. Für Forschungszwecke häufig eingesetzt wird das Digitonin, ein Saponin, welches neben den Digitalisglykosiden im Samen des Roten Fingerhuts vorkommt. Auch die Samen von Strophathuspflanzen enthalten Saponine. Saponine haben eine besondere Eigenschaft: sie erhöhen die Durchlässigkeit von Zellmembranen. In dieser Eigenschaft ist die Verbesserung der Resorbierbarkeit von Strophanthin im Dünndarm nach Zusatz von Saponinen begründet. Deshalb hatte Fraser von guten Erfahrungen mit der Strophanthus-Tinktur berichten können. Damit wird auch verständlich, warum bereits von Fraenkel und anderen Ärzten vielfach von besseren Wirkungen der Strophanthus-Tinktur im Vergleich zu reinen Wirkstoffen berichtet worden war. Die wechselhafte Wirkung der Tinktur lag begründet in der Zubereitung, welche, da nicht standardisiert, mal mehr und mal weniger resorptionsfördernde Saponine enthielt. Allerdings trugen die Saponine durch Reizung der Schleimhäute auch zur Unverträglichkeit und den bekannt heftigen Nebenwirkungen der Tinktur bei. In den 1970er Jahren brachte die Herbert GmbH Strophanthinpräparate unter dem Handelsnamen *Strodival* auf den Markt. Diese Präparate enthielten Lecitine (Phospholipide) als oberflächenaktive Substanzen. Phospholipide sind in jeder Zelle des menschlichen Körpers enthalten. Sie bilden den Hauptbestandteil der Zellmembran und haben darüber hinaus eine Vielzahl biologischer Funktionen.

Im Vergleich zu allen anderen Strophanthinpräparaten konnte das *Strophoperm* der Permicutan KG mit Abstand am niedrigsten dosiert werden. Dosierungen von 1 - 2 mg pro Tag reichten in den meisten

Fällen für eine der intravenösen Darreichung durchaus vergleichbaren Wirkung aus [Altmann 1952, Kotsovsky1953, Burger 1953, u. a.]. Genaue Angaben zur Zusammensetzung der Strophopermlösung sind nicht bekannt. Permicutan offenbarte in einem Strophoperm-Prospekt nur allgemeine Angaben zur Zusammensetzung: „Strophoperm enthält 4 mg in 1 ccm Lösung, also 0,4 mg in der Durchschnittsdosis von 3 Tropfen. Das Lösungsmittel berücksichtigt die physikalischen Gegebenheiten und das physiologische Geschehen der perlingualen Resorption von Wirkstoffen. Durch erhöhte Netzfähigket wird ein gutes Eindringen in die Oberfläche, durch körpereigene Elektrolyte, mit denen die Zelle die Durchlässigkeit ihrer Grenzfläche steuert, werden günstige osmotische Verhältnisse und durch eine geeignete Pufferung eine Stabilisierung auf den erforderlichen pH-Wert erzielt. Die notwendigen Strophanthingaben bei Strophoperm liegen nur wenig über den i. v. angewandten Mengen, was nur mit einer optimalen, raschen Resorption erklärt werden kann." Es wird auf Messungen von A. Sjoerdsma, University of Chicago, verwiesen, die dieser 1955 auf einem pharmakologischen Kongress in Göteburg vorgetragen hat. Danach wird radioaktiv markiertes Ouabain aus Strophopermlösung innerhalb von 60 Minuten zu 45 Prozent resorbiert. Der Sjoerdsma Vortrag ist offenbar nicht schriftlich publiziert worden. Gestützt werden die Angaben durch Arbeiten von Maehder, der 1955 die Resorption von radioaktiv markiertem Strophanthidinacetat (die Zuckerkette am Aglykon des g-Strophanthins ist durch einen Essigsäurerest ersetzt) aus Strophoperm-Lösung an Meerschweinchen gemessen hat und über eine Resorption von 55 Prozent berichtet [Maehder 1955].

Diese Erfahrungen mit den unterschiedlichen Strophanthinpräparaten bestätigten alle die von Berthold Kern 1951 beschriebene Beobachtung, dass „das gleiche Glykosid in derselben Dosierung und Applikation am gleichen Menschen je nach Beschaffenheit des an sich indifferenten Vehikels stark wirken, aber auch wirkungsschwach oder sogar wirkungslos bleiben kann." [Kern 1951, S. 17]. Die Präparate enthielten alle den gleichen Wirkstoff, g-Strophanthin, sie unterschieden sich nur durch die *indifferenten Vehikel*. Berthold Kern war bei den Erdle Versuchen in Heidelberg persönlich anwesend. Er hat dort mitverfolgen können, dass die Resorption von Strophanthin aus alkoholischer Lösung eine andere war als die aus Strodivalpaste. In einem Brief vom 27. Mai 1978 stellt er die richtige Frage „Warum je nach Trägermaterial so verschieden?" Doch statt die Funktion des von ihm bereits 1951 als wichtig erkannten indifferenten Vehikels zu erkunden, verfällt er immer wieder auf den Fehler einer wenig hilfreichen Ablehnung der Messmethoden. Es ist aus heutiger Sicht nicht mehr nachzuvollziehen, warum trotz der eindeutigen experimentellen und klinischen Erfahrungen die Bedeutung der Zusatzstoffe für die Bioverfügbarkeit in der Diskussion um die orale Strophanthin-Therapie von Kritikern und Befürwortern nicht berücksichtigt worden ist. Das Dogma einer hohen Resorbierbarkeit von Wirkstoffen als Voraussetzung für eine zuverlässige therapeutische Wirksamkeit hatte sich offenbar fest in den Köpfen der Mediziner verankert.

~ ~ ~

Die Jahre von 1960 bis 1990 waren das *Goldene Zeitalter* für die Digitalisglykoside. Sie waren nicht nur die Standardmedikation bei Herzinsuffizienz, sie zählten weltweit zu den am häufigsten verschriebenen Medikamenten. Viele Unternehmen brachten Digoxin und Digitoxin basierte Präparate auf den Markt. Obwohl alle die gleiche Menge Wirkstoff pro Tablette enthielten kam es beim Wechsel von einem Produkt zum anderen häufig zu Vergiftungserscheinungen. 1971 konnten Lindenbaum und Mitarbeiter zeigen, dass nicht nur die Digoxinpräparate verschiedener Anbieter unterschiedliche Wirkqualitäten hatten. Selbst unterschiedliche Chargen des gleichen Herstellers wiesen deutliche Unterschiede auf [Lindenbaum 1971]. Schon geringe Änderungen in der Zusammensetzung der Tabletten führten zu deutlichen Unterschieden in der Wirkung.

Daraufhin durchgeführte Prüfungen an im Markt befindlichen Präparaten zeigten drastische Differenzen in Serumkonzentrationen auf. Patienten, die auf Präparate mit niedrigen Werten eingestellt waren, erlitten nach Wechsel zu Präparaten mit höheren Werten Digoxin-Vergiftungen.

Serumdigoxin-Spiegel nach oraler Applikation verschiedener Digoxin-Präparate

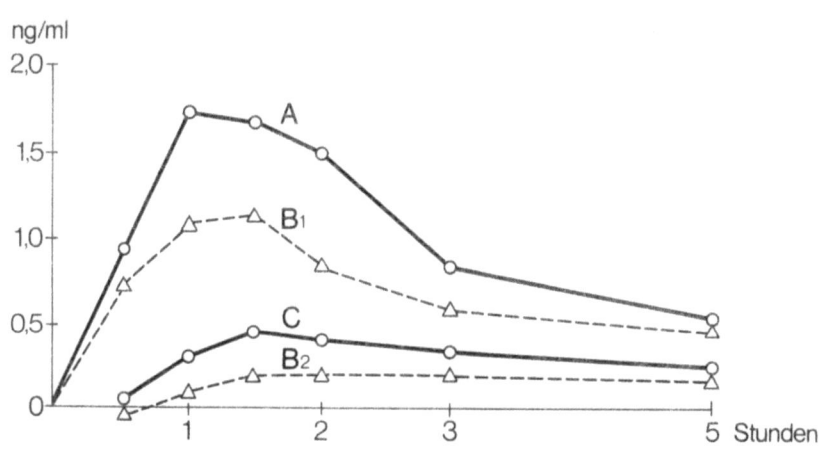

Digoxin-Tabletten verschiedener Hersteller (A und C) und von 2 Chargen desselben Herstellers (B_1 und B_2)

Diese Beobachtungen rückten die Bedeutung der Galenik für die Wirkqualität von Medikamenten in das Interesse von Pharmafirmen und Zulassungsbehörden. Auch bei anderen Wirkstoffen waren dramatische Unterschiede in der Freisetzung und Resorption in Abhängigkeit von der Formulierung gefunden worden. Um die Austauschbarkeit von Präparaten mit identischen Wirkstoffen zu gewährleisten muss seit 1988 in Deutschland bei neuen Präparaten mit gleichem Wirkstoff die *Bioäquivalenz* nachgewiesen werden. Arzneimittel sind bioäquivalent, wenn das Ausmaß und die Geschwindigkeit der Wirkstoffresorption vergleichbar sind. Nur dann kann davon ausgegangen werden, dass ein Austausch zwischen den Arzneimitteln ohne Gefahr für den Patienten stattfinden kann. Die Bioäquivalenz ist von großer Bedeutung für Generika, den Präparaten, die nach Ablauf der Patente für Originalpräparate von anderen Unternehmen, häufig zu drastisch niedrigeren Preisen, ausgeboten werden. Die Optimierung der Darreichungsformen von Wirkstoffen durch geeignete Zusätze ist heute essentieller Teil der Entwicklung eines Medikaments. Umfangreiche Tests der pharmazeutischen Qualität müssen durchgeführt und die Qualität der Präparate im Zulassungsverfahren nachgewiesen werden.

Herzglykosidtabletten enthalten weniger als ein Milligramm Wirkstoff pro Tablette. Bei einem Gesamtgewicht von 100 mg bestehen sie also zu mehr als 99% aus indifferenten Hilfsstoffen. Mit diesen können Eigenschaften wie die Resorbierbarkeit optimiert werden. Wichtig hierfür sind Auflösegeschwindigkeit und Löslichkeit, welche von vielfältigen Parametern beeinflusst werden können: kristalliner oder amorpher Zustand des Wirkstoffs, Teilchengröße, Einbindung in eine Lösungsmittelmatrix u. a. mehr. Darüber hinaus müssen die mechanische Stabilität (Härte, Abriebfestigkeit) und die Lagerfähigkeit der Tablette gewährleistet werden. Neben Füllstoffen enthält eine Tablette noch Bindemittel, Fließregulierungsmittel, Schmiermittel, Hydrophilisierungs- und Sprengmittel. Wobei letztere keine Sprengstoffe sind, sondern Mittel, die einen schnellen Zerfall der Tablette nach Kontakt mit Wasser bewirken. Alle diese unter dem Begriff *Galenik* zusammengefassten Hilfsmittel bieten die Möglichkeit, die Bioverfügbarkeit von Wirkstoffen zu optimieren.

Nach heutigem Wissensstand ist die absolute Bioverfügbarkeit eines Wirkstoffs keine essentielle Bedingung für eine gute therapeutische Wirkung. Das Bioinformatik-Unternehmen PharmaInformatic hat eine Datenbank erarbeitet, in der alle weltweit für Medikamente publizierten Bioverfügbarkeitsdaten enthalten sind. Die durchschnittliche orale Bioverfügbarkeit von Medikamenten beträgt ca. 54 Prozent. Bei etwa 28 Prozent der Medikamente ist sie geringer als 30 Prozent. 12 Prozent aller Medikamente haben eine Bioverfügbarkeit kleiner 10 Prozent. Diese Werte relativieren die Bedeutung der absoluten Bioverfügbarkeit eines Präparates. Sie ist für die Beurteilung der systemischen Verfügbarkeit eines Wirkstoffs von geringer Bedeutung. Einzig und allein entscheidend ist die Frage, ob mit einer galenischen Darreichungsform nach oraler Applikation Serumskonzentration erreicht werden, welche für eine therapeutische Wirkung notwendig sind und für einen längeren Zeitraum aufrecht erhalten werden können. Hierfür reichen in vielen Fällen bereits geringe absolute Bioverfügbarkeiten aus.

Etliche umsatzstarke, auch in Deutschland häufig eingesetzte Medikamente haben eine nur mäßige absolute Bioverfügbarkeit. Der erst vor wenigen Jahren zugelassene Blutdrucksenker Aliskiren hat eine Bioverfügbarkeit von 2,5 Prozent, das ebenfalls noch junge Dabigatranetexilat (Gerinnungshemmer) bringt es auf 6,5 Prozent, der Calcium-Antagonist Nisoldipin auf 5 Prozent. Selbst der klassische ACE-Hemmer Ramipril hat eine bescheidene Bioverfügbarkeit von nur 15 Prozent.

Um eine sichere therapeutische Wirksamkeit zu gewährleisten muss ein Wirkstoff eine Konzentration im Blut erreichen, die oberhalb des „No-Effect-Level" (NOEL) und unterhalb der „Maximal Tolerierbaren Dosis" (MTD) liegt. Eine hohe absolute Bioverfügbarkeit erhöht die Wahrscheinlichkeit, dass systemische Konzentrationen oberhalb des NOEL erreicht werden können. Sie ist aber primär nur von wirtschaftlicher Bedeutung. Je höher die absolute Bioverfügbarkeit, desto geringer ist die erforderliche Wirkstoffmenge. Geringe Wirkstoffmengen steigern den Gewinn pro Dosis.

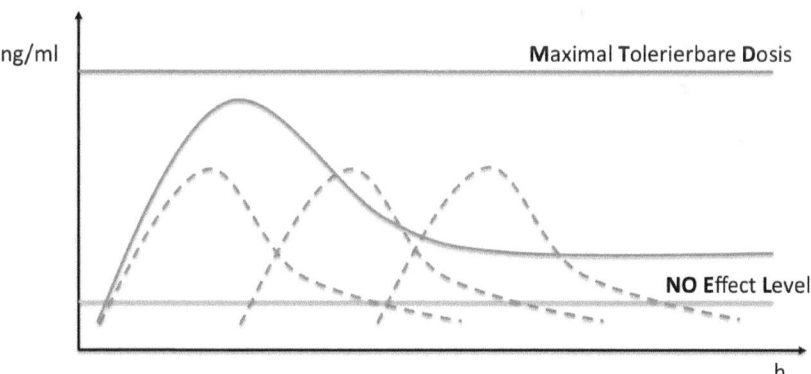

1990 wies der Leiter der Entwicklung bei der Herberts GmbH, Dr. Herrmann, in einem Artikel zur Wirksamkeit oraler Strophanthintherapie darauf hin, dass „auch bei Pharmakologen Bedenken bestehen, ob die Annahme einer linearen quantitativen Beziehung zwischen errechneter Resorptionsquote und qualitativer pharmakodynamischer Wirkung eines Pharmakons zulässig ist. Sie vertreten vielmehr zunehmend die Meinung, dass nicht die systemische Bioverfügbarkeit Kriterium einer Pharmakonwirksamkeit sein dürfe, sondern der Anteil an dem Arzneimittel, der die Biophase vor Ort erreicht." [Herrmann 1990]. Als sich diese Erkenntnis schließlich in der Medizin durchsetzte, war es für Strophanthin bereits zu spät.

~ ~ ~

Strophanthin blieb ungeachtet des Widerstandes der Hochschulkliniker im Nachkrieg-Deutschland als Nischenprodukt die Domaine von kleineren Firmen. Außerhalb Deutschlands wurden oral zu verabreichende Strophanthinpräparate kaum noch eingesetzt. Die großen forschenden Pharmaunternehmen konzentrierten sich auf die Digitalis-Wirkstoffe. Man versuchte, durch Modifizierung der chemischen Struktur wirksamere und vor allem weniger toxische Derivate zu finden. Grundsätzliche Veränderungen der Struktur zeitigten keine Erfolge. Durch geringe Veränderungen an den Zuckerketten des Digoxins – Methylierung und Acetylierung – gelang es, Wirkstoffe zu erzeugen, welche besser dosierbar waren als das Digoxin selbst. Vertreter dieser Produkte waren das Novodigal (β-Acetyldigoxin), das Sandolanid (α-Acetyldigoxin) und das Lanitop (β-Methyldigoxin). Gemeinsam ist diesen Präparaten, dass sie nach Resorption im Körper sofort gespalten werden und Digoxin freisetzen. Novodigal und Lanitop waren 1982 die mit Abstand am häufigsten verordneten Medikamente in Deutschland. Strophanthinpräparate wurden in der Liste der 500 meist verordneten Fertigarzneimittel nicht aufgeführt. Deutschland war die Hochburg der Digitalisverordnungen. Bezogen auf die Gesamtbevölkerung wurden 1977 in der Bundesrepublik 60 mal mehr Digitalispräparate verordnet als in den USA und 80 mal mehr als in England. Bei ca. 20 Prozent der behandelten Patienten traten Vergiftungserscheinungen auf.

Herzinfarkt

Herzinfarkt – wie kaum ein anderer Begriff wird dieses Wort mit Angst, Schrecken und Tod assoziiert. Pro Jahr erleiden in Deutschland nahezu 300.000 Menschen einen Herzinfarkt. Davon enden etwa 65.000 tödlich. Unter dem Begriff Herzinfarkt werden Erkrankungen des Herzens zusammengefasst, die zum Absterben von Herzmuskelzellen führen. Sterben große Bereiche des Herzmuskels ab, stellt das Herz seine Tätigkeit ein, der Patient stirbt. Bleibt das Absterben von Herzmuskelzellen auf kleinere Teilbereiche beschränkt, überlebt der Patient den Infarkt. Nach geltender Lehrbuchdarstellung ist der Herzinfarkt Folge einer anhaltenden Durchblutungsstörung des Herzens. Sie wird verursacht durch Arteriosklerose (Arterienverkalkung) der Herzkranzgefäße, den Arterien, die den Herzmuskel mit Blut versorgen (Koronararterien). Als Arteriosklerose werden Ablagerungen von Blutfetten und Cholesterin in den Arterienwänden bezeichnet. Diese bedingen eine Versteifung der Gefäßwände und haben eine Verringerung des Arterienquerschnitts zur Folge. Die Durchblutung des Herzmuskels wird gestört. Die Versorgung des Herzens mit Sauerstoff und Nährstoffen wird nicht mehr ausreichend gewährleistet. Wenn die sklerotischen Ablagerungen in den Arterienwänden (Plaques) einreißen, aktiviert der Körper die Blutgerinnung. Es bilden sich Blutgerinsel, welche die bereits verengten Kranzarterien vollständig verschließen. Es kommt zum Durchblutungsstopp. Die Herzzellen sterben ab. In vielen Fällen von Herzinfarkt lassen sich allerdings keine Blutgerinnsel (Thrombosen) nachweisen.

Der Herzinfarkt ist ein Phänomen der Neuzeit. Die Häufigkeit von Herzinfarkt ist im 20. Jahrhundert um das Hundertfache angestiegen. Vor dem Zweiten Weltkrieg war der Herzinfarkt selbst in Lehrbüchern nicht mehr als eine Randnotiz. Auch Berthold Kern widmete 1946 in seinem Buch *Grundlagen der Inneren Medizin* dem Herzinfarkt nur einige wenige Zeilen. Er beschreibt ihn als *besonders star-*

ken Angina pectoris Anfall, bedingt durch Arteriosklerose der großen und mittleren Kranzarterienstämme. Zur Therapie verwies er auf Herzglykoside, namentlich Strophanthin, welche oft günstig wirkten, weil sie die Koronardurchblutung förderten.

Der erste prominente Herzinfarktpatient der Medizingeschichte, von dem eine genaue Krankengeschichte und ein Obduktionsbericht existieren, dürfte wohl John Hunter gewesen sein, Anatom und Chirurg am Krankenhaus St. Georg in London [Aschenbrenner 1956]. Er wird beschrieben als ein „rastloser Arbeiter". Seit seinem 48. Lebensjahr litt er unter Angina pectoris. 1793, im Alter von 65 Jahren, starb er morgens ganz plötzlich in seinem Krankenhaus nach einer ärgerlichen Auseinandersetzung. Bei der Sektion fand man „den Herzbeutel widernatürlich verdickt, ... an der Aortenkammer 2 mattweiße Stellen, $1^1/_2$ Zoll ins Geviert groß, ... die Kranzschlagadern am Abgang verknöchert." Zwei der im Fall Hunter erwähnten Beobachtungen bestimmen bis heute die Diskussion um die Ursachen von Herzinfarkt:

ärgerliche Auseinandersetzung = emotionale Erregung, Stress und

Kranzschlagadern verknöchert = Koronarverschluss, welcher die Sauerstoffzufuhr zum Herzen unterbindet.

Diese Beobachtungen führen zu zwei unterschiedlichen Interpretationen der Entstehung von Herzinfarkt. Das *Myokard-Modell* (Myokardtheorie) sieht die Ursache des Infarkts in Erkrankungen des Herzmuskels. Das *Koronar-Modell* (Koronartheorie) vermutet den Auslöser des Infarkts in einer Durchblutungsstörung des Herzmuskels. Es ist bekannt, dass Stress und emotionale Erregung den Herzmuskel durch Ausschüttung von hohen Dosen an Stresshormonen schädigen können. John Hunter erlitt seinen Infarkt nach einer ärgerlichen Auseinandersetzung, stand also unter Stress. Dieser Befund ist im Myokard Modell von Bedeutung. Die Leichensektion ergab Verkalkungen der Herzkranz-Arterien. Dieser Befund ist von Bedeutung im Koronar Modell. Die Diskussion um die „richtige" Erklärung des Herzinfarkt, ob koronar oder myokardial bedingt, ist in der Medizin sehr verbissen geführt worden.

Erst nach dem Zweiten Weltkrieg sind Mediziner auf das bedrohliche Ausmaß von Herzinfarkten aufmerksam geworden. In vielen Krankenhäusern vervielfachte sich in den 1950er Jahren die Zahl der Patienten mit Herzinfarkt gegenüber den Zahlen der Vorkriegszeit. Aschenbrenner schreibt 1956:

> „In den letzten 10 Jahren ist die Frage der optimalen Herzinfarktbehandlung in vielen Ländern der Welt auffallend in den Vordergrund des ärztlichen und öffentlichen Interesses gerückt („Managerkrankheit"). Es kann kein Zweifel darüber bestehen, dass der Myocardinfarkt in seiner klassischen und seiner lavierten Form seit Ende der 30iger Jahre nicht nur häufiger diagnostiziert wird, sondern dass er auch in vielen Ländern mit hohem Lebensstandard tatsächlich an Häufigkeit zugenommen hat. Hetze und drückende Verantwortung, andauernde Überforderung mit Schlafdefizit, Verzicht auf ausreichenden Urlaub, Nikotin- und Kaffeeabusus spielen in dem komplexen Ursachengefüge des Myocardinfarkts sicher eine bedeutsame Rolle. Diese soziologischen Einflüsse des technischen Jahrhunderts wurden schon 1910 von William Osler klar erkannt. Er sprach - damals schon! - von dem „high pressure life" in den Zeiten der modernen Ozeandampfer (Lusitania!) und führte auch die Angina pectoris als Morbus medicorum auf die „Tretmühle" der ärztlichen Praxis zurück." [Aschenbrenner 1956]

Auch in der medizinischen Forschung gewann der Herzinfarkt nach dem Zweiten Weltkrieg stark an Bedeutung. Es wurde nach Ursachen und Therapiemöglichkeiten gesucht. Die Lebensumstände der Nachkriegszeit, geprägt durch Stress auslösende Bedingungen, galten, wie von Aschenbrenner formuliert, zunächst als Hauptursache für den dramatischen Anstieg von Herzinfarkt. Daneben rückte sehr bald die Arteriosklerose in den Mittelpunkt des Interesses.

Die Aktivitäten des Herzens werden durch das autonome Nervensystem gesteuert. Der Sympathikus wirkt als Mittler zwischen Umwelt und Kreislauf. Er übersetzt die äußeren Reize in interne Stimulation des Herz- Kreislaufsystems. Katecholamine – Adrenalin, Noradrenalin – sind die Botenstoffe, welche die neuronalen Impulse des Sympathikus auf molekularer Ebene übermitteln. Herzschädigende Wirkungen von Katecholaminen waren bereits sehr früh entdeckt worden. Schon 1905 hatten mehrere Forschergruppen nachgewiesen, dass im Tierversuch durch Adrenalingaben Herzmuskelnekrosen (Absterben von Herzmuskelzellen) ausgelöst werden können. Wilhelm Raab (1895 – 1970), University of Vermont, hatte 1927 in einem Selbstversuch („da Kaninchen oder gar Hunde zu teuer waren"!) mit einer subkutanen Injektion von 1,3 mg Adrenalin bei sich einen "über alle Maßen schmerzhaften, typischen Angina pectoris Anfall mit schweren akuten EKG-Veränderungen und nachfolgendem Kollaps" ausgelöst [Raab 1966]. Hans Selye (1907-1982), Begründer der Stressforschung, hat in den 1950er Jahren mit einer Reihe von Grundlagenarbeiten nachgewiesen, dass unterschwellige Katecholamindosen, ebenso wie durch Stress bedingte Katecholaminausschüttungen, in Kombination mit Mineralokortikoiden schwere Nekrosebildungen im Herzmuskel verursachen [Selye 1961]. Im Tierversuch konnten bei Ratten mit emotionalen Stress Herzmuskelnekrosen ausgelöst werden [Raab 1964]. Nach Einwirkung hoher Adrenalindosen war paradoxer Weise im Koronarsinusblut[4] trotz hoher Sauerstoffsättigung Laktat[5] gefunden worden, wie es auch im Koronarsinusblut von Angina pectoris Patienten beobachtet wird [Bretschneider 1956]. Gremels hatte bereits in den 1930er Jahren die stimulierende Wirkung der Katecholamine auf den Herzstoffwechsel beschrieben.

Adrenalin wird in der Nebenniere gebildet. Durch Bestrahlung der Nebenniere mit Röntgenstrahlen lässt sich die Adrenalinausschüttung

---

[4] Der Koronarsinus ist die große Herzvene, in der sich das Blut der Herzkranzarterien sammelt und in den rechten Vorhof zurück fließt.
[5] Laktat wird in der Medizin häufig als Hinweis auf Sauerstoffmangel interpretiert.

in der Nebenniere reduzieren. Mit dieser Methode erzielte Raab gute Ergebnisse in der Behandlung von Angina pectoris Patienten [Raab 1950]. Aus diesen Befunden und ähnlichen Ergebnissen anderer Forscher wurde geschlossen, dass ischämische Zustände des Herzmuskels (Angina pectoris, Koronare Herzkrankheit, Herzinfarkt) nicht allein durch Störungen der arteriellen Sauerstoffzufuhr zum Herzmuskel bedingt sind. Es muss auch der Einfluss der unter Stress erhöht ausgeschütteten Katecholamine auf den Grad des myokardialen Sauerstoffverbrauchs in Betracht gezogen werden.

Ein durch Katecholaminausschüttung gesteigerter Sauerstoffverbrauch des Herzmuskels wird im Regelfall ausgeglichen durch eine Erweiterung der Koronararterien, welche die Durchblutung fördert. Die Dehnung der Arterien ermöglicht eine erhöhte Blut- und Sauerstoffzufuhr und kompensiert damit den Mehrverbrauch. Erst wenn dieser Schutzreflex durch eine Versteifung der Arterien nicht mehr gewährleistet ist, entgleist der Stoffwechsel des Herzmuskels. Je mehr die Dehnbarkeit der Herzarterien also durch Arteriosklerose eingeschränkt ist, desto gefährlicher sind zu hohe Katecholaminkonzentrationen. Durch Arteriosklerose bedingte Durchblutungsstörungen des Herzens sind also nicht Auslöser der zum Infarkt führenden Stoffwechselvorgänge, sie sind lediglich ein Risikofaktor. Menschen mit Arteriosklerose der Herzarterien haben ein höheres Risiko, an Herzinfarkt zu erkranken als Menschen ohne Arteriosklerose.

Auf Basis dieser Befunde formulierte Raab 1966, dass damit für viele Wissenschaftler die Pathogenese des Herzinfarkts eigentlich geklärt sei:

„Heute aber stehen die Dinge so, dass trotz vielen noch andauernden Unklarheiten im einzelnen die traditionellen, einseitig mechanistischen Vorstellungen von einer rein vaskulär und hämodynamisch bedingten Entstehung der „koronaren" ischämischen und degenerativen Erkrankungen des Herzens zugunsten einer mehr den Stoffwechsel betonenden „plurikausalen" Auffassung von vielen führenden Forschern fallengelassen worden sind." [Raab 1966][6].

Diese Schlussfolgerung wurde jedoch nicht von allen Forschern geteilt. Epidemiologische Erhebungen in den USA in den 1950er Jahren deuteten auf einen Zusammenhang von fetthaltiger Ernährung und der Häufigkeit von Herz-Kreislauf-Erkrankungen hin. Es wurde postuliert, dass fettreiche Nahrung das Risiko für Herzerkrankungen erhöht. Insbesondere führe eine cholesterinreiche Ernährung (Fleisch, Hühnerei, Milch, Butter und andere Milchprodukte) zu einem erhöhten Cholesterinspiegel. Der erhöhte Cholesterinspiegel wiederum verursache Arteriosklerose und damit vermittels Durchblutungsstörungen Herzinsuffizienz und Herzinfarkt. Besonders in den USA traf diese Argumentationskette auf hohe Resonanz.

Der Historiker Peter Stearns hat darauf hingewiesen, dass bereits zu Beginn des zwanzigsten Jahrhunderts in Amerika eine „Diät Kultur" fest verankert war. Vor allem für weiße Frauen der mittleren und oberen Mittelschicht waren schlanke Körper das bevorzugte Schönheitsideal. Kalorienzählen war der bevorzugte Ansatz, diesem gerecht zu werden. Das Postulat eines Zusammenhangs zwischen fettreicher Ernährung und Herzerkrankungen förderte die Akzeptanz von fettarmen Diäten. Wissenschaftsorganisationen und Regierungsbehörden befeuerten diesen Trend.

Obwohl die Fett- und Cholesterinhypothese wissenschaftlich durchaus umstritten war, veröffentlichte die American Heart Association 1957 eine Empfehlung, den Verzehr von fetthaltigen Produkten einzuschränken, um das Risiko für koronare Herzerkrankungen zu reduzieren. In der Empfehlung wurde einschränkend betont, „dass es noch keine endgültigen Beweise gibt, dass Herzinfarkte oder Schlaganfälle

---

[6] Eine ausführliche Darstellung der bis dahin bekannten Wirkungen von Katecholaminen auf das Herz hat Raab 1963 publiziert: Raaab W, The nonvascular metabolic myocardial vulnerability factor in „coronary heart disease". Fundamentals of pathogenesis, treatment and prevention Am Heart J. 1963; 66: 685-706.

durch diese Maßnahmen verhindert werden können". Doch nicht nur in der wissenschaftlichen Debatte verselbständigte sich die umstrittene Hypothese. Sie galt sehr bald als bewiesen. In den alle fünf Jahre aktualisierten amtlichen US Dietary Guidelines (Ernährungsrichtlinien für die USA) der amerikanischen Regierung wurden fettreiche und cholesterinhaltige Nahrungsmittel als Risiko für Herz- Kreislauferkrankungen eingestuft. 1961 nahm die American Heart Association eine Warnung vor Cholesterin in ihre Leitlinien auf. 1977 wurde Cholesterin in den "Dietary Goals" des Gesundheitsministeriums der USA offiziell als potentiell schädlicher Bestandteil der Nahrung eingestuft, den es zu minimieren gelte. 1985 initiierten mehrere Forschungsorganisationen ein National Cholesterol Education Program (NCEP, Nationales Cholesterin-Erziehungs-programm). Es wurde in den USA und der Schweiz eine Obergrenze von 300 Milligramm Cholesterin pro Tag (rund zwei Eier) festgesetzt. Wer mehr davon zu sich nehme, schaufle sich sein eigenes Grab.

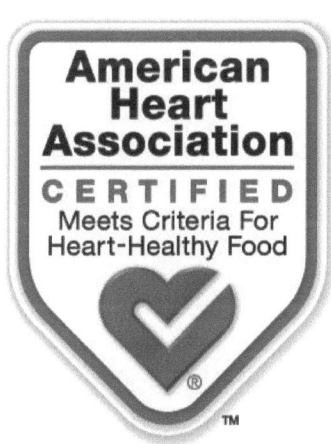

Zertifikat der American Heart Association für gesunde Nahrungsmittel

Die Nahrungsmittelindustrie propagierte mit Verweis auf wissenschaftliche Erkenntnisse fett- und cholesterinreduzierte Produkte zur Vorbeugung von Herzerkrankungen. Die American Heart Association zertifizierte geeignete Lebensmittel, welche mit einem speziellen Hinweis beworben werden durften. Fettarme Ernährung wurde zur Ideologie.

Nina Teicholz hat mit ihrem Buch *The Big Fat Surprise: Why Butter, Meat and Cheese Belong in a Healthy Diet* eine sehr lesenswerte populärwissenschaftliche Darstellung der Entstehung des Fett- und Cholesterin-Mythos verfasst [Teicholz 2015]. Sie zeigt auf, wie spekulative wissenschaftliche Hypothesen in eine dogmatische Weltanschauung verwandelt worden sind. Gestützt auf zweifelhafte statistische Auswertungen epidemiologischer Studien führte politischer Aktionismus zu einer Verquickung von Gesundheitsfürsorge mit wirtschaftlichen Interessen der Nahrungsmittelindustrie. Ulrike Gonder und Nicolay Worm belegen in ihrem ebenfalls sehr lesenswerten Buch *Mehr Fett: Liebeserklärung an einen zu Unrecht verteufelten Nährstoff* wie auch in Deutschland manipulative Interpretationen epidemiologischer Studien zur Verbreitung des Fett- und Cholesterin-Mythos geführt haben [Gonder 2010].

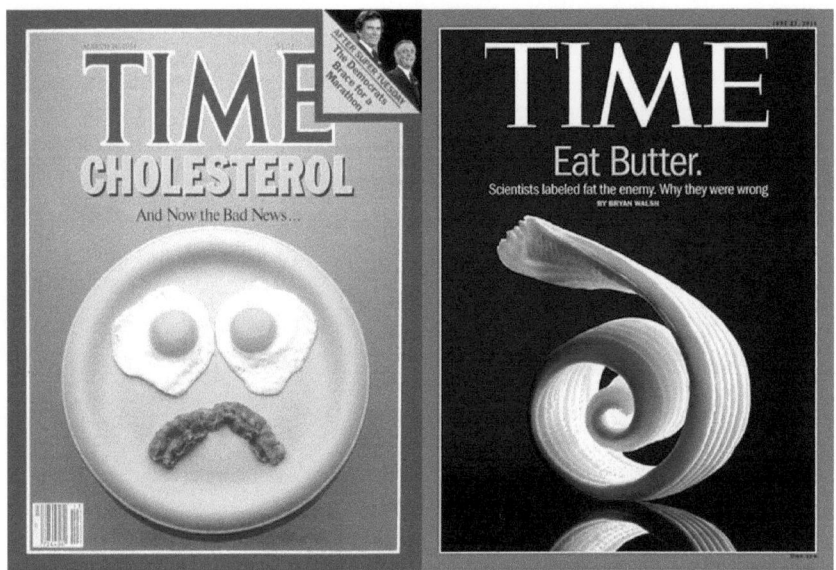

Titelblatt TIME, 26 März 1984
Cholesterin und Fett sind schlecht

Titelblatt TIME, 23. Juni 2014
Fettreiche Nahrung ist gut

Aktuell deutet sich eine Kehrtwendung an. 2008 haben die UN Food And Agriculture Organization und die Weltgesundheitsorganisation, WHO, in einer gemeinsamen Auswertung aller zur Verfügung stehenden Studien festgestellt: „dass es keine wahrscheinlichen oder überzeugenden Beweise für erhebliche Auswirkungen von Nahrungsfetten auf koronare Herzerkrankungen oder Krebserkrankungen gibt." [WHO 2008]. Im Entwurf der US Dietary Guidelines 2015 wird ausgeführt, dass es keine Belege für einen Zusammenhang von Ernährung und Cholesterin im Blutspiegel gibt. Cholesterin wird nicht länger als ein bedenklicher Bestandteil der Nahrung betrachtet. Auch im

6. Schweizerischen Ernährungsbericht von 2012 wurde Entwarnung gegeben „Aus wissenschaftlicher Sicht kann keine konkrete Beschränkung der Zufuhr von Cholesterin in mg/Tag empfohlen werden." Der Konsum von cholesterinhaltigen Nahrungsmitteln wie Eier, Butter oder Käse lässt den Cholesterinwert im Blut nicht ansteigen.

Gestützt wurde die Cholesterin-Hypothese durch Befunde an Patienten, die an Herzinfarkt verstorben waren. Bei einem hohen Prozentsatz ließen sich bei der Leichensektion verstopfte Arterien (Thrombose) nachweisen. Damit verfestigte sich die auch heute noch geltende Lehrmeinung, dass ein akuter Verschluss einer Herzarterie durch einen Blutpfropf den Infarkt auslöst.

Das Hauptaugenmerk der Fett- und Cholesterinhypothese war auf die Versorgung des Herzmuskels mit Sauerstoff gerichtet. Der Verbrauch wurde (und wird) ausgeblendet. Niemand wird versuchen, die finanzielle Situation einer Person oder eines Unternehmens durch ausschließliche Betrachtung der Einnahmen zu bewerten und dabei die Ausgaben zu vernachlässigen. Doch dieser Denkfehler dominiert seit Jahrzehnten die Diskussion um die Pathogenese der „koronaren" Herzerkrankungen. Es werden nur die Einnahmen - Durchblutung - bewertet. Die Ausgaben - Sauerstoffverbrauch - werden nicht betrachtet. Wobei der Sauerstoff-*Verbrauch* nicht gleichgesetzt werden darf mit dem Sauerstoff-*Bedarf*. Angebot und Bedarf sind unabhängig von der Fähigkeit des Herzmuskels, Sauerstoff zu verwerten. Eine Störung der Fähigkeit des Herzens, Sauerstoff zu verwerten, kann nicht durch ein erhöhtes Angebot an Sauerstoff kompensiert werden. Angebot und Bedarf mögen noch so hoch sein, ein Defizit kann nicht ausgeglichen werden, wenn das Herz Sauerstoff nicht verarbeiten kann.

In Deutschland engagierte sich der einflussreiche Heidelberger Internist Gotthard Schettler besonders stark für die Cholesterin-Hypothese. In einem SPIEGEL Interview am 28. Oktober 1964 stellte er fest:

„Den Infarkt hat es immer schon gegeben, aber in den letzten Jahrzehnten hat die Infarkt-Todesrate in allen sogenannten zivilisierten Ländern überaus rasch und stark zugenommen, übrigens auch in der Sowjet-Union, in Polen und Ungarn. Und wir wissen heute mit Sicherheit: Ein großer Teil der Herz- und Gefäßkrankheiten wird durch Störungen des Fetthaushalts im Körper begünstigt, eingeleitet und unterhalten.

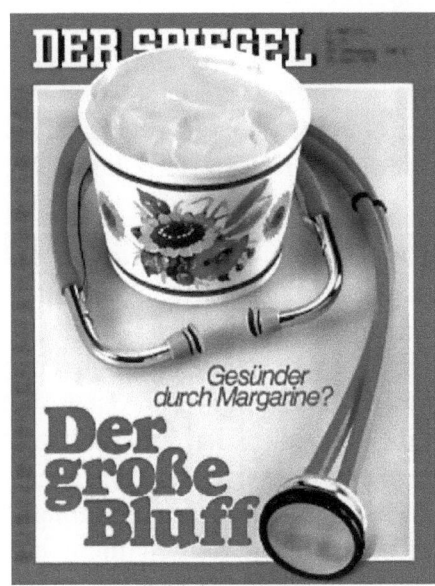

Titelbild des SPIEGEL vom 23. 4. 1979

Schettler unterhielt enge Beziehungen zur Margarineindustrie. Das "Margarine-Institut für gesunde Ernährung" verteilte regelmäßig Sonderdrucke von Schettler Publikationen an Ärzte, Journalisten und andere Multiplikatoren als Hintergrundinformationen über die positiven Wirkungen von ungesättigten Fettsäuren. Auf Empfehlungen von Schettler verlieh das Margarine-Institut jährlich den mit 15.000 Mark dotierten "Heinrich-Wieland-Preis".1989 wurde Schettler für sein Lebenswerk selbst mit dem Heinrich-Wieland-Preis ausgezeichnet.

Mit einer umstrittenen Ausarbeitung unter dem Titel "Risikofaktoren, Nahrungsfette und degenerative Herz- und Gefäßerkrankungen" gelang es Schettler, zunächst auch die Bundesärztekammer in seine Bemühungen für die Margarineindustrie einzubeziehen. Als die Deutsche Forschungsgemeinschaft sich von dieser Ausarbeitung distanzierte, weil „nicht ausgeschlossen werden" könne, „dass kommerzielle Interessen in Einzelfällen zu einer einseitigen Darstellung der wissenschaftlichen Ergebnisse oder sogar zur Verbreitung unbewiesener Annahmen geführt haben" ging die Bundesärztekammer auf Distanz zu Schettler und seinen Kollegen. Noch deutlicher formulierte der Gießener Prof. Edmund Renner seine Kritik. Er bezeichnete die Margarine-Fürsprecher unter seinen Medizinerkollegen schlicht als "käuflich".

Am 29. April 1996 schrieb der SPIEGEL in einem Nachruf auf Schettler:

„Über 20 Jahre lang, von 1963 bis 1986, war der Heidelberger Internist der einflussreichste deutsche Arzt. Er machte das Cholesterin zum Schurken im Drama Herzinfarkt und offerierte den verängstigten Bürgern zugleich eine Therapie: Margarine statt Butter. Obwohl die wissenschaftlichen Beweise äußerst dürftig waren, gelang es Schettler, die Mehrheit seiner Standeskollegen auf die These vom Segen mehrfach ungesättigter Fettsäuren einzuschwören. ... Aus Schettlers Heidelberger Internisten-"Schule" gingen ein Dutzend Ordinarien und mehr als 100 leitende Ärzte hervor."

Schettler und seine Schüler haben maßgeblich daran mitgewirkt, auch in Deutschland die Lehrmeinung durchzusetzen, dass ein akuter Verschluss einer durch Arteriosklerose vorgeschädigten Herzarterie den Herzinfarkt auslöst.

Berthold Kern und die Linksmyokardiologie

Berthold Kern hatte 1948 in seiner Theorie der Linksinsuffizienz auf die besondere Stellung der linken Herzkammern in der Entstehung von Herzinsuffizienz verwiesen. In den 1960er Jahren erweiterte er die Linksinsuffizienz-Theorie zu einer umfassenderen *Linksmyokardiologie*. 1968 erschien sein Buch *Der Myokardinfarkt* [Kern 1974]. Darin behandelt Kern die Entstehung von Herzinfarkt und dessen Verhinderung durch rechtzeitige orale Strophanthintherapie. Seine Erkenntnisse formulierte er kurz und prägnant gleich im Vorwort des Buches

> „Die Koronartheorie ist tot. Dass der Myokardinfarkt nicht durch Koronar-Anomalien verursacht wird, ist durch erdrückende Fülle hochschulmedizinischer Forschungsresultate aus drei Menschenaltern erwiesen, auch statistisch gesichert.
>
> Die Myokardtheorie ist an ihre Stelle getreten. Dass der stets linksventrikuläre Myokardinfarkt aus Myokard-Anomalien des linken Ventrikels entsteht, ist durch eine erstaunliche Fülle hochschulmedizinischer Forschungsresultate zur Linksmyokardiologie der letzten Jahrzehnte lückenlos geklärt.
>
> Immer wieder ergab folgerichtiges Denken erbarmungslos: wer auch nur Bruchteile der vermeintlich neuen Linksmykardiologie kennt, erkennt, anerkennt, dem gibt es wissenschaftlich keine Rückkehr mehr zur altvertrauten Koronartheorie, zur coronary heart disease.
>
> Also bleibt nur weltweite Umkehr. Auch uns ist diese Umkehr, der Widerruf der Koronarlehre aus unseren eigenen früheren Büchern schwergefallen. Aber ein Dienen am Kranken, an der Wahrheit lässt keine andere Wahl."

Kern lässt keine Zweifel daran, dass es ihm um die alternativlos richtige Erkenntnis, die Wahrheit, geht, welche sich aus Naturbeobachtung, Logik und folgerichtigem Denken ergibt. Zweifel an seiner Linksmyokardiologie betrachtet er als abwegig, weil *sie den Naturgegebenheiten zuwider laufen.*

Ausgangspunkt der Kern'schen Linksmyokardiologie ist die Linksspezifität des Herzinfarkts. Ein Herzinfarkt hat seinen Ausgangspunkt nahezu immer in der linken Herzhälfte. Deshalb differenziert Kern ähnlich wie bei der Herzinsuffizienz streng zwischen Infarkten der rechten und der linken Herzkammer. Die linke Herzkammer kontrahiert sich in der Systole und presst dadurch das Blut in den Körperkreislauf. Dabei werden die Innenschichten der linken Kammer zwangsläufig blutleer „weißgepresst", ähnlich wie die Handinnenflächen beim kräftigen Faustschluss. Für die Muskelzellen der Linksinnenschichten ergibt sich daraus ein systolischer Durchblutungsstopp. Etwa die Hälfte der Zeit sind die Innenschichten blutleer, ihre Kapillaren komprimiert, alle Diffusionsvorgänge von Sauerstoff, Nährstoffen und Stoffwechselprodukten sind unterbunden. Ein Stoffaustausch zwischen Blutbahn und Zellen ist in der Systole nicht möglich. Im Gegensatz dazu ist in allen übrigen Herzabschnitten die Durchblutung ohne Unterbrechung stets gesichert. Der systolische Durchblutungsstopp in den Linksinnenschichten ist keine Durchblutungsstörung. Er ist nicht bedingt durch krankhafte Veränderungen der Herzarterien. Er ist eine durch die Arbeitsweise des Herzmuskels bedingte natürliche Minderdurchblutung. Kern bezeichnet diese als *zeitabhängige Begrenztheit der Angebotsverwertbarkeit*: „Der Bedarf der Zelle mag noch so groß, das Angebot an Blut in den Adern noch so reichlich sein, so wird doch der Bedarf hierdurch um so weniger befriedigt, je hinderlicher die Verwertbarkeit des Angebotenen zeitabhängigen Beschränkungen unterliegt." Den Zellen bleibt nur ein kleines Zeitfenster zur Aufnahme von Nährstoffen und Abgabe von Stoffwechselprodukten. Bereits kleine Störungen im Stoffwechsel können verheerende Konsequenzen haben. Kern verdeutlicht diese Zusammenhänge mit dem Gleichnis der Hauswasserleitung:

„Ein Wohnhaus repräsentiere die Myokardzelle; das Hauptrohr der Städtischen Wasserversorgung, das in der Straße am Haus entlang zieht, entspreche der Versorgungskapillare, die an der Myokardzelle entlang zieht; und das Zuleitungsrohr des Hauses bringt vom Angebot im Straßenrohr mittels Strömungstransport (analog dem Diffusionstransport) durch die Hauswand (Zellmembran) je nach dem Haushaltsbedarf Wasser ins Haus. Das Straßenrohr habe eine Kapazität von 1 m^3/min, was für den Maximalbedarf des Hauses von 0,1 m^3/min ausreicht. Nun entstehe plötzlich ein erhöhter Mehrbedarf, etwa durch eine Feuerbrunst (Stress mit katecholaminbedingter Stoffwechsel-Übersteigerung auf das Vielfache der oberen Normgrenze), die z. B. 10 m^3/min Löschwasser erfordert. So viel lässt aber die Leitung durch die Hauswand (Zellmembran) nicht ins Innere übertreten, das Haus wird eingeäschert (die Zelle nekrotisch). Das Unglück wäre auch dadurch nicht abzuwenden, dass man das Straßenrohr auf 200 m^3/min Angebotskapazität erweiterte (Koronardilatation) oder mit einem zusätzlichen Parallelrohr (Kollaterale) mehr Wasser durch die Straße leitete oder das Rohr dieser Straße mit dem Rohr einer Nachbarstrasse durch Querverbindung (Anastomose) zusammenschlösse. Die Feuerwehr kann zwar mit Zusatzleitungen (Schläuchen) durch die Hauswand (Türen, Fenster) beliebig mehr Wasser ins Hausinnere einschleusen und den Brand löschen. Aber durch die Zellmembran kann niemals mehr Stoffaustausch hindurchgeschleust werden, als ihre Struktur pro Zeiteinheit ermöglicht. Gerade durch solches „Hinken" zeigt das Hausgleichnis so deutlich die Grenzen der Natur, aber auch die Abwegigkeit jeder Forschung, die solchen Naturgegebenheiten zuwider läuft."

Kern schließt also konsequent jeden Einfluss von Durchblutungsstörungen und –verbesserungen auf das Infarktgeschehen aus. Weder mechanische, Stents und Bypass-Operation, noch medikamentöse Verbesserungen der Durchblutung durch Koronar erweiternde Mittel wie Nitro-Sprays, noch endogene durchblutungsfördernde Kollaterale[7] und Anastomosen sind für die Pathogenese des Herzinfarkts relevant. Der Herzinfarkt wird allein durch Störungen des Myokardstoffwechsels ausgelöst. Die Zellen in der Innenschicht der linken Herzkammer sind bedingt durch ihre physiologische Funktion besonders störanfällig. Kern listet eine Reihe von auslösenden Faktoren auf, welche den Stoffwechsel der Herzzellen stören können:

- somatischer Stress (akute Überanstrengung)
- seelischer Stress (schädigt vor allem durch akute Tonussteigerung des Sympathikus)
- akute Steigerung des Sympathikus (Stress, Schmerz, Nikotin)
- akute Blutdruckkrisen bei Hypertonikern
- Tachykardien jeglicher Art und Ursache (Stress)
- akute myokardschädigende Neuralimpulse aus dem vegetativen Nervensystem
- akute interkurrente Infekte
- iatrogene Schäden (Digitalis-Infarkte)
- Kombinationsformen

Diese plurikausale Vielfalt von Noxen wirkt in der Interpretation von Kern in der Myokardzelle über relativ wenige pathogenetische Zwischenmechanismen, welche zu einer einheitlichen Zentralstörung führen und die Lebensfähigkeit der Zelle schwächen und aufheben. So wie eine Feuerbrunst zwar durch Blitz, Brandstiftung, Kurzschluss

---

[7] Kollaterale sind Abzweigungen, Seiten- oder Nebenäste im Blutkreislauf. Sie sichern die Blutversorgung eines Gewebsgebietes bei Verstopfung oder Verletzung von einzelnen Blutgefäßen. Sie sind über Anastomosen miteinander verbunden, so dass häufig auch von einem Kollateralkreislauf gesprochen wird. Die Durchblutung des Herzens wird neben den Herzkranzarterien auch durch ein ausgeprägtes Netz von Kollateralen und Anastomosen gewährleistet.

und anderes plurikausal veranlasst werden kann, aber dann ihr Zerstörungswerk auf gleiche Weise vollbringt.

Kern hat seine Linksmyokardiologie abgeleitet aus einer genauen Analyse der Herztätigkeit und den spezifischen Anforderungen, denen die einzelnen Herzkammern ausgesetzt sind. Er hat keine eigenen experimentellen Untersuchungen angestellt, um seine Hypothesen zu bestätigen. Stattdessen hat er sich auf die Vereinbarkeit von klinischen Beobachtungen und publizierten Untersuchungsergebnissen mit seinen Schlussfolgerungen gestützt.

Einen großen Raum in seinen Ausarbeitungen nehmen die Thesen und Forschungen zur Koronartheorie ein. Er zeigt sehr klar die offenbaren Widersprüche dieser Theorie zu vielen experimentellen und klinischen Befunden auf. Für seine Schlussfolgerung, dass deshalb allein die Linksmyokardiologie die Pathogenese des Herzinfarkts erklären kann, gibt er allerdings keine belastbaren Gründe an. Aus den Zweifeln an der Koronartheorie folgt logisch nicht, dass allein die Linksmyokardiologie richtig ist.

Zentraler Kritikpunkt von Kern an der Myokardtheorie des Herzinfarkts waren experimentelle Befunde zur Durchblutung des Herzens, welche mit einer Durchblutungsstörung als Auslöser des Infarkts nicht vereinbar waren. Bei einer großen Anzahl von an Infarkt Verstorbenen können keine Thromben nachgewiesen werden. Mehrere Forschungsgruppen hatten zudem Befunde publiziert, wonach bei Infarkt-Toten Thromben (Blutgerinsel) häufiger auftreten je länger die Patienten nach einem Infarkt noch gelebt haben. Diese Beobachtungen deuten darauf hin, dass Arterienverschlüsse durch Blutgerinsel Folge und nicht Ursache von Herzinfarkt sein können[8].

---

[8] In späteren Arbeiten ist beobachtet worden, dass bei Patienten, die den Infarkt überleben, Thromben häufiger nachgewiesen werden können, je früher die Messungen durchgeführt werden. Offenbar können sich die Thromben wieder auflösen (Thrombolyse) wodurch ein tödlicher Infarkt verhindert wird. DeWood MA, Spores J, Notske R et al. Prevalence of total coronary occlusion during the early hours of transmural myocardial infarction. N Engl J Med 1980; 303: 897-902

Einen breiten Raum in der Kritik an der Koronartheorie nahmen Arbeiten von Giorgio Baroldi ein. Baroldi (1925 – 2007) war ein mehrfach ausgezeichneter italienischer Pathologe. Nach Studium (Abschluss 1949) und Lehrtätigkeit an der Universität in Mailand (bis 1959) war er von 1960 bis 1968 am Armed Forces Institute of Pathology in Washington tätig. Danach kehrte er nach Italien zurück, wo er als Lehrstuhlinhaber an den Universitäten von Pisa und Mailand tätig war.

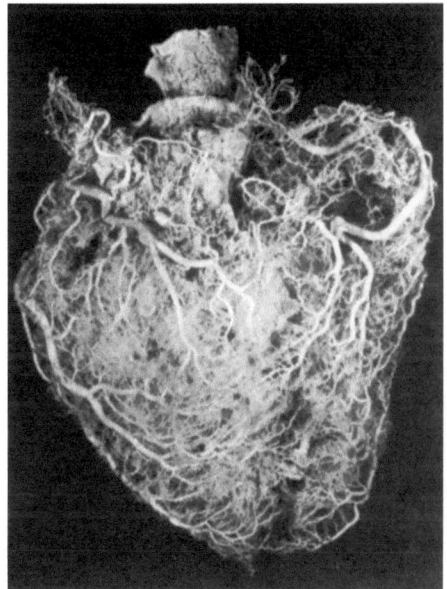
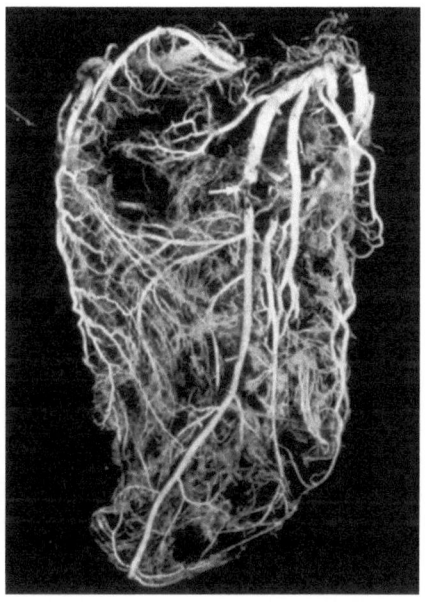

Kollaterale- und Anastomosen-Netzwerk eines gesunden Herzens

Totalverschluss einer Arterie (Pfeil) wird durch Kollaterale und Anastomosen kompensiert

Baroldi hat grundlegende Erkenntnisse zur Durchblutung des Herzens erarbeitet. Mit einer speziellen Präparationstechnik hat er den Kollateralkreislauf des Herzmuskels sichtbar machen können. Er füllte die Herzarterien Verstorbener mit einem flüssigen Kunststoff auf, der bei Erwärmen zu einer festen Masse aushärtet. Das Muskelfleisch wurde anschließend durch ein Säurebad abgelöst. Die so hergestellten Gefäßausgüsse zeigen eine Vielfalt von Kollateralen und Anastomosen, welche in Ergänzung zu den Koronararterien zur Durchblutung des Herzmuskels beitragen. Baroldi hat zeigen können, dass selbst Totalverschlüsse einer Herzarterie nicht zu einem Durchblutungstop führen müssen. Kollaterale und Anastomosen übernehmen die Blutversorgung.

Der Kollateralkreislauf ist ein heute intensiv erforschtes Phänomen. Patienten mit einem gut ausgeprägten Kollateralkreislauf haben ein geringeres Risiko einen Herzinfarkt zu erleiden als Patienten mit weniger gut ausgeprägtem [Seiler 2014]. Einen akuten Verschluss einer Arterie kann der Kollateralkreislauf jedoch nicht kompensieren. Es dauert einige Tage bis genügend Kollaterale und Anastomosen aufgebaut sind und eine ausreichende Durchblutung wieder möglich wird. Der Kollateralkreislauf schließt die Gültigkeit der Koronartheorie nicht aus. Störungen des Myokardstoffwechsels können durch Anastomosen und Kollaterale nicht verhindert werden. Die Myokardtheorie wird durch den Kollateralkreislauf nicht bewiesen.

Strophanthin war für Bertold Kern das Mittel der Wahl zur Abwehr und Behebung von Stoffwechselstörungen der Herzzellen in der Innenschicht der linken Herzkammer. „Wie brandschutz-imprägniertes Holz gegen Feuerbrunst verschiedener Ätiologie weitgehend geschützt ist, erweist sich auch „strophanthin-imprägniertes" Myokard als erstaunlich resistent gegen störende oder zerstörende Noxen vielfältigster Art."

Kern nahm an, dass Strophanthin schützend und korrigierend auf den Stoffwechsel der Herzzelle einwirkt. Er bezeichnete Strophanthin als das „vielseitigste Breitband-Kardiakum", welches allen anderen Herzmedikamenten einschließlich anderer Herzglykoside überlegen ist. Strophanthin habe eine „energisierende Wirkung" durch die das Herz zu höheren Energieleistungen befähigt wird. Bei insuffizienten Herzen behebt der „Energetikum-Effekt" des Strophanthins die Insuffizienz. Aber auch gesunde Herzen werden durch Strophanthin befähigt, Mehrleistungen über dasjenige hinaus zu erbringen, was ihnen ohne Strophanthinhilfe möglich wäre. Für Kern ist „die insuffiziente

Muskelfaser chemisch, feinstrukturell usw. so verändert, dass ihr Stoffwechsel im Energiesektor nur noch ungenügend ablaufen kann." Durch Strophanthin wird die funktionsnotwendige Feinstruktur des Myokards wieder weitgehend normalisiert. Damit werden nicht nur normal suffiziente, sondern oft auch übernormal große Energieumsätze schadlos möglich. Obwohl Kern ausgeprägte Wirkungen von Strophanthin auf den Energiestoffwechsel postuliert, geht er nicht ein auf die bekannte umfangreiche Literatur zur Stoffwechselwirkung von Herzglykosiden. Er erwähnt zwar die bekannten Unterschiede zwischen Strophanthin und Digitalis-Wirkstoffen auf den Milchsäurestoffwechsel des Herzmuskels. „Aber solche chemischen Auswirkungen sind nicht Ursache, sondern Folge der Strukturnormalisierung."

Aus heutiger Sicht ebenfalls nicht nachzuvollziehen ist, dass Kern auf die vielen Arbeiten zum Einfluss des sympathischen Nervensystems und dessen Neurotransmitter, den Katecholaminen, auf das Herz kaum eingeht. Die prinzipiellen Wirkungen sind ihm bekannt. Er erwähnt „Stress mit katecholaminbedingter Stoffwechsel-Übersteigerung auf das Vielfache der oberen Normgrenze" im Gleichnis der Hauswasserleitung. Auch in der „plurikausalen Vielfalt von Noxen" nimmt Stress eine herausragende Rolle ein. Obwohl die Arbeiten von Raab, Schimert, Selye und vielen anderen sich zwanglos in die Linksmyokardiologie einfügen, geht Kern darauf nicht ein. Ein Grund mag sein, dass diese Autoren der Durchblutung durchaus eine wichtige Rolle als Risikofaktor in der Entstehung des Herzinfarkts zugestehen, Kern dieses aber vehement ablehnt.

Kerns Thesen zur Linksmyokardiologie wurden von vielen Experten mit Neugier zur Kenntnis genommen. Auch die Pharmaindustrie zeigte Interesse, auf Basis der Linksmyokardiologie und Strophanthin ein Mittel zur Infarkt-Prophylaxe zu entwickeln. Der Leiter der Entwicklungsabteilung der Tropon Werke in Köln, Dr. Hans-Joachim Tepe, unterhielt mit Berthold Kern von 1968 bis 1971 einen intensiven und freundschaftlichen Gedankenaustausch zu den sich aus der Linksmyokardiologie ergebenden Therapiemöglichkeiten. In einem Brief vom 1. Juni 1970 an Kern berichtet Tepe über ein Symposium der

Troponwerke vom Mai 1970 auf dem führende Kardiologen aus dem In- und Ausland (u. a. Bing und Raab aus den USA) sich positiv mit den Kern'schen Thesen auseinandergesetzt hätten. Kerns Ausführungen zur prophylaktischen Glykosidtherapie sollten nach Möglichkeit durch klinische Studien belegt werden. Ähnlich hatte sich bereits die Forschungsabteilung der Tropon Werke in einer Ausarbeitung zu den Kern Thesen geäußert.

Einen eigenen experimentellen Beleg für seine Hypothese, dass Strophanthin den Stoffwechsel des Herzmuskels beeinflusst, konnte Kern zunächst nicht vorweisen. Die umfangreichen Untersuchungen hierzu von Gremels aus den 1930er Jahren erwähnt Kern in seinen Schriften ebenso wie viele relevante Arbeiten anderer Autoren nicht. Erst aus der Zusammenarbeit mit Manfred von Ardenne ergab sich ein von Kern wahrgenommener experimenteller Hinweis.

Manfred von Ardenne (1907 - 1997) war ein vielfach ausgezeichneter Naturwissenschaftler, der in vielen Bereichen bahnbrechende Erfindungen getätigt hat. Neben zahlreichen Publikationen und Büchern hat er mehr als 600 Patente in der Funk- und Fernsehtechnik, Elektronenmikroskopie, Nuklear-, Plasma- und Medizintechnik angemeldet. Zu seinen bekanntesten Erfindungen zählen das Rasterelektronenmikroskop und die Sauerstoff-Mehrschritt-Therapie. 1928 gründet er das von Ardenne-Laboratorium für Elektronenphysik in Berlin-Lichterfelde, welches er bis 1945 leitete. Nach dem zweiten Weltkrieg war von Ardenne für zehn Jahre in der Sowjetunion interniert. 1955 kehrte er nach Deutschland zurück und ließ sich in Dresden nieder. Dort konnte er das aus dem Lichterfelder Laboratorium stammende Inventar übernehmen und erhielt die Genehmigung der DDR Regierung, ein privates Forschungsinstitut im Dresdner Stadtteil "Weißer Hirsch" aufbauen zu dürfen, welches seinen Namen trug und dem er bis 1990 vorstand. Zeitweise waren dort bis zu 500 Mitarbeiter beschäftigt.

In den 1970er Jahren beschäftigte sich von Ardenne in einer Reihe von Studien mit der Resorbierbarkeit von oralem Strophanthin. 1971 wies er nach, dass oral verabreichter Wirkstoff zu kurzfristigen charakteristischen Veränderungen im EKG führt, wie sie auch nach intravenöser Darreichung zu beobachten sind und bestätigte damit die Arbeiten von Altmann und Roth aus den 1950er Jahren. 1974 folgerte von Ardenne aus Messungen von mit Tritium markiertem Wirkstoff auf eine 100-prozentige Resorption des Strophanthins nach oraler Verabreichung. Aufgrund methodischer Fehler – die Tritiummarkierung ist labil, es kommt zum Austausch des Tritiums mit anderen Verbindungen – kommt dieser Arbeit aber keine Bedeutung zu. Gleiches gilt für Arbeiten, in denen er durch mathematische Ableitungen eine vollständige Resorption zu belegen versucht.

1971 entwickelte von Ardenne eine Mikro-pH-Glaselektro-de, mit der es möglich war, pH-Messungen auf zellulärer Ebene durchzuführen. Der normale pH im Herzmuskelgewebe von Ratten wurde mit dieser Elektrode zu etwa 7,0 bestimmt. Reduzierung der Blutzufuhr zum Herzen durch Abbinden einer Koronararterie senkt den pH-Wert auf etwa 6,4. Das Gewebe wird sauer. Zugabe von Strophanthin erhöht den pH-Wert[9] auf den Ausgangswert. Strophan-thin hebt die Übersäuerung des Gewebes auf [Ardenne 1971, 1972].[10] Damit wurde die Vermutung Kerns, dass Strophanthin auf den Stoffwechsel des Herzmuskels einwirkt, ergänzend zu den bereits bekannten zahlreichen Arbeiten anderer Forscher erneut experimentell begründet.

Die Säureempfindlichkeit des Herzmuskels ist allgemein bekannt und gut dokumentiert. Bei pH-Werten unter 6,2 kommt es zu irreversiblen Schäden. Deshalb wird in der Herzchirurgie bei Operationen der pH-Wert ständig kontrolliert [Healey 2009]. In der Strophanthin-Ära ha-

---

[9] Der pH-Wert ist ein Maß für den sauren oder basischen Charakter einer wässrigen Lösung. Eine neutrale Lösung hat einen pH-Wert von 7, pH-Werte kleiner 7 werden als sauer, pH-Werte größer 7 als basisch bezeichnet.

[10] Die Wirkung von Sauerstoffmangel auf den Säuregehalt des Herzmuskels wurde 2002 durch Messung mit einer dafür speziell entwickelten Elektrode an isolierten Kaninchenherzen bestätigt [Marzouk 2002]. Sauerstoffmangel führt zur Übersäuerung der extrazellulären Flüssigkeit im Herzen und erhöht gleichzeitig die Laktat- und Kaliumkonzentration.

ben deutsche Chirurgen routinemäßig präoperativ Strophanthindosen von 0,3 mg intravenös appliziert und damit deutlich weniger Komplikationen bei Herzoperationen beobachtet.

Basierend auf den experimentellen Befunden von Ardenne haben Kern und von Ardenne die Linksmyokardiologie weiter verfeinert. Der Herzinfarkt ist demnach Folge eines durch die Übersäuerung des Herzmuskels eingeleiteten Zerfalls von Herzzellen durch Schädigung oder Auflösung der äußeren Zellmembran. Dieser auch als lysomale Zytolyse bezeichnete Zerfallsprozess wird bewirkt durch spezielle Enzyme, welche durch Säure (pH < 7) aktiviert werden [Ardenne, Kern 1971, Ardenne 1978].

Für Kern sind Herzmuskelschäden, welche mit Angina pectoris einhergehen und auch zu Herzinfarkten führen können, stets in den Linksinnenschichten lokalisiert. Sie können nicht koronar verursacht sein, weil es Koronarien solcher isolierten Links- und Innenlokalisation nicht gibt. Ursachen von Linksherzschäden sind myokardschädigende Noxen, die sich im Myokard aufsummieren und die Leistungsfähigkeit des Herzens verschlechtern. Die Linksherzen sind metabolisch gestört, sie geraten in den Zustand der Übersäuerung (Azidose). Ist die Schädigung der Linksinnenschichten weit genug fortgeschritten, kann ein geringer Anlass genügen, die Azidose über die Grenze der Myokardlebensfähigkeit zu steigern. Bei einem bestimmten pH-Wert tritt der Myokardtod ein, stets zuerst in Kleinherdnekrosen, welche sich zu Großnekrosen, dem Infarkt, ausweiten. Strophanthin schützt den Herzmuskel vor Stoffwechselschäden. Es unterbindet die Übersäuerung des Herzmuskels und verhindert dadurch die lysomale Zytolyse.

Diese von Kern und Ardenne verfeinerte Pathogenese des Herzinfarkts fand in der Wissenschaft weder Anerkennung noch Beachtung. Sie wurde einfach ignoriert. Der Ruf von Kern - und als Kollateralschaden auch der von Ardenne - war durch andere Ereignisse dermaßen beschädigt, dass kaum noch ein Wissenschaftler bereit war, sich mit den Thesen „des Dr. Kern" auseinander zu setzen.

Das Heidelberger-Tribunal

Berthold Kern bemühte sich intensiv, seine Linksmyokardiologie zu propagieren. Parallel zum Erscheinen seines Buches *Der Myokardinfarkt* wurde 1968 die *Internationale Gesellschaft für Infarktbekämpfung e.V.* gegründet. Es war eine Vereinigung von etwa 50 Ärzten, welche sich mit Publikationen und Veranstaltungen für Kerns Thesen zur Linksmyokardiologie einsetzten. Gleichzeitig plädierte diese Gesellschaft für die orale Strophanthintherapie. Strophanthin wurde gepriesen als alleiniges Medikament zur Behebung von metabolischen Stoffwechselstörungen des Herzens. Nur Strophanthin sei in der Lage, eine Azidose des Herzmuskels und die sich daraus ergebenden Nekrosen mit nachfolgendem Infarkt zu verhindern. Bis 1970 empfahl man das Strophoral, schwenkte dann aber auf das Strodival der Herbert GmbH um.

Bundesweite Aufmerksamkeit erlangten Kerns Thesen durch eine Artikelserie in der *Bunten Illustrierten*. Von 1967 bis 1971 publizierte die Bunte mehrere Artikel, in welchen die Koronartheorie des Herzinfarkts als wissenschaftlicher Fehler dargestellt wurde. Die auf der Kern'schen Linksmyokardiologie basierende orale Strophanthintherapie wurde als einzig richtige Behandlung und Vorbeugung von Herzinfarkt beschrieben.

~ ~ ~

Die vom Burda Verlag herausgegebene *Bunte Illustrierte* hatte bereits mehrfach mit Veröffentlichungen zu medizinischen „Wundermitteln" Aufsehen erregt. Im Juni 1961 meldete die Bunte Illustrierte der Apotheker Federico Diaz aus Rivera (Uruguay) habe „ein neues Mittel gegen Krebs entdeckt": „Lisado de Corazon". In einer zweiseitig aufgemachten Reportage wurde von Heilungen nicht nur bei Krebs, sondern auch bei anderen Krankheiten, wie Zucker oder Asthma berichtet. Wenige Monate später veröffentlichte das Blatt einen 29-Zeilen-

Brief, in dem Lisado-Entdecker Diaz erklärte, das Mittel verliere seine Wirkung bereits vier Stunden nach der Herstellung. Deshalb sei „die Erprobung außerhalb Riveras unmöglich".

1964 berichtete die Bunte mehrfach über ein „Antikrebsmittel", mit dem Namen *Bamfolin*, welches „nur die krankhaften Wucherungen abbaut, das gesunde Gewebe aber unversehrt lässt und nachweisbar bei mehreren Menschen Krebsgeschwülste zum Verschwinden gebracht hat". Gewonnen wurde das Bamfolin in Japan aus „einer bestimmten Art von Bambusgras, das Sasa heißt". Der Verleger, Dr. Franz Burda, griff persönlich zur Feder und schrieb in der Ausgabe 25, 1964 in der Bunten: „Die japanischen Forscher, die das Antikrebsmittel Bamfolin entdeckten, sind nach Deutschland gekommen. Die „Bunte" hat leidenschaftslos und sachlich darüber berichtet. Nun treffen täglich ungezählte Hilferufe von Kranken und Ärzten mit der Bitte um Bamfolin bei uns ein. Das ist verständlich. Die Kranken greifen nach Bamfolin als dem letzten Strohhalm. Sie suchen Rettung vor der furchtbaren Geißel Krebs". Der deutsche Botschafter in Japan berichtete, Bamfolin sei praktisch für alle europäischen Botschaften in Tokio zu einem schwierigen Problem geworden. Aufgrund der großen Reklame, die die „Bunte Illustrierte" für dieses Heilmittel gemacht hat, würden die Botschaften mit zahlreichen telephonischen, telegraphischen und schriftlichen Wünschen nach Beschaffung überschüttet - dabei sei das Mittel in Japan so gut wie unbekannt.

Bamfolin Verfechter gründeten Gesellschaften zur Propagierung des Wundermittels: die „Internationale Bamfolin - Forschungsgemeinschaft" und die „Deutsche Forschungsgemeinschaft für Bamfolin". Doch es kam zu Lieferschwierigkeiten. Erst als ein Angehöriger einer Krebskranken nach Japan flog und sich vor Ort nach Bamfolin erkundigte, wurde klar, wie und wo das Wundermittel hergestellt wurde. „Habe die Waschküche von Yokoyama besichtigt", schrieb der Japan-Besucher. „Traurig, traurig." Das Wundergras werde in einem Bretterverschlag zermahlen, mit Kalziumlauge gekocht und das Bamfolin schließlich mit Hilfe von Alkohol extrahiert [SPIEGEL 1964]. Kurz darauf teilten die Bamfolin-Gesellschaften mit:

Die Beurteilungen durch namhafte Krebsforscher aus aller Welt, auch der Universität Tokio seien „niederschmetternd". ... Bamfolin sei nicht mehr zu haben, Ausfuhr aus Japan gesperrt ... „Es ist bisher nicht genügend erprobt, nicht bewährt, unverantwortlich jetzt darauf Hoffnungen zu setzen."

Der Chefredakteur der einflussreichen Ärzte-Zeitschrift „euromed" verfasste am 14. August 1964 einen offenen, in der ZEIT publizierten Brief an Franz Burda. Darin heißt es:

„Ich klage Sie an, Herr Senator E. H. Dr. Franz Burda: Sie haben in unverantwortlicher Weise in Tausenden und Abertausenden von Krebskranken trügerische Hoffnung auf Heilung geweckt. Sie spekulieren auf Mundreklame, darauf, dass die Menschen weitererzählen: Die „Bunte" berichtet laufend über ein neues Krebsheilmittel. In der Tat geht dieses Gerücht bereits durch alle Lande. Die „Bunte" tat ein übriges, den klaren Sachverhalt zu vernebeln. Sie berichtete von Wundern, verschwieg aber wohlweislich die kärglichen japanischen Ergebnisse. Denn nicht einmal im Lande des aufgehenden Bamfolins ist das Medikament bis jetzt zugelassen. ...

Ich klage Sie an, Herr Senator Dr. Burda, die Pressefreiheit für ein reines Publicity-Manöver in eigener Sache missbraucht zu haben." [ZEIT 1964].

Die Verkaufsauflage der Bunten stieg nach Angaben des SPIEGEL im Verlaufe der Bamfolin-Kampagne um fast 150.000 Exemplare.

~ ~ ~

1967 startete die Bunte Illustrierte unter Federführung von Peter Schmidsberger, Leiter der Wissenschaftsredaktion, eine Artikel-Serie zum Thema Herzinfarkt unter dem reißerischen Titel „An Herzinfarkt braucht keiner zu sterben". Schmidsberger unterließ die für einen neutralen Journalisten unverzichtbare Distanz und machte die Infarkt-Kampagne zu seinem persönlichen Anliegen. Er trat der Internationalen Gesellschaft für Infarktbekämpfung bei. Aufmachung und Stil der

Artikel entsprachen denen der Bamfolin-Kampagne. Die Koronartheorie zur Genese des Herzinfarkts wurde als Irrlehre gebrandmarkt, Strophanthin als Allheilmittel gegen Herzerkrankungen und sicheren Schutz gegen Herzinfarkt gepriesen:

- Sensationelle Entdeckung deutscher Ärzte: „Schutz vor dem Herzinfarkt" (Heft 38, 1967)
- Die Pille gegen den Herzinfarkt (Heft 51, 1967)
- Die gefürchtete Arterienverkalkung ist nicht Ursache von Herzerkrankungen. Diese sensationelle Erklärung wird durch überzeugendes wissenschaftliches Beweismaterial gestützt. (Heft 48, 1969)
- Behandlungsergebnisse an 16.000 herzkranken Patienten innerhalb von 22 Jahren: Kein einziger tödlicher Herzinfarkt (anstatt mindestens 130 unter Koronarmaßnahmen zu erwartenden), nur 20 nicht-tödliche Herzinfarkte (Heft 48, 1969)
- Freispruch für die Arteriosklerose (Heft 39, 1971)
- Auch ich bin ein Opfer der Schulmedizin (Heft 40, 1971)
- Infarktkranke sind die Opfer einer falschen Lehre (Heft 42, 1971).

Andere Zeitungen übernahmen das Thema und berichteten ebenfalls über die Kern'schen Lehren.

- Niemand braucht an Herzinfarkt zu sterben (Stern, Heft 39, 1971)
- Neun von zehn Infarktkranken hätten nicht an dieser Krankheit zu sterben brauchen, wenn sie von ihrem Arzt richtig behandelt worden wären" (Welt am Sonntag, 19. 9. 1971)
- Zehntausende von Herzkranken wurden von Dr. Kern und seinen Mitarbeitern in den vergangenen Jahren nach der Myokardtheorie behandelt, ohne dass ein tödlicher Infarkt aufgetreten ist. (Stuttgarter Zeitung, 14. 9. 1971)

Der Deutschlandfunk sendete am 28. April 1970 einen Vortrag Kerns mit dem Titel „Die verhinderte Infarktverhütung". Darin übt Kern massive Kritik an den Hochschulforschern:

> „Das souveräne Volk war theoretisch zwar schon lange der Dienstherr seiner Wissenschaftsbeamten. Aber dass deren Diensterfüllung nicht mehr leiden dürfe unter schrankenloser Beliebigkeit im Meinen, Behaupten, Bestreiten, Handeln oder Fehlbehandeln, wird erst neuerdings gefordert und kontrolliert. Den Forschungsbeamten ist das Grundrecht der Meinungs- und Lehrfreiheit unter anderem dafür gewährt, dass sie nicht in den Konflikt geraten, ihrer Laufbahn und Geltung zuliebe längst widerlegte, doch weiter maßgebende Lehren zum Schaden der Kranken fortgesetzt praktizieren und lehren zu müssen. Dem Forschungspersonal soll also der oft diskutierte Konflikt zwischen Fortkommen und Fortschritt endlich erspart werden. Gerade hierfür hat das Volk seine Wissenschaftsdiener in der Freiheit ihres Meinens beschränkt. So auch durch die Pflicht, im Dienst an der Wahrheit ihre eigenen überholten Lehrmeinungen selbstlos zu widerrufen und jeden wissenschaftlichen Fortschritt für Lehre und Krankenversorgung wirksam werden zu lassen. Für Probleme von der Größenordnung der Infarktverhütung wird besonders deutlich, wie wichtig solche Grenzen zwischen erlaubtem und verbotenem Meinen wäre."

Das Fernsehmagazin Report stellte in einer Sendung „Bei Irrtum Tod" am 13. September 1971 ebenfalls die Kern'sche Theorie und die orale Strophanthintherapie einer breiten Öffentlichkeit vor. Der Schulmedizin wurde Versagen gegenüber dem Herzinfarkt und Missachtung der von Dr. Kern angebotenen Methode zur Verhütung dieses Leidens vorgeworfen: „Die Herzmedizin steht diesem Massensterben hilflos gegenüber, obwohl sie es möglicherweise verhindern könnte."

Die Schulmedizin musste auf die öffentlich vorgetragenen massiven Vorwürfe reagieren. Am 28. September 1971 schrieb Prof. Gotthard Schettler in einem Brief an die Welt am Sonntag:

„Als Präsident der Deutschen Gesellschaft für Innere Medizin kann ich es nicht hinnehmen, wenn die deutschen Internisten, speziell die Kardiologen und hierbei wiederum die Kliniker, als böswillige sture Ignoranten hingestellt werden. Ich würde es für fair halten, wenn auch die Tagespresse Argumente von Universitätsprofessoren bringen würde, wie sie Herr Kern jetzt bringt. Professor Gillmann/Ludwigshafen ist damit befasst den Kern der Kern'schen Theorien bloßzulegen. Geradezu unglaublich finde ich es, dass Kern den Düsseldorfer Kliniker Edens zitiert, welcher nie Strophanthin oral anwandte, sondern der Experte der intravenösen Strophanthintherapie war. Dies ist auch heute noch eine der Standardtherapien der Herzinsuffizienz. Es ist noch nie gelungen, eine Herzinsuffizienz durch orale Strophanthingaben zu beseitigen. Das weiß wohl auch Herr Kern. Das mag der Grund dafür sein, dass er diese strenge Differenzierung der intravenösen und oralen Strophanthintherapie vertuscht oder übergeht. Der bekannte und hochgeachtete Heidelberger Kliniker Fraenkel hat bekanntlich Strophanthin in die Therapie der Herzkrankheiten eingeführt. Er würde sich im Grabe herumdrehen, wenn er die jetzige Polemik erlebte."

Am 12. Oktober 1971 erhielt Berthold Kern eine Einladung von der Gesellschaft für Innere Medizin zu einer „ärztlichen Diskussion" im Rahmen einer öffentlichen Veranstaltung, welche am 19. November 1971 in Heidelberg stattfinden sollte und auf der man seine Thesen diskutieren wolle. Medienvertreter sollten bei der Veranstaltung anwesend sein. Kern nahm die Einladung an.

Am 19. Oktober 1971 veröffentlichte die *Giessener Allgemeine Zeitung* einen Artikel „Neue Infarktlehre – medizinische Gaukelei?". Darin wurden die Thesen Kerns von Hochschulklinikern als nicht belegbar zurückgewiesen. Kern sollte sich nicht länger einer Diskussion mit Kardiologen verweigern sondern sich den Fachleuten stellen. Die Zeitung berichtete, Dr. Kern sei „aufgefordert, im November in Heidelberg vor einem kompetenten Gremium seine Theorien zu erläutern, die nichts weiter darstellten als „unausgegorene Ideen". Kern könne nicht für voll genommen werden, die Sache sei „ein politischer Angriff, um das Image der Schulmedizin herabzusetzen."

Am 21. Oktober 1971 reagierte Schmidsberger mit einem Brief an die Giessener Allgemeine:

> „Solche von jedem Sachzwang unbelastete aber dafür umso höher von oben herab vorgetragene Besserwisserei kommt aus der gleichen Ecke, wie die Forderung, Dr. Kern möge sich stellen. Dr. Kern und die „Internationale Gesellschaft für Infarktbekämpfung" haben – wie üblich – in den letzten zwanzig Jahren ihre Forschungen in wissenschaftlichen Arbeiten dargestellt. Nicht üblich ist dagegen ein Inquisitionsgericht, etwa in der Form, dass „anerkannte" Ärzte nach ihren „Dogmen" über von ihnen nicht anerkannte Kollegen zu Gericht sitzen. Angemaßte Gottesähnlichkeit ist ohne Bedeutung für die wissenschaftliche Wahrheitsfindung. ... Er (Kern) wurde zu einer Diskussion eingeladen und hat diese Einladung angenommen. Wenn aber von der Gegenseite schon drei Tage nach Eingang des Schreibens hinausposaunt wird, Dr. Kern weiche einem solchen Gespräch aus, so lässt das für die Zukunft noch allerlei erwarten. Polemische Stimmungsmache gegen die Verfechter unliebsamer Ideen statt dem sachlichen Bemühen, die Meinung mit den Fakten zu koordinieren – es wäre kein Einzelfall in der Geschichte der Medizin."

Schmidsberger und Kern wussten, dass die Veranstaltung in Heidelberg wohl kaum eine wissenschaftliche Diskussion sein würde. Sie mussten sich auf eine öffentliche Anhörung einstellen. Es wurde eine Vereinbarung getroffen, wonach wechselweise ein Vertreter der Gesellschaft für Innere Medizin und ein Vertreter der Gesellschaft für Infarktbekämpfung die Gesprächsleitung innehaben sollten.

Am 28. Oktober 1971 erschien die von Schettler im Brief an die Welt am Sonntag angekündigte Stellungnahme von Prof. Gillmann im

Deutschen Ärzte Blatt [Gillmann 1971]. Darin kritisiert Gillmann den Stil der Kern'schen Darstellungen:

> „Man darf hoffen, dass zumindest die überspitzten Formulierungen nicht im Sinne des Arztes Kern, sondern journalistische „Aufhänger" sind. Kern muss sich jedoch darüber im klaren sein, dass seine provokativen Formulierungen die Vertreter der Laienpresse geradezu reizen, sie als Gag – möglichst mit Fortsetzungen – zu bringen.
>
> Es geht jedoch um mehr als um den Stil der Auseinandersetzung unter Ärzten: Die oben geschilderten und an den Laien gerichteten Darstellungen gehen letztlich zu Lasten unserer Patienten. Anstatt die zahlreichen Möglichkeiten der Diskussion auf Kongressen und Symposien zu nutzen, werden durch die zumindest geduldete provokative Darstellung im Fernsehen der Laie und der Patient mit Informationen versehen, die ihn nicht nur an der medizinischen Wissenschaft, sondern auch an seinem Arzt zweifeln lassen. ...
>
> Ich habe mich daher trotz mancher Bedenken zu dieser Stellungnahme bereit erklärt. Die Bedenken beruhen auf der Tatsache, dass mit Argumenten schwer zu einer Lehre Stellung genommen werden kann, die zumindest den Anschein hat, mehr einer Glaubenslehre mit Jüngerschaft als einer selbstkritischen Lehrauffassung zu entsprechen. Möglicherweise hat auch die Ablehnung durch die „Schulmedizin" zur Fixierung dieser Haltung beigetragen."

Inhaltlich bestreitet Gillmann, dass die Schulmedizin die Verstopfung der Herzkranzgefäße offiziell als alleinige Ursache des Herzinfarktes betrachtet. Mit Verweis auf sein Lehrbuch legt er dar, dass ausschlaggebend ein Missverhältnis von Sauerstoff-Angebot und Sauerstoff-Bedarf sei. Dieses Missverhältnis werde durch viele Faktoren beeinflusst. Ein kompletter Verschluss des Gefäßes sei nicht Voraussetzung des Infarktes, da es immer ein Bilanzproblem sei. Es müsse nur ein bestimmter relativer Minderdurchblutungswert erreicht werden, der die lokale Kettenreaktion auslöse. Entscheidend sei die Situation an der Myokardzelle. Hier decke sich die Auffassung der Schulmedizin mit der von Kern. Unterschiede bestünden jedoch in der Anschauung über die Hierarchie der Wertigkeit. Kern priorisiere den Metabolismus der Myokardzelle, die Schulmedizin die Durchblutungsstörung. Ein Wandel in den Auffassungen zeichne sich ab durch die zunehmende Bedeutung der Beta-Rezeptorenblocker, welche neben der Drosselung überschießender adrenerger Reaktionen sich auf Regulierung der Herzfrequenz richteten.

Wesentlich kritischer bewertet Gillmann die Aussagen Kerns zur Erfolgsquote der oralen Strophanthintherapie. Es sei bekannt, dass orales Strophanthin eine sehr geringe Bioverfügbarkeit aufweise und nur unzuverlässig wirke. Kerns Erfolgsstatistiken seien nicht nachzuvollziehen und nicht nach wissenschaftlichen Standards dokumentiert. „Im Gegensatz zu Kern fühlt sich jedoch keiner der wissenschaftlich orientierten selbstkritischen Ärzte in der Lage, zu behaupten, er habe die Therapie gefunden, bei der *niemand mehr an Herzinfarkt sterben brauche.*" Gillmann äußert die Auffassung, „dass nur durch eine Aussprache in emotionell entladener Atmosphäre eine Klärung der Standpunkte möglich ist."

~ ~ ~

Die auf Einladung der Gesellschaft für Innere Medizin abgehaltene „ärztliche Diskussion" fand statt am 19. November 1971 im Restaurant Molkenkur, oberhalb von Heidelberg in der Nähe des Heidelberger Schlosses gelegen. Anwesend waren mehr als 150 Personen, darunter 25 Mitglieder der Gesellschaft für Infarktbekämpfung. Die Stimmung war frostig und, anders als von Gillmann gewünscht, emotionell äußerst aufgeladen. Der Würzburger Prof. Wollheim weigerte sich, wie vereinbart die Leitung der Sitzung mit einem Vertreter der Gesellschaft für Infarktbekämpfung zu teilen. Er allein leitete die Sitzung und bestimmte wer sich wann zu welchem Thema äußern durfte. Wortmeldungen von Vertretern der Kern'schen Myokardtheorie wurden kaum berücksichtigt. Kern durfte zu Vorhaltungen nicht mit Erläuterungen Stellung nehmen, sondern wurde bedrängt mit „Ja" oder

„Nein" zu antworten. Mehrfach wurde er ultimativ aufgefordert, seine Thesen zu widerrufen. Es war ein mittelalterliches Inquisitionsverfahren. Wollheim war Ankläger und Richter in einer Person. Der Beschuldigte Berthold Kern war Objekt des Verfahrens. Er hatte kein rechtliches Gehör, wie es einem Beschuldigten als Prozesspartei vor einem Gericht zusteht. Seine Beteiligung am Schauprozess erfolgte nur insoweit, als dieses für die formale Ermittlung eines bereits vorher festgelegten Urteiles erforderlich war.

Kerns Nachlässigkeit, die eigenen Hypothesen als Fakten darzustellen, schwächte seine Position erheblich. Er hatte mehrfach zunächst korrekt als Hypothese formulierte Sachverhalte später ohne Belege in Tatsachenbehauptungen umgemünzt. Zunächst hatte Kern eine vollständige Resorption von Strophanthin nach oraler Verabreichung lediglich postuliert. Im Verlaufe der Jahre hat er die vollständige Resorption dann als Tatsache beschrieben. In Heidelberg konnte er hierfür keine Messdaten vorlegen. Aus publizierten Beobachtungen zu Resorption und Ausscheidung von Strophanthin an Katzen hatte Kern die Hypothese abgeleitet, dass bei langsamer Injektion selbst Dosierungen von 80 mg innerhalb von 24 Stunden am Menschen keine Effekte zeigen. Obwohl bekannt war, dass Dosierungen von mehr als 1 mg zum Strophanthintod führen hat er dieses Postulat in dem Buch „Der Myokard-Infarkt" als Tatsache beschrieben. Im Heidelberger Tribunal hat er dann offenbaren müssen, dass er diese Angabe lediglich rechnerisch abgeschätzt, nie aber experimentell bestimmt hatte. Kerns Behauptung, bei seinen mit Strophanthin behandelten Patienten seien keine Herzinfarkte aufgetreten, beschränkte sich auf Beobachtungen während die Patienten in seiner Behandlung gewesen waren. Er hatte keine Angaben zum Schicksal von Patienten, welche wegen Unzufriedenheit mit seiner Therapie zu anderen Ärzten gewechselt waren oder die Behandlung abgebrochen hatten.

Die geladenen Vertreter der Schulmedizin betonten in ihren Ausführungen die zentrale Bedeutung der Koronardurchblutung und der Koronarthrombosen für die Entstehung des Herzinfarkts. Für alle Herzinfarkte seien organische Erkrankungen der Koronararterien verantwortlich. Kerns gegenteilige Behauptungen seien durch wissenschaftlich akzeptierte Fakten nicht zu belegen.

Die von Kern empfohlene Infarktprophylaxe mit oralem Strophanthin wurde als unsinnig abgetan. Es sei bekannt wie unzuverlässig orales Strophanthin wirke und allein schon die nachgewiesen geringe Bioverfügbarkeit gegen eine Wirkung spräche. Kerns Behauptung, in seiner Praxis bei mehr als 16.000 Patienten keinen Herzinfarkt nach oraler Strophanthinbehandlung beobachtet zu haben, wurde als unglaubwürdig abgetan. Die Patientendaten seien nicht wissenschaftlich korrekt erstellt und ausgewertet worden. „Herr Kern, es glaubt Ihnen keiner, dass Sie unter Ihrer Klientel keinen Todesfall durch Herzinfarkt gehabt haben." Wie schon zu Zeiten des Strophoral-Streits wurde bestritten, dass die von Kern behandelten Patienten an Herzerkrankungen gelitten hätten. Prof. Beyer, Berlin: „Wir sehen, dass bei den Kern'schen Symptomen nicht ein einziges Symptom dabei ist, das dazu berechtigen würde, eine Angina-pectoris-Krankheit anzunehmen. ... Ich meine, dass der Grund für die unterschiedliche Statistik in der völlig unterschiedlichen Zusammensetzung des Krankengutes liegt. Ich bin gern bereit, Herr Kern: Schicken Sie mir die 16.000. Ich werte sie Ihnen in vier Wochen aus und sage Ihnen, wer was gehabt hat und wer nicht!" Wie von Schmiedeberg in der zweiten Hälfte des 19. Jahrhunderts postuliert, wurde von den Schulmedizinern bestritten, dass es Unterschiede in den Wirkungen von Strophanthin und Digitalis-Wirkstoffen gibt. Prof. Kuschinsky: „Es gibt überhaupt keinen experimentellen Hinweis dafür, dass Strophanthin oder andere Herzglykoside eine unterschiedliche Wirkung auf die Muskulatur des linken und rechten Herzens haben." Man verwahrte sich energisch gegen den Vorwurf der Fehlbehandlung mit Digitalis. Prof. Heinecker: „Wir anderen Ärzte, die wir nicht nach Kern'schem Muster behandeln, stehen unter dem massiven Vorwurf, unsere Angina-pectoris-Patienten und unsere Infarktpatienten falsch zu behandeln. Es wird uns ja mit dem Staatsanwalt gedroht, dass wir nicht mit oralem Strophanthin behandeln, weil wir so borniete Schulmediziner sind. Wer spricht vom Staatsanwalt bei den Patienten, die jahrelang sehr sinnvoll auf Digitalis eingestellt waren und jetzt orales

Strophanthin bekommen und mit Lungenödem zu uns in die Klinik kommen?"

Auch hier drängt man Kern zum Widerruf seiner Thesen. Prof. Gillmann: „Herr Kollege Kern, sagen Sie doch einmal, ich glaube, darauf wartet alles, dass Sie zurückstecken müssen in bestimmten Dingen, die Sie behauptet haben. Geben Sie doch einmal zu, dass das, was Sie sagen: dass die Digitalis-Therapie falsch, sogar Infarkt auslösend und dass allein die Therapie mit oralem Strophanthin richtig ist - dass Sie das zurücknehmen." und weiter: „Die Frage nach dem Staatsanwalt, Herr Doktor Kern, muss geklärt werden!" Als Kern auf diese Vorhaltungen nicht einging, brach Wollheim die Tagung ab: „Das, was Herr Gillmann sagt, Herr Doktor Kern, ist eine ganz ernsthafte Angelegenheit. Es kann nicht im Raume stehenbleiben, dass wir alle, die wir nicht eine solche Behandlung mit oralem Strophanthin anwenden, uns straffällig machen oder gewissenlos handeln. Das ist nicht möglich."

Es gab nur einen Punkt, in dem sich alle Beteiligten einig waren: Zur Bestätigung oder Widerlegung der Kern'schen Thesen sei eine umfassende klinische Überprüfung der oralen Strophanthintherapie notwendig. Doch diese blockte Prof. Schettler mit seinem Schlusswort konsequent ab:

> „Es scheint jetzt alles darauf hinaus zu laufen, dass man uns um Zusammenarbeit bittet und uns anbietet, auf den verschiedensten Sektoren nun neue Untersuchungen zu starten. All das, was in den letzten Monaten geschrieben worden ist, will man heute nicht wahrhaben. Ich möchte Sie jetzt, unter diesen Umständen bitten, sich einmal den Text des Vortrages im Deutschlandfunk zu Gemüte zu führen, wo persönliche Angriffe gegen Vertreter der Schulmedizin und in den verschiedensten Bereichen in einer Weise gestartet worden sind, dass man einfach nicht mehr mitkam. Wenn unterstellt wird, dass ein deutscher Arzt, wenn er Ordinarius ist, heute behaupten könne, was er wolle, er würde nie dafür zurechtgewiesen, er würde nie dafür zur Rechenschaft gestellt, wenn weiter hineingeschrieben wird, dass die Gutachten, die von uns erstellt

werden, zum Nachteil der Patienten aus Arroganz und Nichtwissen der Schulmedizin heraus gefertigt würden, und wenn diese Dinge als Beweis für eine miserable Leistung dieser sogenannten Schulmedizin zitiert werden, wenn das Ganze noch politisch verbrämt wird - meine Damen und Herren, da kann ich persönlich als Arzt bei allem Engagement nicht mehr mit!"

Am Tag nach dem Tribunal wurde eine Pressekonferenz abgehalten, auf der ein allein von der Gesellschaft für Innere Medizin vorbereitetes Papier als „Ergebnisse des wissenschaftlichen Kolloquiums am 19. 11. 1971 zu den Thesen des Dr. Kern" ausgeteilt wurde. Darin wurden auch die Arbeiten von Ardenne zur lysomalen Zytolyse als wissenschaftlich nicht abgesichert kritisiert. Diese Arbeiten waren am Vortag gar nicht erwähnt oder besprochen worden. Ein klarer Hinweis darauf, dass dieses Abschlusskommunique bereits vor Beginn der „ärztlichen Diskussion" formuliert worden war. In dem Papier wurden die Wirkungen einer oralen Strophanthintherapie bestritten:

„Kernpunkt ist die vorgebrachte Behauptung, dass inzwischen ca. 100.000 Patienten durch eine orale Strophanthinbehandlung vor einem Infarkt bewahrt worden seien und dass diese Behandlung eine hundertprozentige Verhinderung des Herzinfarktes bedeute. Auch Zweitinfarkte würden durch eine solche Behandlung praktisch verhindert.

Diese Behauptungen können nach Ansicht der Gesprächsteilnehmer nur bewiesen werden, wenn eine entsprechende wissenschaftliche Dokumentation erfolgt. Die bisherigen Publikationen des Herrn Dr. Kern und seines Arbeitskreises enthalten aber nur Angaben, welche den heute allgemein anerkannten Grundsätzen einer medizinischen Statistik in keiner Weise entsprechen. Das gilt sowohl für die Dokumentation der Fälle als auch für die Auswertung des angeblich erfassten Krankengutes. Vorbeugung und Behandlung des Herzinfarktes, insbesondere die zahlreichen primären und sekundären Präventivstudien, die in aller Welt durchgeführt wurden, werden von Herrn Dr. Kern weder in seiner Dokumentation noch in seinen

Theorien berücksichtigt. Es ist ungeheuerlich, dass Herr Dr. Kern seine pauschalen Behauptungen auf eine derartig ungenügende Dokumentation gründet.

Auf Grund der bisher vorliegenden und diskutierten Befunde, des Materials und des Vortrags von Herrn Dr. Kern kann nicht behauptet werden, dass seine Therapie den Herzinfarkt verhütet. Eine solche Behauptung ist nach aller bisher vorliegenden Evidenz nicht gerechtfertigt."

Abschließend wurde in dem Schriftstück der Gesellschaft für Innere Medizin festgestellt:

„Die anwesenden Wissenschaftler sind der Auffassung, dass es unverantwortlich ist, wenn die Thesen von Herrn Dr. Kern in der Öffentlichkeit weiter verbreitet werden, bevor durch eine prospektive, kontrollierte Untersuchung ihr Wahrheitsgehalt hinreichend nachgewiesen ist."

Das Kommunique der Gesellschaft für Innere Medizin wurde im Deutschen Medizinischen Journal, Heft 2, 1972 publiziert. Die Ärzte-Zeitschrift „euromed" veröffentlichte es ebenfalls ungekürzt. Am 14. Dezember 1971 schrieb Schmidsberger an einen Arzt in den USA: „Inzwischen hat hier ein wütendes Tribunal getagt. Achtzig „Autoritäten" haben Herrn Dr. Kern in der Luft zerrissen. Er hat taktisch und rhetorisch eine unmögliche Figur gemacht. Seine Gegner hatten es leicht, wir haben es seither schwer."

Die Resonanz auf das Heidelberger-Tribunal war einhellig: die Thesen des Dr. Kern sind widerlegt. Der SPIEGEL bezeichnete die Thesen von Kern als „Humbug" und "geschlossenes Wahnsystem" [Spiegel 1971]. Die Fachzeitschrift „selecta" berichtete am 20. März 1972 über „entkernte Infarktthesen": „Wer den Boden der Medizin und ihrer naturwissenschaftlichen Grundlagen verlässt, der betätigt sich als Medizinmann. Man sollte ihn durch eine adäquate Anzahl von Federn kennzeichnen." Das ZDF beendete einen Bericht über die Heidelberger Veranstaltung am 22. November 1971 mit der Aussage „Dr. Kern wurde wissenschaftlich disqualifiziert."

Peter Schmidsberger hat seine Wahrnehmung des Heidelberger-Tribunals in dem Buch „Skandal Herzinfarkt" dokumentiert. Darin beansprucht er die alleinige Richtigkeit der Myokard-Theorie. Die Koronar-Theorie beruhe auf erwiesenermaßen falschen Dogmen [Schmidsberger 1975]. Er beabsichtigte, das Buch auf der Jahrestagung 1975 der Gesellschaft für Infarktbekämpfung in Stuttgart vorzustellen und auszulegen. Doch die Gesellschaft für Infarktbekämpfung lehnte das Ansinnen ab. Man wolle sich nicht mit dem Buch identifizieren. Die öffentliche Diskussion sei schon einmal ins Auge gegangen. Die Kampagne der Bunten Illustrierten habe nur geschadet. Man möchte die Ärzte nicht noch einmal verärgern. Es sei deshalb nicht möglich, das Buch während des Kongresses in Stuttgart auszulegen.

Mit Brief vom 6. März 1975 beschwerte sich Schmidsberger bei Kern über die Entscheidung der Gesellschaft für Infarktbekämpfung: „Ich respektiere diese Einstellung und werde mich entsprechend verhalten. Wenn die IGI (Gesellschaft für Infarktbekämpfung) so vornehm ist, dass ihr meine Öffentlichkeitsarbeit nicht genug ist, so möchte ich sie wenigstens daran erinnern, dass ohne unser Bemühen die Diskussion um den Herzinfarkt noch immer in der Steinzeit stecken würde. Auch ist es lächerlich zu glauben, dass die Öffentlichkeit, und vor allem die Lehrmedizin, das Buch „Skandal Herzinfarkt" und die Gruppe um Kern (die IGI ist doch nichts anderes als eine Hilfsorganisation für Ihr Lebenswerk) auseinanderhält und für irgendwelche Distanzierungen mehr übrig hat als ein müdes Lächeln. Mit welchen Wundertätern und Traumtänzern habe ich es eigentlich zu tun?" Verärgert trat Schmidsberger aus der Gesellschaft für Infarktbekämpfung aus.

Schmidsberger war kein Journalist, der neutral über einen Sachverhalt berichtet. Er war aktiv an der Auseinandersetzung um die Kern'schen Thesen beteiligt und hatte die Infarkt-Kampagne der Bunten Illustrierten zur Steigerung der Auflage von Anbeginn an gesteuert. Auch auf Berthold Kern hat er vielfach lenkend eingewirkt:

Berthold Kern kämpfte für die alternativlos richtige Erkenntnis, die Wahrheit. Naturbeobachtung, Logik und folgerichtiges Denken hatten ihn zur Linksmyokardiologie geführt. Deshalb konnte es keine Zweifel an seinen Thesen geben. Unerbittlich brandmarkte er auch nur geringe Unstimmigkeiten in den Ausführungen anderer. Selbst Befürworter der Strophanthintherapie nahm er davon nicht aus. Prof. Sarre, Freiburg, hatte in den 1950er Jahren in klinischen Studien gezeigt, dass orales Strophanthin bei Angina Pectoris Patienten die Symptome deutlich lindert während Digitalis-Wirkstoffe den Zustand der Patienten verschlechtern. Obwohl orales Strophanthin nach dem Heidelberger-Tribunal offiziell als wirkungslos galt, bekannte sich Sarre Ende 1971 erneut zu seinen Studien. Kern kritisierte, dass Sarre immer noch auf Basis der Koronartheorie argumentierte. In einem Brief vom 19. Januar 1972 äußert Schmidsberger daraufhin seinen Unmut über das Kern'sche Verhalten:

> „Der Sarre Brief ist eine wahre Freude. Nicht nur, dass er sich voll und ganz zu seinen Arbeiten bekennt, er unterscheidet auch zwischen Utilisationsstörung und Herzinsuffizienz, er verweist auf den qualitativen Unterschied zwischen Digitalis und Strophanthin, sowie auf die notwendige Unterscheidung zwischen inotropen und den sauerstoffnutzenden Effekt von Digitalis und Strophanthin.
>
> Dafür ist Ihre Antwort an Sarre umso unerfreulicher. Mit dieser Taktik und solchen Formulierungen werden Sie keine Mitstreiter gewinnen, sondern im Gegenteil, selbst jene, die auf gleicher Linie liegen, vor den Kopf stoßen. Darf ich einige Passagen zitieren?
>
> Sie bezeichnen die Koronarinsuffizienzlehre als „fragwürdig" und irrtümlich". Im selben Zusammenhang stellen Sie aber fest, es handele sich um „die gleiche sogenannte Koronarinsuffizienz die Sie als geistige Basis ... zugrunde gelegt hatten." Sie sagen damit also einem Wissenschaftler, den Sie für sich gewinnen möchten, dass er ein geistiges Konzept wie ein Trottel hat. Könnten Sie so etwas nicht eleganter formulieren?
>
> Und weiter im Text: „Neuerdings empfehle ich Klinikern, die noch an die Vorstellungswelt der Koronarinsuffizienz gebun-

den sind ..." Oder gar: „Die geistige Brücke wird für gewöhnlich nicht erkannt ...". Fällt Ihnen denn nicht auf, dass Sie auch hier mit einem Kliniker korrespondieren, der noch an die Vorstellungswelt der Koronarinsuffizienz gebunden ist? Glauben Sie, dass er daran interessiert ist, sich etwas von Ihnen „empfehlen" zu lassen? Oder meinen Sie, dass er besonders glücklich darüber ist, von Ihnen zu hören, dass er zu blöd ist, eine geistige Brücke zu erkennen?

Und warum ist immer das Erste, was Sie einem anderen um die Ohren knallen müssen, der Unsinn der Koronartheorie ? ...

Ganz bestimmt stößt es anderen sauer auf, wenn sie immer auf Formulierungen stoßen wie: „Näheres in meinem Infarktbuch" – „die wir seit 1947 herausgearbeitet und seit 1948 publiziert haben" – „aus anderen Gründen, die ich oft publiziert habe" – „vergl. meine Monographie „Herzinsuffizienz" 1948". Einmal nimmt man es Ihnen übel, dass Sie statt zu formulieren, sich selbst zitieren. Zum anderen ist momentan niemand neugierig darauf, was Sie wann als erster veröffentlicht haben.

Lieber Herr Kern, das sind ziemlich raue Worte. Aber Sie müssen sich jetzt ganz einfach einer taktischen Marschroute unterordnen, die vielleicht nicht Ihre ist. Für die nächsten Monate haben Sie, der geistige Urvater dieses ganzen Themas, aber nichts weiter zu sein als ein Zuträger, der selbst völlig im Hintergrund bleibt. Irgendwelche Hervorhebung der eigenen Leistung ist gänzlich unangebracht und verhindert nur den Durchbruch der Sache."

Dieser Brief verdeutlicht nicht nur den Argumentationsstil Berthold Kerns. Er illustriert auch, welch starken Einfluss Schmidsberger auf Kern in der Infarkt-Kampagne der Bunten Illustrierten und den sich daraus ergebenden Auseinandersetzungen mit der Schulmedizin ausgeübt hat.

Berthold Kern wurde nach dem Heidelberger-Tribunal von der Schulmedizin kaum noch beachtet. Er setzte sich weiter für seine Thesen ein, verlagerte seine Ausarbeitungen aber immer mehr auf erkenntnistheoretische Fragestellungen. Aus seinen Erfahrungen in den Auseinandersetzungen mit der Schulmedizin bei der Linksinsuffizienz, dem Strophoral-Streit und der Linksmyokardiologie zog er keine erkennbaren Lehren. Er hielt an seinem Streben nach der reinen Wahrheit fest und war bereit, dafür weiter zu kämpfen. Am 8. März 1975 schreibt er an Schmidsberger:

> „Mir ist je länger „seit Heidelberg" desto deutlicher klar geworden, dass man nicht auf dem Weg des sanften Säuselns weiterkommen oder gar den Gegner umstimmen kann. Sondern mir ist seit den Anfängen und stürmischen Weiterentwicklungen der Epistemologie (Erkenntnislehre) klar geworden, dass man nichts anderes tun kann, als die Verkehrtheiten der unverbesserbaren Fehlsituation offen darzulegen und als unabänderlich anzuerkennen, mit Klarstellung auch der entsetzlichen Folgen für die Öffentlichkeit, die diese Art von Unwissenschaft an Stelle der geforderten Wissenschaft toleriert und finanziert. Diese Richtung wurde von Ihnen im Skandal-Buch eingeschlagen, und die gleiche Richtung wird in meinen Abhandlungen eingeschlagen."

Das Arzneimittelgesetz

Nach dem Heidelberger-Tribunal galt oral verabreichtes Strophanthin bei Schulmedizinern als Behandlungsfehler. Ernst Edens' Prophezeiung, dass die Unterlassung einer Strophanthinbehandlung einmal als „ärztlicher Kunstfehler" eingestuft werden würde, war in ihr Gegenteil verkehrt worden. Schettler formulierte 1977:

> „Wenn die Verfechter der sublingualen Strophanthin-Anwendung behaupten, ihre Erkenntnisse würden in unverantwortlicher Weise angegriffen und zum Nachteil der Patienten bekämpft, so ist darauf hinzuweisen, dass g-Strophanthinlösungen zur sublingualen oder oralen Applikation in der Bundesrepublik im Gegensatz zu anderen Ländern, auf dem Arzneimittelmarkt verfügbar sind und dass jeder Arzt frei darüber entscheiden kann, ob er sie einsetzt oder nicht. Im Falle eines Therapieversuches sollte sich jeder Arzt allerdings darüber im klaren sein, dass die orale beziehungsweise perlinguale Gabe von Strophanthin weder eine theoretisch begründete noch eine empirisch gesicherte oder wenigstens wahrscheinlich effektive Behandlungsmethode darstellt." [Schettler 1977]

Noch weiter ging Erland Erdmann, Kardiologe an der Universität zu München. Er lehnte auch die intravenöse Strophanthintherapie ab: „Dementsprechend besteht heute keine gesicherte Indikation mehr für Strophanthin, sei es oral, perlingual oder intravenös." [Erdmann 1985]. Selbst die allgemein akzeptierten klinischen Erfahrungen von Fraenkel und Edens mit der intravenösen Strophanthintherapie wurden dem medizinischen Zeitgeist geopfert. Auch Fachzeitschriften distanzierten sich von Strophanthin. Als Salz und Schneider 1985 in der Zeitschrift für Allgemeinmedizin die Ergebnisse einer kleinen Doppelblindstudie mit oralem Strophanthin publizierten [Salz 1985] wurde der Artikel mit einem Hinweis des Herausgebers versehen, dass die Redaktion sich nicht mit dem Inhalt des Beitrages identifiziere.

Mit dieser breiten Ablehnung war der Niedergang der oralen Strophanthintherapie eingeleitet worden. Immer weniger Ärzte waren bereit, sich der offiziellen Lehrmeinung zu widersetzen. H. Christophersen zitiert in seinem Buch „Der Schlüssel zur Infarktverhütung" einen namentlich nicht genannten Forschungsleiter eines großen Pharmakonzerns, welcher die Situation des Strophanthin nach dem Heidelberger-Tribunal treffend charakterisiert: „Wir würden das g-Strophanthin sofort ganz groß heraus bringen, wenn wir dabei den wirklichen Namen verschweigen könnten. Der Name Strophanthin ist in den letzten Jahrzehnten zu sehr diskreditiert worden. Erst wenn eine Rehabilitation des g-Strophanthins in der ganzen Welt erfolgt ist, können wir unseren Standpunkt ändern." [Christophersen 1973].

Beschleunigt wurde der Niedergang der Strophanthintherapie durch den Erlass des Arzneimittelgesetzes. Bis 1961 gab es in Deutschland kein eigenes Arzneimittelgesetz, welches das Inverkehrbringen von Medikamenten regelte. Als Auflage der Römischen EU-Verträge ist in Deutschland 1961 ein Arzneimittelgesetz erlassen worden. Es regelte zunächst nur die Registrierung von Stoffen „deren Wirksamkeit nicht allgemein bekannt" war. Es enthielt keine Verpflichtung der Prüfung von Wirksamkeit und Sicherheit der Medikamente, sondern sah nur eine Registrierung vor. Bei Verwendung von Stoffen, deren Wirksamkeit nicht „allgemein bekannt" sei, sollte ein Bericht über Art und Ausmaße festgestellter Nebenwirkungen beigelegt werden.

Ab 1964 war die Prüfung der Arzneimittel durch vorklinische und klinische Studien vorgeschrieben. Die Hersteller von Medikamenten mussten eine schriftliche Versicherung abgeben, dass die Arznei entsprechend dem jeweiligen Stand der wissenschaftlichen Erkenntnisse ausreichend und sorgfältig geprüft worden sei. 1971 wurden verbindliche Grundsätze für die pharmakologisch-toxikologische und klinische Prüfung von Arzneimitteln festgelegt. Es wurden nur noch Arzneimittel zugelassen, welche nach diesen Richtlinien geprüft worden waren. Der Contergan-Skandal war dann Anlass das Arzneimittelgesetz zur Verbesserung der Arzneimittelsicherheit zum Schutz der Patienten grundsätzlich neu zu konzipieren.

Contergan war ein Beruhigungsmedikament, welches den Wirkstoff Thalidomid enthielt. Bis Ende der 1950er Jahre wurde es als rezeptfreies Beruhigungs- und Schlafmittel für Schwangere empfohlen. Bei Einnahme in der frühen Schwangerschaft kam es zu schweren Fehlbildungen und teilweise auch dem Fehlen von Gliedmaßen und Organen bei Neugeborenen. Weltweit kamen einige tausend durch Contergan geschädigte Kinder auf die Welt. Hinzu kam eine unbekannte Zahl von Totgeburten. Ende 1961 wurde der Zusammenhang zwischen Contergan und den Fehlbildungen erkannt und das Medikament vom Hersteller, der Grünenthal GmbH in Stolberg, vom Markt genommen. Der Skandal hatte weltweite Auswirkungen auf die Praxis von Arzneimittelzulassungen.

Nach jahrelangen Abstimmungsprozessen wurde 1976 in der Bundesrepublik ein von Grund auf neu konzipiertes Arzneimittelgesetz erlassen. Seither muss im Zulassungsverfahren für ein Arzneimittel der Nachweis von Qualität, Wirksamkeit und Unbedenklichkeit erbracht werden. Gefordert werden:

- ein Dossier über die pharmazeutische Qualität des Präparates

- pharmakologische und toxikologische Studien und

- klinische Studien zum Nachweis von Sicherheit und Wirksamkeit

Arzneimittel, die bereits vor 1978 im Markt waren wurden als „fiktiv zugelassen" eingestuft. Die Hersteller erhielten die Auflage, innerhalb einer großzügig bemessenen Übergangsfrist von 12 Jahren durch entsprechende Studien Sicherheit und Wirksamkeit ihrer Produkte nachzuweisen (Nachzulassung). Die Umsetzung dieser gesetzlichen Auflagen wurde generös gehandhabt. 1997 war eine Vielzahl von Nachzulassungen noch nicht abgeschlossen. Die „fiktiven Zulassungen" wurden erneut verlängert. Unternehmen, die bis zum Stichtag am 01. 02. 2001 keine Studien zum Nachweis von Sicherheit und Wirksamkeit vorgelegt hatten, haben die Zulassungen ihrer Produkte verloren.

Die Unternehmen hatten das Recht, - mit der Möglichkeit einer Abverkaufsfrist von bis zu 2,5 Jahren - zuvor auf ihre Zulassung zu verzichten. Durch diese Regelung sind im Jahre 2001 etwa 10.000 Zulassungen in Deutschland erloschen. Aber auch diese Frist war in vielen Fällen erneut verlängert worden. Für zahlreiche „fiktive Zulassungen" waren Ende 2004 in der Bundesrepublik noch nicht die geforderten Studien vorgelegt worden. Die EU-Kommission strengte daraufhin ein Vertragsverletzungsverfahren gegen die Bundesrepublik an. In dem Verfahren verpflichtete sich die Bundesregierung, die Bearbeitung der Nachzulassungsanträge bis Ende 2005 abzuschließen.

Die Auflagen des Arzneimittelgesetzes galten ebenso wie für alle anderen Alt-Arzneimittel auch für die im Handel befindlichen Strophanthin-Präparate. Nahezu alle verbliebenen Hersteller von Strophanthin basierten Produkten waren mittelständische Unternehmen, die sich nicht in der Lage sahen, die geforderten Studien zu finanzieren. Mehrere Unternehmen wandten sich mit der Bitte um Unterstützung auch an Kern und die Gesellschaft für Infarktbekämpfung. Diese hatte 1985 mit einem „Strophanthin-Report" erneut eine Ausarbeitung vorgelegt, in der die Widersprüchlichkeit der Koronartheorie herausgestellt und die alleinige Gültigkeit der Myokard-Theorie beansprucht wird. Dr. Herrmann, Leiter der Wissenschaftlichen Abteilung des Strodival Herstellers Herbert GmbH, beschreibt in seiner Reaktion auf den Strophanthin-Report in einem Brief am 2. September 1985 an die Gesellschaft für Infarktbekämpfung die Situation seines Unternehmens:

> „Als Hersteller und Leiter der wissenschaftlichen Abteilung des Hauses Herbert ist es mir zur vordringlichen Aufgabe gemacht, bis zum Jahresende 1989 dafür Sorge zu tragen, den Strodival-Präparaten die endgültige Zulassung seitens des Bundesgesundheitsamtes (zur Zeit besteht nur eine fiktive Zulassung) zu verschaffen. Gelingt dies nicht, werden die Präparate in den 90er Jahren nicht mehr im Handel sein.
>
> Unter diesen Umständen werden Sie verstehen, dass mein ganzes Bemühen darauf ausgerichtet ist, den geforderten

schulmedizinischen Kriterien des novellierten Arzneimittelgesetzes von 1976 gerecht zu werden, die u. a. auch signifikante Aussagen über Wirkung und Wirksamkeit verlangen.

Philosophische Betrachtungen über den auch meiner Ansicht nach längst überfälligen Paradigmenwechsel im medizinischen Lehrgebäude bringen mich dabei nicht weiter. Auch hat das Haus Herbert weder die ausreichende Durchsetzungskraft, noch die nötigen Geldpolster, um bis in die letzte juristische Instanz spektakuläre Prozesse mit irgendwelchen medizinischen Administrationen zu führen, zumal diese auf das zweifelsfreie Faktenmaterial des novellierten Arzneimittelgesetzes von 1976, ob's gefällt oder nicht, verweisen können und deshalb immer zu den Obsiegern gehören werden.

Da die Linksmyokardiologie des Herrn Dr. Kern nur über die schulmedizinische Akzeptanz der oralen g-Strophanthin-Therapie Anerkennung finden kann und wird, sollte im Interesse des Lebenswerkes von Herrn Dr. Kern alles vermieden werden, was dem zarten Strophanthin-Pflänzchen Schaden zufügen könnte. Dazu gehört, so leid es mir fällt dies aussprechen zu müssen, auch Ihr erarbeiteter Report."

Die Geschichte wiederholt sich. 1951 hatte Boehringer Mannheim Berthold Kern gebeten, auf die Publikation seines Buches *Die orale Strophanthinbehandlung* mit den darin enthaltenen Angriffen auf die Schulmedizin zu verzichten, um den Markterfolg des Strophoral nicht zu gefährden. Kern hatte auf Publikation des Buches bestanden und damit den Strophoral-Streit befeuert. Auch die Gesellschaft für Infarktbekämpfung ließ sich von der Publikation des Strophanthin-Report nicht abbringen und bestätigte damit das Vorurteil der Schulmediziner, „mehr einer Glaubenslehre mit Jüngerschaft als einer selbstkritischen Lehrauffassung zu entsprechen." Dem Strodival und der Firma Herbert war mit dieser Publikation nicht geholfen. Herbert musste sich mit neuen Wettbewerbern auseinandersetzen.

In den 1980er Jahren brachten große Pharmaunternehmen mit den Betablockern und ACE-Hemmern Wirkstoffe mit neuen Wirkprinzipien auf den Markt. Diese wurden mit der geballten Marketingkraft von Großunternehmen propagiert und fanden sehr schnell eine hohe Akzeptanz bei den Ärzten. Nahezu alle Strophanthinanbieter stellten aus wirtschaftlichen Gründen die Vermarktung ihrer Produkte ein. Das Strodival der Firma Herbert Arzneimittel GmbH wurde als einziges Produkt noch angeboten. Herbert Arzneimittel GmbH ist 1996 von der Brahms Arzneimittel AG übernommen worden, welche 2003 von dem schwedischen Generikahersteller Meda aufgekauft worden ist.[11] Auch Meda hat keine der für eine Nachzulassung von Strodival notwendigen Studien durchgeführt. Als Generikaunternehmen betreibt Meda keine eigenständige Arzneimittelentwicklung. Man beschränkt sich auf Herstellung und Vertrieb von patentfreien Medikamenten. Die Strodivalpräparate hat Meda im Lohnauftrag extern bei der Jäger GmbH in Muggensturm im Schwarzwald herstellen lassen. Meda intern wurden keine Ressourcen für Strodival bereitgestellt.

Ende 2005 drohte die fiktive Zulassung für Strodival auszulaufen. Eine Gruppe von Ärzten, Heilpraktikern und Patienten intervenierte beim Bundesgesundheitsministerium und den im Bundestag vertretenen Parteien mit dem Ziel, eine Fristverlängerung zu erreichen. Das BfArM (Bundesinstitut für Arzneimittel und Medizinprodukte) verlängerte daraufhin in Abstimmung mit dem Gesundheitsministerium letztmalig die fiktive Zulassung von Strodival mit der Auflage, erforderliche Studien zu Sicherheit und Wirkung des Produktes bis Juli 2011 vorzulegen. Meda hat die geforderten Daten nicht vorgelegt. Am 15. Juli 2011 hat das BfArM die fiktive Zulassung von Strodival deshalb zurückgezogen. Meda hat die bereits produzierten Strodivalvorräte noch verkaufen dürfen und den Vertrieb dann offiziell zum 1. August 2012 eingestellt. Seither gibt es weltweit kein marktfähiges Strophanthin-Präparat mehr.

---

[11] 2016 hat Mylan Pharmaceuticals Meda übernommen.

Strophanthin basierte Präparate sind heute nur noch als frei verkäufliche homöopathische Produkte und als rezeptpflichtige Defekturarzneimittel[12] verfügbar. Eingesetzt werden standardisierte Extrakte von Strophanthus-Samen, wässrig-alkoholische Lösungen des Wirkstoffs und in Kapseln abgefüllter fester Wirkstoff. Keine dieser Zubereitungen ist galenisch optimiert, entsprechend unsicher sind Resorption und Wirkung dieser Präparate.

Einen vielversprechenden Ansatz hat Dr. Klaus-Dieter Beller, Kenzingen, entwickelt. Er appliziert k-Strophanthinlösungen mit einer speziell entwickelten Spray-Technik. Die Dosierungen entsprechen denen der historisch erprobten iv-Applikation. Die mit dieser Methode erzielten therapeutischen Erfolge an einzelnen Patienten sind beeindruckend.

Es hat sich eine auch im Internet rege Aktivistenszene etabliert, welche Strophantin-Zubereitungen mit zum Teil unverantwortlichen Heilsversprechen („Wer regelmäßig Strophanthin bekommt, stirbt nicht mehr an Herzversagen.") zur Behandlung eines breiten Spektrums von Befindlichkeiten propagiert. Strophanthin wird als Opfer einer kriminellen Verschwörung von Schulmedizin und Pharmaindustrie dargestellt. In Büchern über Strophanthin wird unterstellt, dass Marketinginteressen großer Pharmaunternehmen und die dazugehörige Ärztelobby das segensreiche Strophanthin verleugnen und unterdrücken. Angereichert werden die abwegigen Verschwörungstheorien mit eigenwilligen Interpretationen von experimentellen und klinischen Ergebnissen. Frei von jeder Sachkenntnis wird die falsche Behauptung aufgestellt, dass Strophanthin im Fingerhut (!), in Maiglöckchen und in Meerzwiebeln vorkommt. Obwohl es keine aktuellen klinischen Studien zur Wirksamkeit von Strophanthin gibt, wird wahrheitswidrig behauptet „Neue Studien zeigen, dass Strophanthin

---

[12] Als Defekturarzneimittel werden Arzneimittel bezeichnet, die in Mengen bis zu einhundert abgabefertigen Packungen pro Tag in Apotheken selbst hergestellt werden, ohne dass es dafür nach dem deutschen Arzneimittelgesetz einer Herstellungserlaubnis oder Arzneimittelzulassung bedarf.

teure Lipidsenker und Betablocker überflüssig machen." Auch die Jim Humble-Sekte hat sich des Strophanthins bemächtigt. Diese dubiose Organisation bewirbt Chlorlauge – umschrieben als „Miracle Mineral Supplements" (MMS) - als Universalmittel gegen Krebs, Aids, Malaria und weitere Krankheiten. Derlei polemische und unsinnige Aktivitäten verstärken die Abwehr der Hochschulkliniker und führen zur Stigmatisierung des Strophanthins als homöopathisches Quacksalber-Präparat.

Endogenes Ouabain

Das aus Strophanthus gratus isolierte g-Strophanthin, welches in der oralen Strophanthintherapie verwendet wurde, ist identisch mit dem aus Acokanthera ouabaio isolierten Wirkstoff Ouabain. In der wissenschaftlichen Literatur wird heute für das g-Strophanthin ausschließlich die Bezeichnung Ouabain verwendet. Deshalb wird für die Beschreibung aktueller Ergebnisse zur Strophanthinforschung in den folgenden Kapiteln für Strophanthin nur noch die Bezeichnung Ouabain verwendet. Für das k-Strophanthin wird die Bezeichnung Strophanthin beibehalten.

~ ~ ~

Ouabain ist dem dogmatischen Streit zwischen Koronartheorie und Myokardtheorie zum Opfer gefallen. Seine therapeutische Wirkung ist nicht gebunden an irgendeine Theorie mit der Wissenschaftler die Entstehung des Herzinfarkts erklären. Die heilende Wirkung von Ouabain ist begründet in seiner chemischen Struktur, welche seine pharmakologischen und physiologischen Effekte bedingt. In der Therapie von Herzerkrankungen spielte Ouabain nach 1990 keine Rolle mehr. Die Umsätze von Meda mit den Strodival-Präparaten lagen in der Größenordnung von weniger als fünf Millionen Euro pro Jahr. Außerhalb Deutschlands war kaum noch bekannt, dass Ouabain als Medikament eingesetzt worden war.

In der pharmakologischen Forschung wird Ouabain zur Untersuchung der vielfältigen Funktionen der Natriumpumpe eingesetzt. Die Natriumpumpe ist ein allgegenwärtiges membrangebundenes Enzym. Sie transportiert Natrium-Ionen aus der Zelle und Kalium-Ionen in die Zelle. Sie sichert damit den lebenswichtigen Ionengradienten zwischen dem Inneren von Zellen und der extrazellulären Flüssigkeit. Die für ihre Funktion notwendige Energie wird gewonnen durch Hydrolyse von Adenosintriphosphat. In hohen Konzentrationen hemmen

Digitalisglykoside (Digoxin, Digitoxin) und Strophanthusglykoside (Ouabain, k-Strophanthin) die Natriumpumpe. Ouabain wird bei experimentellen Studien zur Funktionsweise der Natriumpumpe gezielt zur Hemmung der Natriumpumpe eingesetzt.

Die Natriumpumpe ist in viele physiologische Vorgänge involviert. In den 1970er Jahren postulierten Wissenschaftler, dass ein endogener (körpereigener) Hemmstoff der Natriumpumpe an der Regulierung des Salzhaushaltes des Körpers und an der Entstehung von Bluthochdruck beteiligt sein könnte. Die Suche nach diesem Hemmstoff – oft bezeichnet als „endogenous digitalis like factor", oder auch „endogenous ouabain like factor" – führte zur Identifizierung einer Vielzahl von endogenen Substanzen, welche die Natriumpumpe hemmen [Buckalew 2015]. Unter anderem konnte gezeigt werden, dass Plasmaextrakte Substanzen enthalten, welche auf Digoxin-Antikörper reagieren.

Immunassay

Das Immunsystem des Körpers erkennt eindringende fremde Eiweißstoffe und neutralisiert diese durch Bildung hoch spezifischer Awehrstoffe (Antikörper). Diesen Mechanismus macht man sich bei Immunassays zu nutze. Chemische Verbindungen, welche man nachweisen möchte - zum Beispiel Ouabain - werden chemisch mit einem körperfremden Eiweiß verknüpft. Dieses mit dem Ouabain verknüpfte Eiweiß wird Mäusen injiziert, welche daraufhin einen für dieses modifizierte Eiweiß spezifischen Antikörper bilden. Dieser wird isoliert und zur Bestimmung von Ouabain in menschlichem Serum eingesetzt. Prinzipielles Problem dieser Methode ist eine oft nicht ausreichende Spezifität. Es werden auch Verbindungen erkannt, welche mit der nachzuweisenden Verbindung strukturelle Ähnlichkeiten aufweisen, mit dieser aber nicht identisch sind. Es werden falsch-positive Ergebnisse erhalten. Der Vorteil dieser Methode ist die hohe Empfindlichkeit. Es können extrem niedrige Konzentrationen bestimmt werden.

Dieser Befund wurde als Hinweis interpretiert, dass diese endogenen Substanzen strukturelle Ähnlichkeiten zu Digoxin aufweisen könnten.

1991 berichtete eine Arbeitsgruppe der University of Maryland zusammen mit Wissenschaftlern der Upjohn Laboratories in Kalamazoo, Michigan, aus menschlichem Plasma Ouabain isoliert zu haben [Hamlyn 1991]. Damit schien die Jahrzehnte lange Suche nach einem endogenen Hemmstoff der ubiquitären Natriumpumpe zu einem erfolgreichen Abschluss gekommen zu sein. Die renommierte Fachzeitschrift Lancet widmete diesem Durchbruch ein Editorial mit dem Titel "Welcome to Ouabain – a New Steroid Hormone." Aufbauend auf dieser Entdeckung entwickelte die Firma Du Pont-New England Nuclear einen kommerziellen Immunassay.

Zahlreiche Forschungsgruppen bestimmten in der Folgezeit mit Hilfe dieser Nachweismethode Ouabain Plasmaspiegel. Die Konzentrationen variierten von „nicht nachweisbar" über 2,5 ± 0,5 nmol/L bis zu 176 ± 68 nmol/L. Weltweit wurde versucht, herauszufinden, welche physiologische Funktion dieses neu entdeckte Hormon hat. Erhöhte Ouabain Werte wurden in Verbindung gebracht mit einer Vielzahl von Erkrankungen: Herzinsuffizienz, essentielle Hypertonie, chronische Niereninsuffizienz, Präeklampsie (mit Bluthochdruck verbundene Schwangerschaftsvergiftung), Nierenschädigung nach Herzchirurgie und polyzystische Nierenerkrankung. Es setzte sich die Auffassung durch, dass erhöhte Ouabain Plasmaspiegel Herz- Kreislaufschäden verursachen [Blaustein 2014]. Die Arbeitsgruppe der Universität von Maryland konzentrierte sich deshalb in Kooperation mit dem italienischen Pharmaunternehmen Sigma-Tau gezielt auf die Korrelation von Ouabain Serumkonzentrationen mit Bluthochdruck. Es wurde postuliert, dass ein erhöhter Ouabain-Spiegel Hypertonie verursacht. Unter dieser Prämisse entwickelte Sigma-Tau einen Wirkstoff, welcher die Wirkung von Ouabain auf die Natriumpumpe unterbindet und in Ratten Blutdruck senkende Effekte zeigte. In der klinischen Prüfung am Menschen war dieser Wirkstoff wirkungslos. Er zeigte keine Blutdruck senkende Wirkung [Staessen 2011].

Die Entdeckung, dass Ouabain ein endogenes Hormon sein könnte, erneuerte das wissenschaftliche Interesse an diesem Molekül als einem potentiell wichtigen Hormon in der normalen Physiologie und bei Krankheiten. Intensive Forschungen über mögliche Wirkungsmechanismen des Ouabain führten zu einer Flut von neuen Erkenntnissen. Es gilt heute als gesichert, dass Ouabain in geringen Konzentrationen über die Natriumpumpe Signalkaskaden induziert, welche eine Vielzahl von Zellfunktionen regulieren, einschließlich Zellproliferation (Neubildung von Zellen), Hypertrophie, Apoptose (programmierter Zelltod), Metabolismus und Mobilität der Zellen. Diese Effekte sind unabhängig von dem Transport von Natrium- und Kaliumionen durch die Natriumpumpe [Silva 2012].

In der Euphorie über die vielfältigen neuen Ergebnisse fanden Berichte von einigen Arbeitsgruppen, dass sich mit Hilfe chromatographischer Methoden kein endogenes Ouabain im Humanplasma nachweisen ließ, zunächst keine Beachtung. Aktuelle Arbeiten belegen nun aber substantielle Zweifel an der Existenz von endogenem Ouabain. Eine Münchener Arbeitsgruppe konnte mit hoch sensiblen chromatographischen und spektroskopischen Methoden kein endogenes Ouabain in Humanplasma nachweisen [Baecher 2014]. Wissenschaftler der University of Otago-Christchurch, Neuseeland, belegen detailliert, dass die mit Immunassays nachgewiesenen Verbindungen im Humanplasma nicht mit Ouabain identisch sind [Lewis 2014]. Diese Ergebnisse ändern nichts an den vielfältigen neuen Erkenntnissen, welche die Arbeiten zu endogenem Ouabain hervorgebracht haben. Die aktuellen Forschungsergebnisse zu Ouabain rechtfertigen eine grundsätzliche Neubewertung dieses Wirkstoffes.

Es ist bemerkenswert, dass in nahezu allen Arbeiten zu endogenem Ouabain kein Bezug genommen wird auf die langjährige Verwendung des Ouabain in der Therapie von Herzerkrankungen. Dieser Teil der Geschichte des Ouabain ist in der Wissenschaft heute nach wie vor nahezu unbekannt. Vor diesem Hintergrund habe ich einen Artikel mit dem Titel „Ouabain and endogenous ouabain - Dr. Jekyll and Mr. Hyde of cardiac glycosides?" im British Journal of Medicine & Medical Research publiziert, in welchem die in der klinischen Praxis beobachteten kardioprotektiven und Blutdruck senkenden Eigenschaften des Ouabain beschrieben werden [Fürstenwerth 2015]. Die klinische Praxis mit Ouabain stützt den Befund, dass die als „endogenous ouabain like factor" oder „endogenous ouabain" bezeichneten Verbindungen nicht mit Ouabain identisch sind. Ouabain ist kein menschliches Hormon.

Ouabain und seine Wirkungen

Herzglykoside werden seit mehr als 200 Jahren in der Behandlung von Herzschwäche eingesetzt. Ihr Einsatz in der klinischen Praxis ist seit Einführung von Betablockern und ACE-Hemmern stark rückläufig. Verwendet werden allein noch die Digitalisderivate Digoxin und Digitoxin. In den Leitlinien zur Behandlung von Herzinsuffizienz wird für diese Wirkstoffe generell nur ein unterstützender Einsatz neben Betablockern und ACE-Hemmern empfohlen. Aber auch diese Empfehlungen sind nicht unumstritten. Immer wieder werden Beobachtungsstudien publiziert, in denen die Wirksamkeit dieser Präparate bezweifelt wird. In Beobachtungsstudien werden die Wirkungen von Medikamenten auf Patienten dokumentiert. Es wird nicht mit Patienten verglichen, die kein oder ein anderes als das getestete Medikament erhalten. Die Aussagekraft derartiger Studien ist gering [Cole 2015, de Boer 2015]. Entsprechend kontrovers wird die Diskussion geführt. Vergleichende Studien oder Doppelblindstudien gibt es bisher aus Kostengründen nicht. Die Hersteller von Digitalispräparaten sehen sich nicht in der Lage, derartige Studien zu finanzieren.

Führende Kardiologen plädieren für eine stärkere Berücksichtigung insbesondere von Digoxin in der ärztlichen Praxis. Sie setzen sich für eine Neubewertung der gegenwärtigen Rolle von Digitalispräparaten in der Therapie von Herzinsuffizienz ein [Adams 2014, Ambrosy 2014]. Sie sehen einen dringenden Bedarf an wirksameren Mitteln in der Behandlung der Herzinsuffizienz. Herzinsuffizienz ist die einzige Krankheit, deren Inzidenz und Prävalenz in den meisten entwickelten Ländern stetig zunehmen. Trotz moderner Behandlung mit Beta-Blockade und voller Angiotensin-II-Modulation liegt die Fünf-Jahres-Mortalität von Herzinsuffizienz bei über 50% und entspricht der von Krebserkrankungen. Die Wirksamkeit der heutigen Standard-Medikation zur Behandlung der Herzinsuffizienz ist in absoluten Zahlen ausgedrückt nur um wenige Prozentpunkte besser als Placebo [Granger 2006]. Zum anderen hat sich gezeigt, dass es eine starke Korrelation gibt zwischen Digoxin Serumkonzentration und der Sicherheit und der Wirksamkeit von Digoxin. Es ist angebracht, die bisher üblichen Dosierungen in Frage zu stellen. Positive Wirkungen zeigen sich besonders bei Serumkonzentrationen kleiner 1 ng/ml. Die Wirkungen von Digoxin bei Serumkonzentrationen größer 1 ng/ml, welche bei den bisher üblichen Dosierungen erreicht werden, sind weniger vorteilhaft. Die Wissenschaftler kommen in ihren Auswertungen aller verfügbaren Studien zu dem Schluss, dass niedrig dosiertes Digoxin das Risiko von Krankenhauseinweisungen reduziert und die Symptomatik chronischer Herzinsuffizienz verbessert.

Ouabain wird in der Diskussion über den Einsatz von Herzglykosiden in der Behandlung von Herzkrankheiten nicht mehr berücksichtigt. Seine Verwendung als Medikament ist außerhalb Deutschlands kaum noch bekannt. In Lehrbüchern der Medizin wird Ouabain nicht mehr erwähnt. Auch in Deutschland kennen jüngere Ärzte diesen Wirkstoff nur noch als Hilfsmittel in der Erforschung der Funktionen der Natriumpumpe. Mit dem Ziel, dieses Defizit zu beheben, habe ich eine Reihe von wissenschaftlichen Artikeln zu Ouabain publiziert:

Ouabain - the insulin of the heart.
Int J Clin Pract. 2010 Nov;64(12):1591-4.

Rethinking heart failure.
Cardiol Res 2012;3(6):243-257

On the differences between ouabain and digitalis glycosides.
Am J Ther. 2014 Jan-Feb;21(1):35-42.

Ouabain - the key to cardioprotection?
Am J Ther. 2014 Sep-Oct;21(5):395-402

"Why isn't clinical experience with ouabain more widely accepted?"
Am J Physiol Heart Circ Physiol. 2014 Oct 15;307(8):H1262-3.

Why Whip the Starving Horse When There Is Oats for the Starving Myocardium?
Am J Ther. 2016 Sep-Oct;23(5):e1182-7

Ouabain and endogenous ouabain - Dr. Jekyll and Mr. Hyde of cardiac glycosides? British Journal of Medicine and Medical Research, 2015; 8(5): 477-484.

Ouabain – a gift from paradise
Cardiovasc Disord Med, 2018; Volume 3(3): 1-2

In diesen Arbeiten werden die aktuellen und historischen Erkenntnisse zu therapeutischer Wirksamkeit und biochemischen Wirkungsmechanismen von Ouabain beschrieben und diskutiert. Aktuelle Forschungsergebnisse bestätigen und erklären die therapeutischen Erfahrungen mit Ouabain. Eine klinische Neubewertung dieses Wirkstoffes ist angebracht. Nachstehend werden die prägnantesten Ergebnisse in Kurzform beschrieben. Detailliertere Angaben und Literaturhinweise sind den aufgelisteten Publikationen zu entnehmen.

Ouabain und die Koronarinsuffizienz[13]

Die Eigenschaften von Ouabain, seine therapeutische Wirkungen, seine molekularen Wirkungsmechanismen, sind allein in seiner chemischen Struktur begründet. Wissenschaftliche Theorien zu Ursachen und Verlauf von Erkrankungen haben hierauf keinen Einfluss. Experimentell herbeigeführte Minderdurchblutung des Herzmuskels steigert den Säuregehalt des Gewebes und erhöht die Laktat-Konzentration im Blut. Auch bei Angina pectoris Patienten werden erhöhte Azidität und erhöhte Laktat-Werte beobachtet. Ouabain senkt Azidität und Laktat-Werte sowohl bei Minderdurchblutung als auch bei Angina pectoris. Myokardtheorie und Koronartheorie bieten hierfür unterschiedliche Erklärungen an. Doch alles was zählt, ist allein die am Patienten beobachtete Wirkung. Aus Hypothesen zur Pathogenese von Angina pectoris oder Koronarer Herzkrankheit lassen sich die therapeutischen Effekte von Ouabain nicht ableiten.

Die Koronare Herzkrankheit ist die häufigste Ursache der Herzinsuffizienz. Sie ist mit ihren akuten Manifestationen auch die häufigste Todesursache in den Industrienationen. Verursacht wird die Koronare Herzkrankheit nach heute geltenden Lehrvorstellungen durch Ablagerungen in den Gefäßwänden der Herzkranzarterien. Diese führen zu einer Versteifung der Arterienwände. Sie können den Gefäßquerschnitt bis zur vollständigen Verstopfung reduzieren. Die Durchblutung und als Konsequenz die Sauerstoffversorgung der Herzmuskulatur wird vermindert. Es entsteht ein Missverhältnis zwischen Sauerstoffbedarf und Sauerstoffangebot, welches als Ischämie oder als Koronarinsuffizienz bezeichnet wird. Mit zunehmendem Fortschreiten der Erkrankung erhöht sich die Wahrscheinlichkeit für das Auftreten von Herzrhythmusstörungen, Herzinfarkt und plötzlichem Herztod.

---

[13] Ausführlich beschrieben in: Ouabain - the key to cardioprotection? Am J Ther. 2014 Sep-Oct;21(5):395-402

Die Koronare Herzkrankheit ist eine chronische Erkrankung, die im Verlauf von Jahren bis Jahrzehnten fortschreitet. Eine Heilung, im Sinne einer Entfernung der Ablagerungen in den betroffenen Gefäßwänden, ist nicht möglich. Durch Verabreichung von Lipidsenkern, den Statinen, wird versucht, das Fortschreiten der Erkrankung zu verlangsamen. Im fortgeschrittenen Stadium der Erkrankung, der Herzinsuffizienz, werden Betablocker, ACE-Hemmer und Diuretika eingesetzt.

Ernst Edens hat in der Behandlung von Angina pectoris, dem Leitsymptom der Koronaren Herzkrankheit, mit intravenöser Strophanthintherapie sehr gute Erfolge erzielt. Sarre hat Anfang der 1950er Jahre mit oral verabreichtem Ouabain ähnliche Wirkungen zeigen können. Bei Koronarsklerose mit Angina pectoris vermehren Digitalispräparate die Anzahl der Anfälle, während Ouabain sie verringert [Sarre 1951, Sarre 1952]. Sarre schlussfolgerte aus seinen Untersuchungen „Die Koronarinsuffizienz ist die einzige Indikation, wo Strophanthin tatsächlich anderen Digitalisdrogen überlegen zu sein scheint, und sogar in einem gewissen Gegensatz zu ihnen steht."

Bereits 1949 hatte der Physiologe Hermann Rein an Hunden gezeigt, dass zeitweilige Ischämie (Minderdurchblutung) und auch Hypoxie (Sauerstoffmangel im Blut bei normaler Durchblutung) kardioprotektive Effekte auslösen. Er beobachtete, dass Ischämie ebenso wie Hypoxie in der Milz offenbar einen Wirkstoff frei setzt, welcher unter Erhalt der Schutzwirkung mit dem Blut von einem Donor-Tier auf ein Empfänger-Tier übertragen werden kann. Rein verglich die Wirkung der durch Ischämie freigesetzten körpereigenen Substanz, welche er als „Hypoxie-Lienin" bezeichnete, mit der von Strophanthin. Er fand eine weitgehend übereinstimmende Wirkung. Im Gegensatz zu Hypoxie-Lienin verfügt das Strophanthin aber über eine länger anhaltende Wirkung. Rein schreibt, dass nach Strophanthin Gabe „das Tier einfach für Stunden resistent gegen O_2-Mangel geworden ist". Aktuelle in-vitro und in-vivo Arbeiten mit Ouabain bestätigen, dass Ouabain bereits in sehr geringen Konzentrationen kardioprotektive Wirkungen an Ratten- und Kaninchen-Herzen zeigt.

Komplexe Lebensformen wie Säugetiere können nur überleben, weil sie über ausgeklügelte molekulare Abwehr- und Reparatur-Systeme verfügen, mit denen sie ihren Organismus schützen. Diese körpereigenen Schutzmechanismen auch zur Vorbeugung und zur Behandlung von Krankheiten einzusetzen ist ein vielversprechender aktueller Therapie-Ansatz in der Medizin. Der derzeit wohl am intensivsten beforschte körpereigene Schutzmechanismus ist die ischämische Präkonditionierung. Diese fußt auf der Beobachtung, dass wiederholtes Unterbinden von Blutzufuhr zu einem Organ, jeweils gefolgt von Phasen der Wiederdurchblutung, vor Schädigungen des Organs durch lang anhaltende Mangeldurchblutung (Ischämie) schützt. Herz, Niere, Leber, Gehirn und nahezu alle inneren Organe können durch ischämische Präkonditionierung vor Schädigungen durch Ischämie geschützt werden [Candilio 2013].

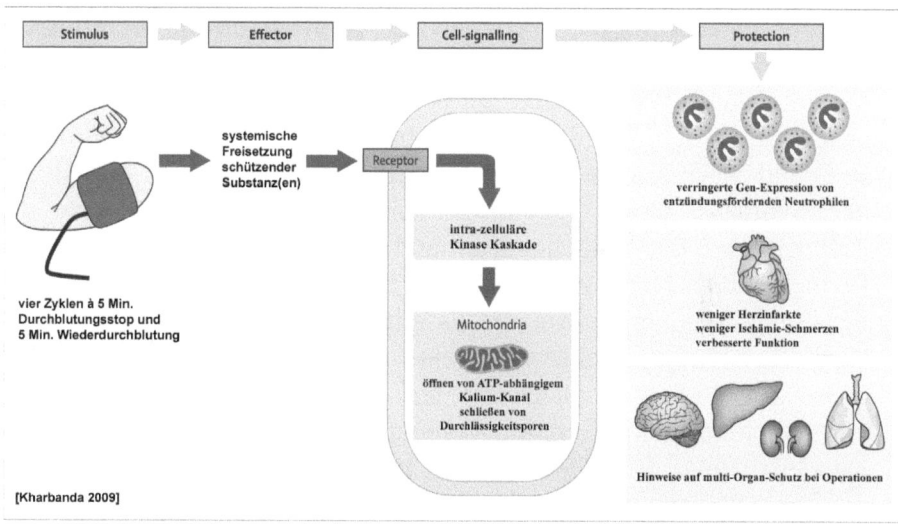

Die der ischämischen Konditionierung zugrunde liegenden Schutzmechanismen werden auch durch wiederholte Unterbrechung der Blutzufuhr mittels einer Blutdruckmanschette in den Armen aktiviert (Fern-Präkonditionierung, remote preconditioning). Die Fern-Präkonditionierung durch Ischämie im Arm setzt eine oder mehrere im Blut zirkulierende Substanzen frei, welche den Multiorganschutz bewirken

[Kharbanda 2009]. So ist es möglich, die Schutzwirkung durch Blutübertragung von einem präkonditionierten Donor auf einen nicht konditionierten Empfänger zu übertragen. Die Struktur der Wirksubstanz(en) ist noch nicht bekannt. Alternativ wird eine Beteiligung von Nervenbahnen an der Reizübermittlung des Schutzeffektes diskutiert. Ermutigende experimentelle und klinische Ergebnisse werden berichtet in der Behandlung von Herzkrankheiten, Schlaganfall und Parkinson'scher Krankheit. Es wird in vielen Laboratorien intensiv daran gearbeitet, niedermolekulare Wirkstoffe zu finden, mit denen eine schützende Präkonditionierung induziert werden kann (pharmakologische Präkonditionierung).

Die der ischämischen Präkonditionierung zugrunde liegenden molekularen Mechanismen sind Gegenstand aktueller Forschungen. Es gibt Hinweise darauf, dass die bei Ischämie im Organismus freigesetzten Substanzen die Aktivität der Natriumpumpe beeinflussen. Gesichert ist die Beteiligung von verschiedenen Signalkaskaden, welche auch durch Wechselwirkung von Ouabain mit der Natriumpumpe ausgelöst werden. Hierzu zählen insbesondere die durch Proteinkinase C und MAP-Kinase induzierten Signalkaskaden sowie die Glykogen Synthase. Deren Funktionen sind es, die Kalziumkanäle der Zellmembran, der Mitochondrien und der Poren des mitochondrialen Permeabilitätsübergangs zu öffnen. Hieraus resultiert eine bessere Erhaltung der Energiereserven. Es gilt heute als gesichert, dass Ouabain seine kardioprotektiven Effekte durch Aktivierung dieser Ouabain-Na/K-ATPase-Signalosome entfaltet, welche unabhängig sind von der Ionen-Pumpfunktion der Natriumpumpe. Die übereinstimmenden Effekte von Ouabain und ischämischer Präkonditionierung machen Ouabain zum idealen Wirkstoff für die pharmakologische Präkonditionierung. Sicherheit, Verträglichkeit und Wirkung des Ouabains sind durch Jahrzehnte klinischer Anwendung erwiesen.

Die aktuellen Forschungsergebnisse zur ischämischen Präkonditionierung bestätigen und erklären die Wirkung von Ouabain in der Behandlung von Koronarer Herzkrankheit. Die durch ischämische Präkonditionierung ebenso wie durch Ouabain induzierten Signalkaskaden führen zum Schutz nahezu aller inneren Organe. Damit wird auch der „extrakardiale" protektive Effekt von Ouabain bei Schlaganfall und Nierenentwicklung verständlich. Die Wirkung der Signalosome auf die für die Energiebereitstellung wichtigen Mitochondrien bestätigt und erklärt zudem die klinischen Erfahrungen mit Ouabain, bei denen eine positive Wirkung auf den Energiehaushalt des Herzens beobachtet worden war. Während Digoxin wegen seiner starken, den Energieverbrauch steigernden Inotropie bekannt war als „Peitsche für das hungernde Pferd" wurde Strophanthin von den Klinikern charakterisiert als „Hafer für das hungernde Herz".

Ouabain und der Energiehaushalt des Herzens[14]

Eine Vielzahl von klinischen Studien und experimentellen Forschungsergebnissen weist aus, dass es keine belegbare Korrelation zwischen arteriosklerotisch bedingten Durchblutungsstörungen und Herzinsuffizienz gibt [Marzilli 2012]. Viele Patienten mit Angina pectoris und Anzeichen von Ischämie haben keine nachweisbare koronare Arteriosklerose und umgekehrt haben viele Patienten mit einer schweren koronaren Arteriosklerose weder Schmerzen in der Brust noch lässt sich ein Nachweis von Myokardischämie erbringen. Es sind extreme Fälle dokumentiert, in denen trotz vollständigem Verschluss von allen drei großen Koronararterien eine ausreichende Durchblutung des Herzens und normale Herzfunktionen beobachtet wurden. Ein ausgeprägtes Netzwerk von Anastomosen und Kollateralen gewährleistet eine ausreichende Durchblutung des Herzmuskels.

Die Cholesterin-Hypothese bröckelt. Heute wird der Cholesterinspiegel differenziert nach HDL, dem guten Cholesterin und LDL, dem schlechten Cholesterin. Bisher haben sich alle Versuche, den Spiegel an „gutem" HDL zu steigern als Fehlschlag erwiesen. Roche's Wirkstoff Dalcetrapib und Pfizer's Torcetrapib sind in großen Registrierungsstudien gescheitert. Im Oktober 2015 hat auch Eli Lilly eine 12.000 Patienten umfassende klinische Studie mit dem Wirkstoff Evacetrapib abgebrochen.

Auch haben die mit hohen Rückfallraten behafteten invasiven Verfahren der koronaren Revaskularisation (Stents) und Bypass der Stenose nur geringe Auswirkungen auf die Überlebensrate von Herzinsuffi-

---

[14] Ausführlich beschrieben in: Rethinking heart failure. Cardiol Res 2012;3(6):243-257

zienz-Patienten. Die An- oder Abwesenheit einer koronaren Arteriosklerose ist deshalb von nur begrenzter Bedeutung für die Diagnose und Behandlung von Herzinsuffizienz.

Das Herz ist der Motor des Körpers. Es treibt den Kreislauf an und verteilt über die Blutbahn lebenswichtige Nährstoffe und ermöglicht den Substanz- und Informationsaustausch zwischen den verschiedenen Organen. Jeden Tag schlägt das Herz über 100.000 Mal und pumpt etwa 10 Tonnen Blut durch den Körper. Im Gegensatz zu den Skelettmuskeln gibt es für den Herzmuskel keine Ruhephasen zur Regeneration. Das Herz kann nicht bewusst gesteuert werden. Das Herz erbringt seine Leistung ausschließlich durch Kontraktionen des Herzmuskels, deren Kraft und Frequenz auf den jeweiligen Bedarf abgestimmt sind. Es reguliert die Pumpleistung über die Kontraktionskraft, die Schlagfrequenz, das Schlagvolumen und die Größe der Herzkammern (Hypertrophie). Dieses außergewöhnlich effiziente Organ reagiert sehr flexibel auf sich ändernde Anforderungen. Die Förderleistung ist sehr unterschiedlich. Sie schwankt zwischen 0,3 ml pro Minute und Gramm Herzmuskel bei körperlicher Ruhe und 5 - 6 ml pro Minute und Gramm bei körperlicher Anstrengung.

Das Herz hat einen enormen Energiebedarf. Dieser wird gedeckt durch hohe Raten von Adenosintriphosphat (ATP) Synthese und Hydrolyse. Der ATP-Vorrat der Herzzelle wird innerhalb von Sekunden vollständig umgesetzt. Pro Tag verarbeitet das Herz ca. 6 kg ATP. Hauptumschlagpunkt sind die Mitochondrien. Diese nehmen etwa 30% des Volumens einer Herzzelle ein. Ein wichtiges Substrat für das Herz ist Sauerstoff. Bei einer Herzfrequenz von 60 bis 70 Schlägen pro Minute ist der Sauerstoffverbrauch pro Gramm Herzmuskel 20-fach höher als der eines Skelettmuskels in Ruhe. Das Herz verwertet etwa 70 -80 % des im Blut angebotenen Sauerstoffs, im Vergleich zu 30 – 40 % in der Skelettmuskulatur. Als Energiesubstrate dienen vor allem Fette (60 – 80 %) und Glukose (20 %), in geringen Mengen werden auch Ketone (Laktat) und Aminosäuren verstoffwechselt. Sowohl bei der Herstellung als auch beim Verbrauch von ATP werden Protonen erzeugt. Diese werden in den Mitochondrien der Herzzelle mit Sauerstoff zu Wasser umgesetzt, wobei ebenfalls ATP entsteht.

Die klassische Grundidee bei ischämischen Herzkrankheiten ist, dass diese im Wesentlichen aus einem Defizit in der Sauerstoffversorgung des Herzens herrühren. Das Herz ist auf Sauerstoffzufuhr angewiesen. Untersuchungen haben jedoch gezeigt, dass das Herz nicht nur Minuten, sondern Stunden und Tage mit nur begrenzter Sauerstoffzufuhr überleben kann. Bereits 1966 hat Hochrein an Meerschweinchen Herz-Lungen-Präparaten gezeigt, dass Herzen auch bei vollständiger Abwesenheit von Sauerstoffzufuhr überleben können. Durch Infusion von Glukose, Insulin und Kaliumsalzen gelang es, durch Stickstoffbeatmung induzierte hypoxische Herzinsuffizienz und Atemstillstand trotz fortwährender Stickstoffbeatmung zu beheben [Hochrein 1966]. 1992 berichteten Webster und Mitarbeiter, dass Herzmuskelzellen invitro unter Ausschluss von Sauerstoff eine Woche lebens- und kontraktionsfähig bleiben, wenn Glukose kontinuierlich zugeführt und der extrazelluläre pH im physiologischen Bereich gehalten wird [Graham 2004]. Diese Experimente zeigen, dass Sauerstoffmangel nicht zum Absterben von Herzmuskelzellen führen muss. Energiemangel und Übersäuerung verursachen den Tod der Herzzellen.

Um unter Sauerstoffmangel lebensfähig bleiben zu können, müssen die Zellen kontinuierlich mit Glukose versorgt werden, aus der über anaerobe Glykolyse bei Bedarf ausreichend ATP erzeugt werden kann. Darüber hinaus muss sicher gestellt sein, dass die dabei entstehende Säure abgeführt wird. Wenn diese Bedingungen nicht vollständig erfüllt werden, kommt es zum Azidose bedingten Zelltod. Azidose verursacht auch die bei Angina pectoris häufig beobachteten Brustschmerzen. Spezifische säureempfindliche Ionenkanäle lösen den anginoiden Brustschmerz aus.

Das autonome Nervensystems reguliert die Tätigkeit des Herzens. Bei Patienten mit Herzinsuffizienz ist der Vagustonus reduziert, während der Sympathikustonus erhöht ist. Risikofaktoren für Herz-Kreislauferkrankungen wie Übergewicht, Bluthochdruck und Rauchen sind alle durch erhöhte sympathische Aktivierung gekennzeichnet. Auch bei Depressionen, Angstzuständen, sozialer Isolation und chronischem Stress wird ein erhöhter Sympathikustonus beobachtet. Der Grad der sympathischen Aktivierung ist eine wichtige und unabhängige Determinante bei der Prognose von myokardialen und zerebralen Erkrankungen. Katecholamine sind die Neurotransmitter des sympathischen Nervensystems. Bei Herzinsuffizienz-Patienten korrelieren erhöhte Plasma Katecholaminspiegel eng mit einer erhöhten Sterblichkeit.

Bereits in den 1930er Jahren hatten mehrere Forscher (Gollwitz-Meier, Gremels, u.a.) gezeigt, dass bei der Erklärung ischämischer Zustände des Herzmuskels nicht allein das Verhältnis von Sauerstoffangebot und –bedarf im Myokard, sondern ebenso auch der durch das vegetative Nervensystem gesteuerte *Sauerstoffverbrauch* des Herzens in Betracht zu ziehen ist. Raab, Selye, Schimmert und viele andere Wissenschaftler mehr hatten dann in den 1950er und 1960er Jahren zweifelsfrei belegt, dass eine überschießende Aktivität des Sympathikus eine extreme Erhöhung des Sauerstoffverbrauchs des Herzens bewirkt, welche zu Sauerstoffmangel und Nekrosen (Absterben von Herzzellen) führt. Sie haben weiter nachgewiesen, dass nicht nur körperlicher „Stress" sondern auch emotionale Erregung („emotionaler Stress") zu verstärktem Ausschütten von Stresshormonen (Adrenalin, Noradrenalin, Cortisol) und damit zu erhöhtem Sauerstoffbedarf des Herzens führt. Aktuelle Studien belegen, dass ein hoher Prozentsatz aller Angina pectoris Anfälle und Herzinfarkte durch emotionalen Stress ausgelöst wird.

Überhöhte Sympathikusaktivtät durch Ausschüttung zu hoher Katecholamin Mengen führt zu Herzschäden. In geringen Konzentrationen führen Katecholamine zu vorteilhaften Effekten für die Herztätigkeit (u. a. positiv inotrope Wirkung). Hohe Konzentrationen von Katecholaminen hingegen schädigen bei chronischer Einwirkung das Herz. Sie erhöhen den Sauerstoffbedarf und beschleunigen die aerobe Glykolyse, welche zu überschüssigen Protonen führt. Sie stimulieren die Lipolyse von Triglyceriden und setzen damit Fettsäuren und weitere Protonen frei. Serumkonzentrationen von Noradrenalin korrelieren eng mit dem Grad der Erkrankung und einer schlechten Prognose bei Herzinsuffizienz. Katecholamine bewirken eine Störung der oxidativen Phosphorylierung in den Mitochondrien. In Summe führt ein exzessiver Sympathikustonus über hohe Katecholaminkonzentrationen zur Anhäufung von Protonen und damit zu Azidose induziertem Zelltod.

Wenn die Protonenkonzentrationen in der Herzmuskelzelle nicht durch oxidative Phosphorylierung in den Mitochondrien reguliert werden kann, greift ein alternativer Mechanismus der Protonenverwertung. Pyruvat (Brenztraubensäure) wird unter Verbrauch von Protonen zu Laktat (Milchsäure) reduziert. Die Bildung von Laktat (Milchsäure) ist also nicht, wie fälschlicher Weise in den Lehrbüchern immer noch zu lesen ist, die Ursache von Azidose („Laktatazidose"). Die Reduktion von Pyruvat zu Laktat verbraucht Protonen. Die Laktatbildung ist eine Schutzmaßnahme der Zelle gegen überhöhte Säureproduktion. Laktat (Milchsäure) ist ein Hinweis auf Übersäuerung, aber keine Ursache für Azidose [Roberts 2004]. Bei Herzinsuffizienz-Patienten ist der Laktatspiegel im Blut erhöht.

Es gilt heute als gesichert, dass bei Herzinsuffizienz unabhängig von seiner Pathogenese eine Störung des myokardialen Stoffwechsels vorliegt [Ingwall 2009]. Es herrscht kein Mangel an Sauerstoff. Die Verwertung der Nährstoffe ist gestört. Deshalb stellte Heinrich Taegtmeyer die berühmt gewordene Frage „Why does the heart fail in the midst of plenty?" (Warum scheitert das Herz inmitten von Überfluss?) [Taegtmeyer 2002]. Die Kapazität der Mitochondrien, dem Kraftwerk der Zelle, zur Oxidation von Zucker und Fetten ist vermindert. Das Risiko von Herzerkrankungen nimmt mit dem Alter zu. Ältere Patienten haben eine um fast 50% niedrigere oxidative Kapazität der Mitochondrien. Das Ausmaß der Beeinträchtigung in der Energiebereitstellung korreliert mit der beobachteten Mortalität. Offensichtlich ist es nicht eine begrenzte Verfügbarkeit von Nährstoffen oder Sauerstoff, sondern die durch Überwiegen des Sympathikus-Tonus gestörte Fähigkeit, die verfügbaren Substrate und Sauerstoff zu verarbeiten, welche zu Herzinsuffizienz führt. Hier greift Ouabain schützend ein. Besonders altersschwache Herzen („Altersherz") reagieren oft sehr positiv auf Strophanthin. Ernst Edens bezeichnete Strophanthin deshalb auch als „Milch des Alters".

Bei Versagen des aeroben - Sauerstoff basierten - Stoffwechsels kann das Energiedefizit des Herzens nur durch anaeroben Stoffwechsel – ohne Sauerstoff - kompensiert werden. Solange die durch anaeroben Stoffwechsel bereitgestellte Energie den Blutstrom auf einem ausreichenden Niveau hält, werden überschüssigen Protonen ausgewaschen und ein Azidose induzierter Infarkt verhindert.

Ouabain moduliert den Stoffwechsel der Herzzelle. Bereits Fraenkel und Edens hatten darauf hingewiesen, dass Strophanthin den Stoffwechsel beeinflusst. Bekannt war damals schon eine synergistische Wirkung mit Insulin. In geringen Konzentrationen verstärkt Insulin die Strophanthinwirkung und verringert die Toxizität. Dieser Effekt ist auch praktisch genutzt worden. Strophanthinlösungen wurden vor Injektion mit Dextroselösung verdünnt. Dadurch wurden nicht nur zu hohe Peak-Konzentrationen bei zu schneller Injektion als Schutz vor dem gefürchteten Strophanthintod vermieden. Die Dextrose induziert gleichzeitig die Freisetzung von Insulin und verstärkt damit die Strophanthinwirkung.

Bei Herzinsuffizienz-Patienten ist der Laktatspiegel im Blut erhöht und kann durch Verabreichung von Ouabain gesenkt werden. Ouabain verstärkt die metabolische Wirkung von Acetylcholin (dem Neuro-transmitter des parasympathischen Nervensystems) und hemmt einen durch Adrenalin induzierten erhöhten Sauerstoffverbrauch. Es fördert den Fettsäurestoffwechsel, stimuliert die Glykogensynthese und steigert die Proteinsynthese im Herzmuskel. Im Tierversuch erhöht Ouabain das Verhältnis von Acetyl- Coenzym A zu Coenzym A im Myokard, welches eine Aktivierung des Stoffwechsels ausweist. Hermann Rein hat an Hunden gezeigt, dass die Tiere nach Ligatur der Koronararterien durch Strophanthin Gabe „für Stunden resistent gegen O_2-Mangel geworden" sind. Bei einem durch Ligatur in Ratten- und Kaninchenherzen induzierten Myokardinfarkt sinkt der pH-Wert im Herzmuskelgewebe deutlich. Verabreichung von Ouabain erhöht den pH-Wert des sauren Herzgewebes innerhalb von wenigen Minuten um bis zu 0,5 pH-Einheiten.

Die Stoffwechselwirkung des Ouabains belegt eine ausgeprägte Wirkung auf das autonome Nervensystem. Die Förderung der Energiebereitstellung bei gleichzeitiger Hemmung des überschießenden Energieverbrauchs weisen auf Stimulierung des Parasympathikus und Hemmung des Sympathikus hin. Der Neurotransmitter des Parasympathikus ist das Acetylcholin. In geringer Dosierung setzt Ouabain Acetylcholin frei und erhöht dessen Konzentration im Herzen. Es aktiviert den parasympathischen Einfluss. In seiner Doppelblindstudie mit Strophanthin und Digoxin an Herzpatienten hatte Agostini beobachtet, dass Strophanthin den Katecholamingehalt im Serum der Patienten reduziert [Agostini 1994]. Es hemmt den Sympathikus.

Mit diesem Wirkprofil ist Ouabain das ideale Mittel zur Therapie der Herzinsuffizienz. Aktivität und Stoffwechsel des Herzens werden gesteuert durch das vegetative Nervensystem. Dessen antagonistische Komponenten – Sympathikus und Vagus – interagieren auf spezifische Weise miteinander. Stimulation oder Hemmung des einen bewirkt immer auch eine partielle Stimulation/Hemmung des Gegenspielers. Dieses Zusammenwirken wird als „akzentuierter Antagonismus" bezeichnet. Eine Modulation des vegetativen Nervensystems, welche auf beide Komponenten einwirkt wird deshalb immer effektiver sein als die bloße Blockade von Rezeptoren einer Komponente, wie sie in der Therapie mit Betablocker und ACE-Hemmer praktiziert wird.

Ouabain und Digitalis[15]

Schmiedeberg hat im 19. Jahrhundert das heute noch gültige Dogma begründet, dass alle herzaktiven Glykoside qualitativ gleiche Wirkungen entfalten. Gemäß geltender Lehrmeinung bestehen nur geringfügige quantitative Unterschiede. Auch im Protokoll zum Heidelberger-Tribunal wurden Wirkungsunterschiede verneint: „Unterschiedliche Effekte von Strophanthin und anderen Herzglykosiden auf die Muskulatur des linken und rechten Herzens sind nicht nachgewiesen worden." Gestützt wird diese Einschätzung durch die Beobachtung, dass alle Herzglykoside in genügend hoher Konzentration an die Natriumpumpe binden und deren Aktivität hemmen. Hemmung der Natriumpumpe bringt viele physiologische Vorgänge zum Stillstand. Die Hemmung der Natriumpumpe führt zum sofortigen Herztod. Sie begründet die toxische Wirkung der Herzglykoside! Damit wird Fraenkels Frage, *„Sind wir überhaupt berechtigt, aus der toxischen Wirkung eines Digitaliskörper auf das Froschherz auf seine therapeutische Wirkung am Menschen zu schließen?"* auf ein neues, molekular begründetes Fundament gestellt.

Ernst Edens und Albert Fraenkel hatten diese Frage auf Basis ihrer klinischen Beobachtungen verneint. Im Strophoral-Streit in den 1950er Jahren waren Veränderungen im EKG (ST-Veränderungen) zum Nachweis der Wirkung von oral verabreichtem Strophanthin gefordert worden. Heute wissen wir, dass die ST-Veränderungen im EKG Anzeichen für ischämische Zustände sind, wie sie auch bei Angina pectoris auftreten. Auch nach Digitalisbehandlung werden diese

---

[15] beschrieben in: On the differences between ouabain and digitalis glycosides. Am J Ther. 2014 Jan-Feb;21(1):35-42.
Ouabain and endogenous ouabain - Dr. Jekyll and Mr. Hyde of cardiac glycosides? British Journal of Medicine and Medical Research, 2015; 8(5): 477-484
Why Whip the Starving Horse When There Is Oats for the Starving Myocardium? Am J Ther. 2016 Sep-Oct;23(5):e1182-7.

charakteristischen Veränderungen im EKG beobachtet. Bei Belastungsuntersuchungen von Herzgesunden unter Digitaliseinnahme treten in 30-40% der Fälle rein glykosidbedingte ST-Veränderungen auf. Deshalb müssen Digitalispräparate vor Messung eines Belastungs-EKG rechtzeitig abgesetzt werden (1 Woche Pause bei Digoxin, 3 Wochen Pause bei Digitoxin). Auch mit den Veränderungen im EKG hatte man also versucht, von der toxischen Wirkung auf die therapeutische Wirkung zu schließen. Mit der Hemmung der Natriumpumpe verhält es sich nicht anders. Sie ist das allen Herzglykosiden gemeinsame Merkmal für die Giftigkeit. Es ist nicht möglich, daraus ihre therapeutische Wirkung abzuleiten. Als Ausweg ist deshalb die in allen Lehrbüchern nachzulesende Hypothese aufgestellt worden, die therapeutische Wirkung der Glykoside beruhe auf einer nur *partiellen Hemmung* der Natriumpumpe[16]. Durch die partielle Hemmung bleibt mehr Natrium in der Zelle und die intrazelluläre und extrazelluläre Natriumkonzentration gleichen sich an, der Na/Ca-Austausch wird gehemmt und die Calciumkonzentration in der Zelle steigt. Die erhöhte Calciumkonzentration bewirkt eine verbesserte Kontraktilität.

---

[16] Diese Hypothese ist 1969 von Morcedai Blaustein aufgestellt worden [Baker 1969]. Er hat 2013 beschrieben, wie er dazu gekommen ist: "I immediately recognized that NCX - Natrium-Calcium-Pumpe - must be widely distributed in both tissues and species, including vertebrate heart. Therefore, since NCX apparently functions in the heart, it is the missing link to the puzzle that had stumped me ever since my first studies on the Na+ pump and, as an intern, my use of digitalis to treat patients with heart failure: How does Na+ pump inhibition by cardiotonic steroids increase the force of contraction of the heart? Because of both my clinical and research experiences, I frequently thought about this enigma. Here was the answer: raising [Na+]i promotes net Ca2+ gain by NCX, and thereby enhances cardiac contraction. That 'Eureka! moment' was even more thrilling than the discovery of NCX itself. I was, for a brief time, the only one in the world who understood how cardiotonic steroids enhance cardiac contraction! I was so exhilarated that I went off, alone, to the nearby Green Lantern restaurant, for a fine celebratory dinner with a bottle of claret." [Blaustein 2013].

Diese Hypothese ist durch experimentelle Untersuchungen mehrfach in Frage gestellt worden ist. Leitwirkung der Digitalis ist eine ausgeprägte inotrope (Kontraktionskraft verstärkende) Wirkung. Okita hat in mehreren Arbeiten die Trennung von inotroper und toxischer Wirkung beschrieben [Okita 1977]. Lüllmann hat gezeigt, dass die inotrope Wirkung nicht mit dem Grad der Hemmung der Natriumpumpe korreliert. Jedoch gibt es eine enge Korrelation zwischen der Elektrolytzusammensetzung und Toxizität [Lüllmann 1982, 1984]. Liu konnte diese Ergebnisse 20 Jahre später bestätigen [Liu 2000]. Wasserstrom fand, dass die Stärke der Inotropie stark mit der Struktur der Glykoside variiert, während die Toxizität auf Strukturveränderungen kaum reagiert [Wasserstrom 1988, 1991]. Eine detaillierte Diskussion der inotropen Effekte im Verhältnis zur Hemmung der Natriumpumpe hat Wasserstrom 2005 publiziert [Wasserstrom 2005].

Verbindungen aus unterschiedlichen Substanzklassen hemmen die Natriumpumpe. Doch keine dieser Substanzen hat eine den Herzglykosiden vergleichbare Herzwirkung. Ratten sind gegenüber Steroidglykosiden recht unempfindlich. Die Affinität der Herzglykoside zur Natriumpumpe der Ratte ist deutlich geringer als die zur Natriumpumpe anderer Tiere. Die lethale Dosis von Herzglykosiden bei Ratten liegt um Größenordnungen über den für sensible Tierarten bestimmten Werten. Intraperitoneal verabreicht beträgt die lethale Dosis (LD_{50}) von Ouabain bei Mäusen 1,2 mg/kg Körpergewicht, während die lethale Dosis bei Ratten 125 mg/kg beträgt. Oral verabreicht ist die LD_{50} von Digoxin bei der Ratte 28,3 mg/kg, beim Meerschweinchen 3,5 mg/kg. Die lethale Dosis für oral gegebenes Digitoxin ist bei der Ratte 56 mg/kg, bei der Katze 0,2 mg/kg. Auch diese Befunde deuten darauf hin, dass eine Hemmung der Natriumpumpe für die Toxizität, nicht aber für die therapeutische Wirkung der Herzglykoside verantwortlich ist.

Für die experimentelle Bestimmung der hemmenden Wirkung von Herzglykosiden auf die Natriumpumpe sind verschiedene Methoden eingesetzt worden, welche zu sehr unterschiedlichen Ergebnissen geführt haben. Es wurden Präparate der Natriumpumpe aus menschlichem und tierischem Gewebe verwendet. Die Messmethoden - Medium, Reagenzien, Reaktionszeit - waren nicht standardisiert. Eine Forschungsgruppe unter der Leitung von Alexei Bagrov und Amir Askari hat die Bindungskonstanten mehrerer Herzglykoside an gereinigten Enzympräparaten aus menschlichem Nierengewebe und aus Nierengewebe von Schweinen bestimmt [Gable 2017]. Die zur Hemmung von Na/K-ATPasen aus der menschlichen und Schweinsniere notwendigen Konzentrationen der Herzglykoside wurden bestimmt. Die Hemmungskonstante (Ki-Wert) von Ouabain beträgt 1,22 ± 0,09 µM, der Ki-Wert von Digoxin wurde auf 3,2 ± 0,22 µM bestimmt. Im Gegensatz dazu liegen die therapeutischen Konzentrationen bei der Behandlung von Herzerkrankungen bei < 0,5 nM für Ouabain und 1 - 2 nM für Digoxin. Die zur Hemmung der Natriumpumpe erforderlichen Konzentrationen von Herzglykosiden sind damit 1.000-mal höher als die für therapeutische Zwecke verwendeten Konzentrationen. Damit wird die Hypothese erneut widerlegt, dass die therapeutische Wirkung von Herzglykosiden auf der Hemmung der Natriumpumpe beruht.

In-vivo Versuche mit Mäusen belegen, dass die Schutzwirkung von Ouabain bei Herzinsuffizienz nicht auf Hemmung der Natriumpumpe beruht, sondern durch Aktivierung einer spezifischen Kinase (Phosphoinositide 3-kinase-α) induziert wird [Wu 2015]. Die Autoren schlussfolgern aus ihren Versuchen: „In Verbindung mit einer Fülle von verfügbaren Informationen über die klinische Anwendung von Digitalis Medikamenten am Menschen belegen die vorliegenden Ergebnisse die Notwendigkeit weiterer Untersuchungen über die mögliche Verwendung dieser Medikamente für die Prävention von Herzinsuffizienz, wie es bereits vor fast einem Jahrhundert empfohlen worden ist."

Die Gleichsetzung von Hemmung der Natriumpumpe mit therapeutischer Wirkung war anfangs noch korrekt als Hypothese formuliert worden[17], ist dann aber nach mehrmaligem, gedankenlosem Wieder-

---

[17] Der Originaltext von 1969 ist: "The observation that raising the internal sodium concentration increases calcium influx may help to explain the cardiotonic action of

holen unter Auslassung von immer mehr Einzelheiten zur Tatsachenbehauptung mutiert. Dieser Effekt wird in der Wissenschaft häufig beobachtet (Laktatazidose!). Auch in der Medizin gilt wie in vielen anderen Bereichen des Lebens frei in Anlehnung an George Orwell's „1984": „Wenn alle an die Lüge glauben, wird die Lüge zur Wahrheit."

Für Ouabain sind nicht nur in klinischen Befunden Unterschiede zu Digitalis-Wirkstoffen dokumentiert. Auch auf molekularer Ebene gibt es eine Reihe deutlicher Unterschiede. Augenfällig sind Unterschiede in der Pharmakokinetik. Die Wirkung von Ouabain setzt sehr schnell innerhalb von Minuten ein, bei Digitoxin wird die volle Wirkung erst nach Stunden erreicht. Dieser Unterschied mag darin begründet sein, dass Ouabain und Digitalis ihre Wirkungen in unterschiedlichen Zellkompartimenten entfalten. Ouabain bindet an die extrazelluläre Seite der Zellmembran, Digoxin und Digitoxin dringen in die Zelle ein und binden an den intrazellulären Ryanodine-Rezeptor. Die lipophilen (fettlöslichen) Digitalisglykoside sind in der Lage in Zellkulturen Kation-selektive Leitungskanäle für Calciumionen in Lipiddoppelschichten auszubilden. Das hydrophile (wasserlösliche) Ouabain ist dazu nicht in der Lage. Ouabain fördert wie beschrieben die vagomimetsche Energiebereitstellung des Myokards. Digitalis hat in vielen Fällen einen gegenteiligen Effekt. Es verstärkt sympathomimetisch den Energieverbrauch, erhöht die Laktatkonzentration, senkt den pH, und reduziert die Proteinsynthese.

---

cardiac glycosides. Ouabain seems to have no direct effect on calcium movements, but it inhibits the Na-K pump in therapeutic doses and might increase the internal sodium concentration. If heart muscle behaves like squid nerve, a rise in internal sodium should promote calcium influx and increase the internal calcium concentration. Since muscle is probably activated by a release of calcium from the sarcoplasmic vesicles, or by entry of calcium from outside, an increase in the background level of calcium might improve the effectiveness of the action potential in turning on the contractile mechanism." [Baker 1969].

Die metabolischen Effekte der Herzglykoside veranschaulichen ihre Wirkung auf das autonome Nervensystem. In der Tat ergibt eine tabellarische Aufstellung der therapeutischen und toxischen Wirkungen von Herzglykosiden auffallende Ähnlichkeiten zu einer Tabellierung der kombinierten Effekte von Acetylcholin und Adrenalin, den Neurotransmittern des autonomen Nervensystems [Runge 1975, 1977]. Lipophile Herzglykoside zeigen verstärkte sympathomimetische Effekte, hydrophile Herzglykoside wie Ouabain ausgeprägte vagomimetische Wirkungen. Digoxin als starkes Inotrop zeigt nur schwache Wirkungen auf das autonome Nervensystem. Bei Strophanthusderivaten dominiert die Modulation des autonomen Nervensystems über eine nur schwache inotrope Wirkung.

Alle Herzglykoside zeigen eine ausgeprägte Dosis-Wirkungs-Beziehung, oft gekennzeichnet durch gegenteilige Effekte bei hohen versus niedrigen Konzentrationen. Herzglykoside sind prototypische Beispiele hormetischer Substanzen. In hohen Konzentrationen inhibieren sie die Natriumpumpe, in therapeutischen Konzentrationen stimulieren Digitalis und Ouabain die Natriumpumpe [Godfraind 1986]. Während niedrige Dosen von Digitalis den Sympathikus hemmen, konnte für hohe Digitalis Dosen im Tierversuch nachgewiesen werden, dass sie den Sympathikus stimulieren und Herzrhythmusstörungen verursachen [Gillis 1975]. Im Katzenherz hemmen niedrige Dosen von Ouabain die spontane sympathische Aktivität in präganglionären sympathischen Nerven. Höhere Dosen von Ouabain führen zu einem Anstieg der sympathischen Nervenaktivität und ventrikulärer Tachykardie [Gillis 1969]. Niedrige Konzentrationen von Ouabain induzieren die Proliferation (Neubildung von Zellen) von mehreren Zelltypen, während höhere Konzentrationen zur Apoptose (programmierter Zelltod) führen.

Hormetische Dosis-Wirkungs-Beziehungen werden auch an Patienten beobachtet. Digoxin verbessert in niedriger Dosierung das neurohormonale Profil bei Patienten mit Herzinsuffizienz. Dosiserhöhungen haben sympathomimetische Effekte [Newton 1996, Gheorghiade 1995]. Niedrige Dosen von Lanatosid C verbessern die Sauerstoffmangel-Toleranz; hohen Dosen vermindern die Toleranz bei Angina pectoris Patienten erheblich [Sarre 1951, 1952]. K-Strophanthin (0,25 mg, IV-Applikation) und Ouabain (3 mg, oral) verbessern die Sauerstoffmangel-Toleranz bei Angina pectoris Patienten. Die Wirkungen des Digitalis Derivates Lanatosid C ist ausgeprägt Dosis abhängig. 0,1 mg IV zeigt eine geringfügige Verbesserung (aber viel weniger als die Strophanthus Derivate); 0,2 mg und 0,8 mg verringern die Sauerstoffmangel-Toleranz erheblich. Diese Experimente bestätigen die hormetische Natur der Herzglykoside. Sie weisen aus, dass die hormetischen Dosis-Wirkungskurven der Glykoside, obgleich einander grundsätzlich ähnlich, erhebliche Konzentrationsunterschiede aufweisen. Lanatosid C hat nur ein begrenztes Dosierungsfenster, in welchem es eine positive Wirksamkeit entfaltet. Strophanthus Derivate bieten ein viel breiteres therapeutisches Fenster. In der klinischen Praxis ist die einzigartige hormetische Dosis-Wirkungs-Beziehung der Herzglykoside von äußerster Wichtigkeit.

Alle vorliegenden wissenschaftlichen Ergebnisse der Ouabainforschung lassen keine Zweifel daran, dass dieser Wirkstoff ein therapeutisches und pharmakologisches Profil hat, welches sich äußerst positiv absetzt von dem der Digitalisglykoside. Es ist anzustreben dass Ouabain bald möglichst wieder für die Therapie der Herzinsuffizienz zur Verfügung steht.

Ouabain schützt die Niere und das Gehirn

Das therapeutische Potenzial von Ouabain ist nicht auf die Behandlung von Herzkrankheiten beschränkt. Ähnlich wie die ischämische Präkonditionierung hat Ouabain das Potenzial, auch andere Organe zu schützen. Studien an Tiermodellen zeigen einen Schutz der Niere vor Mangelernährung.

Chronische Unterernährung mit starker Einschränkung von Proteinzufuhr ist insbesondere in Entwicklungsländern ein gravierendes sozioökonomisches Problem. Mehrere wissenschaftliche Studien haben einen starken Einfluss von verminderter Proteinzufuhr und anderer Ernährungsdefizite auf die Entwicklung von Herz-Kreislauf- und Nierenerkrankungen aufgezeigt. Besonders für Embryos und junge Menschen sind die Folgen der Mangelernährung dramatisch. Bluthochdruck, Herzkrankheiten und Nierenerkrankungen zählen zu den häufigsten, durch Unterernährung mitbedingten Folgeerscheinungen. Weltweit sind über eine Milliarde Menschen hiervon betroffen.

Durch Mangelernährung bedingte Erkrankungen sind nicht nur in Entwicklungsländern ein Problem. Umfangreiche Datenerhebungen zu allen Geburten in Norwegen zwischen 1967 und 2004 zeigten, dass ein niedriges Geburtsgewicht mit einem um 70% erhöhten Risiko für Nierenversagen verbunden ist. Studien an Autopsiematerial haben bestätigt, dass bei Menschen ein niedriges Geburtsgewicht ein Kennzeichen fetaler Wachstumsrestriktion ist. Niedrige Kalorienzufuhr bei Schwangeren führt ebenso wie eine Plazentainsuffizienz zu einem irreversiblen Verlust von Funktionseinheiten der Niere, den Nephronen. Der Verlust von Nephronen ist ein Hauptrisikofaktor für chronische Nierenerkrankungen und Bluthochdruck.

Herz-Kreislauf- und Nierenerkrankungen sind durch hormonelle Mechanismen miteinander verflochten. Chronische Nierenerkrankungen gehen einher mit einem erhöhten Risiko für Bluthochdruck und Herz-

Kreislauf-Erkrankungen. Chronische Nierenerkrankungen sind eine große sozio-ökonomische Belastung in Industrie- und Entwicklungsländern. So gibt es mehr als 20 Millionen Amerikaner, welche Anzeichen für chronische Nierenerkrankung haben und in Gefahr sind, an Nierenversagen zu sterben. Die jährlichen Kosten für die Behandlung von Nierenerkrankung in den Vereinigten Staaten betragen mehr als ein Viertel der Medicare Ausgaben. Doch trotz überwältigender Beweise, dass fötale Mangelernährung die Nierenentwicklung gefährdet und zu einem irreversiblen Verlust von Nephronen und einem erhöhten Risiko für Nierenerkrankungen und Bluthochdruck im späteren Leben führt, gibt es bislang noch kein Medikament, welches die Auswirkungen von Unterernährung auf die fötale Nephron Bildung lindert.

Eine Arbeitsgruppe unter Leitung von Anita Aperia am renommierten Karolinska Institut in Stockholm hat im Rattenmodell in-vivo den Nachweis erbracht, dass Ouabain durch Mangelernährung bedingte Fehlentwicklungen der embryonalen Niere verhindert [Li 2010]. Schwangeren Ratten wurden einer proteinarmen Diät ausgesetzt und mit niedrig dosiertem Ouabain (Serumkonzentration von 1 ng/ml) behandelt. In Ouabain exponierten Tieren wurden im Gegensatz zu unbehandelten Vergleichstieren keine nachteiligen Auswirkungen der Mangelernährung beobachtet.

Mechanistische Untersuchungen zeigten, dass die schützende Wirkung des Ouabain durch eine Aktivierung des Na/K-ATPase-IP3R Signalosom ausgelöst wird [Khodus 2011]. Wenn Ouabain in niedrig nanomolaren Konzentrationen, welche die Ionen-Pumpenfunktion nicht beeinflussen, auf die Natriumpumpe einwirkt, wird der Inositol 1,4,5-trisphosphate Rezeptor (IP3R) via Protein–Protein Interaktion aktiviert. Hierdurch werden oszillierende intrazelluläre Calcium-Ionen-Konzentrationen erzeugt, welche den pleiotropen Transkriptionsfaktors Nuclear Factor kappa B (NF-kB) aktivieren. Diese calciumabhängige NF-kB-Aktivierung schützt vor Apoptose (programmierter Zelltod) und erhöht die Zellproliferation (Neubildung von Zellen).

Eine Gruppe brasilianischer Wissenschaftler der Federal University of Rio de Janeiro hat ebenfalls an Ratten zeigen können, dass durch Proteinkinasen induzierte Signalwege durch Mangelernährung stark beeinträchtigt werden, insbesondere die der Proteinkinasen A und C [Silva 2014]. Beteiligt sind auch Angiotensin-Rezeptoren und eine Aktivierung der MAPK/ERK1/2 Signalkaskade. Die MAPK/ERK1/2 Signalwege scheinen für die Regulierung der physiologischen und pathologischen Ereignisse von entscheidender Bedeutung zu sein. Es ist bekannt, dass die MAPK/ERK1/2 Signalkaskade durch Interaktion von Ouabain mit der Natriumpumpe beeinflusst werden kann.

Die Aktivierung mehrerer Signaltransduktionswege durch Ouabain ist nicht auf Myokard- und Nierenzellen beschränkt. Durch die Interaktion mit Na/K-ATPase im Gehirn beeinflusst Ouabain Signalwege, die bekannte molekulare Ziele von Stimmungsstabilisatoren und Antipsychotika sind. Mehrere Studien deuten darauf hin, dass Ouabain-induzierte Effekte im Gehirn an Verhaltensänderungen beteiligt sind, die den Phänotypen der bipolaren Störung entsprechen. Die intrazerebroventrikuläre Injektion induziert Verhaltensänderungen bei Ratten, die den manischen Phänotypen ähneln. Ein Ouabain-Modell für bipolare Erkrankungen ist das einzige verfügbare Tiermodell, das alle wesentlichen Kriterien für ein geeignetes Tiermodell für diese Krankheit erfüllt. Diese Ergebnisse entsprechen den klinischen Erfahrungen, die auf eine anxiolytische Wirkung von Ouabain hinweisen. Herzpatienten berichten von einer verbesserten Stimmung, allgemeiner Frische und der Bereitschaft zu mehr Aktivität nach der Einnahme von Ouabain. Bei Patienten mit endogener Depression verminderte die Behandlung mit Ouabain die Tiefe der Depression. In diesem Zusammenhang ist es von Interesse, dass Ouabain mit guten Ergebnissen in der klinischen Behandlung von Demenz eingesetzt worden ist. Bei Patienten mit dem Syndrom der zerebralen Unterernährung hat sich die Ouabain-Therapie als sehr effektiv erwiesen (positiver Ernährungseffekt).[18] Solche Effekte wurden bei Digitalis-Glykosiden nicht beobachtet.

Autosomal dominante polyzystische Nierenerkrankung (ADPKD) ist eine erbliche Erkrankung, die bei 1:400-1:1.000 Individuen weltweit auftritt. Die Hauptmanifestationen von ADPKD treten in der Niere auf, mit der Bildung zahlreicher epithelial ausgekleideter Zysten, die sich im gesamten Nephron und vor allem beim Sammeln von Kanalzellen entwickeln. Zysten dehnen sich progressiv aus, beeinträchtigen die Nierenfunktion und führen bei 50% der betroffenen Personen im Alter von 60 Jahren zu einer Nierenerkrankung im Endstadium. Viele Patienten mit ADPKD benötigen eine Dialyse oder eine Transplantationstherapie. Die Suche nach therapeutischen Ansätzen zur Behandlung von ADPKD ist dringend erforderlich, um die körperliche Belastung der Patienten, die an dieser Krankheit leiden, zu verringern und die Gesundheitskosten im Zusammenhang mit palliativen Maßnahmen zur Verlängerung des Lebens dieser Patienten zu senken. Derzeit gibt es keine spezifische Behandlung für ADPKD, die in den Vereinigten Staaten zugelassen ist. Die Identifizierung von Faktoren, die das Fortschreiten der Zyste begünstigen, bietet Möglichkeiten, die Zystebildung und das Fortschreiten und die Morbidität der Krankheit zu stoppen oder zu kontrollieren. Die Entwicklung potenzieller pharmakologischer Ansätze für die ADPKD-Behandlung wurde darauf ausgerichtet, in die intrazellulären Pfade des Zystenwachstums einzugreifen. Neue Erkenntnisse haben Ouabain als einen wichtigen prozystogenen Faktor bei ADPKD identifiziert. Ouabain fördert die zystischen Eigenschaften der ADPKD-Zellen [Venugopal 2017].

Auch diese Beispiele belegen den enormen Erkenntnisgewinn, den die Forschung zu den Na/K-ATPase-Signalosomen in den letzten Jahren hervorgebracht hat. Gleichzeitig wird das nicht ausgeschöpfte therapeutische Potenzial des Ouabains verdeutlicht.

---

[18] Eine vollständige Liste der Literaturhinweise für die genannten Wirkungen von Ouabain auf das Gehirn ist verfügbar unter: Fürstenwerth H, On the differences between ouabain and Digitalis glycosides. Am J Ther. 2014 Jan-Feb;21(1):35-42.

Paradigmenwechsel in der Pharmaforschung

Das Arzneimittelgesetz hatte vielfältige Auswirkungen auf den Prozess der Entwicklung neuer Arzneimittel. Die Arzneimittelsicherheit zum Schutz von Patienten ist stark verbessert worden. Kaum wahrgenommen wird jedoch der durch das Arzneimittelgesetz induzierte weit reichende Strukturwandel in der Pharmaindustrie. Nur kapitalkräftige Großunternehmen können das Wagnis der Entwicklung neuer Arzneimittel noch eingehen. Kleine und mittelständige Unternehmen verfügen nicht über die notwendigen Ressourcen. Auch der Einfluss der vielen an der Entwicklung eines neuen Arzneimittels beteiligten Institutionen hat sich dramatisch verschoben. Bis in die 1960er Jahre hinein war der Einfluss der Hochschulkliniker außerordentlich bedeutend. Unternehmen stellten ihnen neue Präparate zum Testen zur Verfügung. Es war den Klinikern in Abstimmung mit den Unternehmen frei gestellt, wie und an welchem Patientenpool sie ihre Versuche und Bewertungen durchführten. Das Urteil der Kliniker entschied vielfach darüber, ob ein Präparat ausgeboten wurde. Mit dem Arzneimittelgesetz sind Standard-Prozeduren vorgeschrieben worden. Mit den Zulassungsbehörden wird abgestimmt, welche Studien wie durchgeführt werden. Seither ist die Hochschulklinik nur noch Dienstleister der Pharmaindustrie. Klinische Studien werden im Auftrag der Unternehmen nach wie vor an Hochschulinstituten durchgeführt. Doch allein die Unternehmen entscheiden, welche Wirkstoffe in die klinische Entwicklung aufgenommen und in welcher Indikation sie getestet werden. Die Entscheidung, ein bestimmtes Medikament auf den Markt zu bringen, treffen - bei Vorliegen positiver Ergebnisse in den vorgeschriebenen Studien - allein die Unternehmen. Der vom Arzneimittelgesetz geforderte Nachweis von Unbedenklichkeit und Wirksamkeit eines neuen Medikamentes wird allein von den Industrieunternehmen erbracht. Die Unternehmen besitzen ein defacto Monopol auf die Bereitstellung neuer Medikamente. Sie bestimmen mit den klinischen Studien, welche Arzneimittel eine Leitlinien gerechte Behandlung darstellen.

Eine Flut neuer wissenschaftlicher Erkenntnissen hat den Prozess der Entwicklung neuer Arzneistoffe revolutioniert. Die Suche nach neuen Wirkstoffen basiert heute nahezu ausschließlich auf dem Verständnis der biochemischen Grundlagen von Krankheiten. In der Pharmaforschung dominiert der Rezeptor- oder Mechanismus-basierte Ansatz.

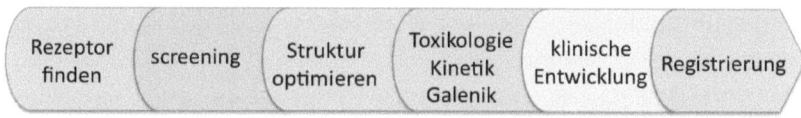

Im ersten Schritt auf der Suche nach einem neuen Arzneimittel werden molekulare Rezeptoren identifiziert von denen man vermutet, dass sie in der Entstehung von Krankheiten eine essentielle Rolle spielen. Diese hypothetischen Ziele für eine medikamentöse Beeinflussung werden in Tiermodellen verifiziert. Lässt sich im Tiermodell zeigen, dass die adressierten Rezeptoren krankheitsrelevant sind, werden in mehrstufigen iterativen Verfahren Substanzen getestet, welche auf diese Enzyme einwirken. Die Strukturen der identifizierten Leitsubstanzen („hits") werden weiter optimiert. Schließlich werden ausgewählte Verbindungen ausführlichen toxikologischen und pharmakologischen Tests im Labor und an Tieren unterworfen. Nur Substanzen mit vorteilhaftem Wirkprofil gelangen in die klinische Entwicklung. Diese verläuft in drei Phasen. In der Phase I wird die Verträglichkeit und Sicherheit an gesunden Probanden getestet. In der Phase II werden an erkrankten Patienten erste Wirksamkeitsdaten und die optimale Dosierung des Medikaments ermittelt. In der Phase III werden in groß angelegten klinischen Studien alle für eine Zulassung notwendigen Wirksamkeits- und Sicherheitsdaten ermittelt.

Erst in den klinischen Studien zeigt sich, ob die ausgewählten molekularen Rezeptoren wirklich krankheitsrelevant sind und ob die im

Tiermodell gefundenen Sicherheitsdaten auch für den Menschen zutreffen. Die Erfolgsraten sind frustrierend gering. Weniger als zehn Prozent der Wirkstoffkandidaten, welche in die sehr kostenintensive klinische Entwicklung gehen, kommen auf den Markt.

Alle für einen Wirkstoff in der Entwicklung ermittelten Daten werden in ein Zulassungsdossier überführt. Darin werden alle Daten zur pharmazeutischen Qualität (Herstellung, Prüfung, Haltbarkeit), zur präklinischen Prüfung und zu den klinischen Prüfungsphasen dokumentiert und bewertet. Dieses Dossier wird bei den dafür zuständigen Arzneimittelbehörden eingereicht und dient dort als Grundlage für die Entscheidung, ob das Arzneimittel zugelassen wird. Der gesamte Prozess - vom Beginn der Rezeptoridentifizierung bis zur Registrierung - erstreckt sich über einen Zeitraum von mehr als zehn Jahren.

Kosten für die Entwicklung neuer Arzneimittel

Forschungs- und Entwicklungskosten pro Produkt 1997-2011

Unternehmen	Anzahl Produkte	F&E Aufwand pro Produkt (Mio $)
AstraZeneca	5	11,790
GlaxoSmithKline	10	8,170
Sanofi	8	7,909
Roche Holding AG	11	7,803
Pfizer Inc.	14	7,727
Johnson & Johnson	15	5,885
Eli Lilly & Co.	11	4,577
Abbott Laboratories	8	4,496
Merck & Co Inc	16	4,209
Bristol-Myers Squibb Co.	11	4,152

Quelle: InnoThink Center For Research In Biomedical Innovation; Thomson Reuters Fundamentals via FactSet Research Systems

Die Erforschung und Entwicklung neuer Medikamente ist ein zeit- und kostenintensiver Prozess. Bedingt durch die hohen Ausfallraten, deren Kosten in die Entwicklung der erfolgreichen Produkte eingehen, liegen die für eine erfolgreiche Entwicklung eines neuen Arzneimittels notwendigen Aufwendungen heute bereits bei mehreren Milliarden Euro. Deshalb bemühen sich alle forschenden Pharma- und Biotechnologiefirmen, die Ausfallquote ihrer Entwicklungsprodukte gezielt zu verringern.

Der einfachste und am häufigsten beschrittene Weg ist es, nur noch Wirkstoffe für Rezeptoren zu bearbeiten, welche durch Handelsprodukte bereits validiert sind, deren Krankheitsrelevanz also bekannt ist. Die Ausfallquote in den kapitalintensiven klinischen Testungen wird dadurch stark reduziert. Ein echter Fortschritt ist mit dieser Strategie allerdings nicht zu erzielen. Nur bekannte Wirkstoffklassen werden optimiert. Wirkprofile werden graduell verbessert. Es resultieren Scheininnovationen.

Die Qualität neuer Medikamente wird deshalb zunehmend bezweifelt. Eine im Auftrag der Techniker Krankenkasse durchgeführte Studie [Windt 2013] kommt zu dem Ergebnis, dass neue Arzneimittel häufig nicht mit einem erkennbaren therapeutischen Fortschritt verbunden sind und daher keine wirklichen therapeutischen Innovationen darstellen, sondern in vielen Fällen lediglich als „kommerzielle Innovationen" angesprochen werden müssen, deren Einsatz die Therapien verteuert, ohne einen patientenrelevanten Zusatznutzen anzubieten. Weitere Studien bestätigen diese Einschätzung.

Eine in Health Affairs publizierte Studie weist aus, dass die Wirksamkeit von neuen Medikamenten im Vergleich zu Placebo seit den 1970er Jahren stark gesunken ist [Olfson 2013]. Betrachtet wurden 315 klinische Studien, welche in vier der führenden medizinischen Fachzeitschriften (British Medical Journal, Journal of the American Medical Association, Lancet und New England Journal of Medicine) von 1966 - 2010 veröffentlicht wurden und in denen ein Medikament mit einem Placebo verglichen wurde. In 1970er Jahren waren neue Medikamente im Durchschnitt 4,5-mal so effektiv wie Placebo. In den 1980er Jahren waren neue Wirkstoffe weniger als viermal besser, in den 1990er Jahren, nur noch doppelt so gut, und in den 2000er Jahren waren nur noch 36 Prozent besser als ein Placebo. Das Gesundheitsmagazin Prescrire bewertete bereits 2011 nur 17 der 984 seit

2001 in den USA neu zugelassenen Medikamente als „einen echten Fortschritt" [Prescrire 2011]. Nature Reviews Drug Discovery hat eine Befragung von 184 Fachärzten veröffentlicht, gemäß derer die Ärzte bevorzugt ältere Arzneimittel im Gegensatz zu neuen als „transformative" einstufen [Kesselheim 2013].

Kaschiert werden die marginalen Effekte von neuen Arzneimitteln, in dem die in den klinischen Studien ermittelten Wirkungen nicht in Absolutwerten, sondern in relativen Größen ausgewiesen werden. Bei den umstrittenen Statinen, welche zur Senkung des Cholesteringehaltes verabreicht werden, liegt die in absoluten Werten gemessene Wirkung bei etwa einem Prozent, d.h. von 100 behandelten Patienten wird nur bei einem ein Herzinfarkt verhindert. Angegeben wird jedoch die relative Wirkung, welche häufig 30 bis 50% beträgt.

In der von AstraZeneca gesponserten JUPITER-Studie mit dem Wirkstoff Rosuvastatin, welche 17.802 Patienten umfasste, wurde eine relative Reduktion der Herzinfarkte um 54% ausgewiesen. Die absolute Wirkung als Verringerung der koronaren Ereignisse betrug weniger als ein Prozentpunkt.

In der ASCOT-LLA-Studie mit dem Wirkstoff Lipitor (Atorvastatin) von Pfizer gab es Herzinfarkte und Todesfälle in 3% der mit Placebo behandelten Kontrollgruppe im Vergleich zu 1,9% in der Lipitor-Gruppe. Die Verbesserung der Ergebnisse mit Lipitor Behandlung betrug also nur 1,1 Prozentpunkte. In der offiziellen Präsentation der Ergebnisse dieser Studie wurde jedoch auf eine 36 prozentige Reduktion des Herzinfarkt-Risikos verwiesen.

Vor diesem Hintergrund kann es nicht verwundern, dass weltweit strengere Zulassungskriterien gefordert werden, um sicher zu stellen, dass statt Pseudoinnovationen mit nur marginalen Vorteilen für die Patienten nur noch echte therapeutische Innovationen mit deutlich besserer Wirksamkeit zugelassen werden.

Der heute in der Pharmaforschung nahezu ausschließlich verfolgte Mechanismus basierte Ansatz hat ein grundsätzliches Problem. Er impliziert die Prämisse, Krankheiten seien monokausal durch Fehlfunktion eines Rezeptors verursacht. Ein Arzneimittel wirkt auf diesen einen Rezeptor ein und führt so zur kausal bedingten Korrektur des Krankheitsbildes. Doch monokausal verursacht sind nur von außen zugefügte Schädigungen des Organismus: Verletzungen, Vergiftungen und Infektionen. Krankheiten im engeren Sinne, insbesondere chronische Krankheiten, sind zumeist plurikausal verursacht. Chronische Krankheiten entwickeln sich langsam und zeigen oft erst nach Jahren deutliche Symptome. Das gilt auch für die Herzinsuffizienz. Sie tritt nicht plötzlich auf. Jeder Herzinfarkt kündigt sich Wochen, Monate oder gar Jahre vorher an. Erste Symptome werden oft von Arzt und Patient nicht beachtet. Mehrere Risikofaktoren werden heute mit Herzinsuffizienz in Verbindung gebracht:

- Rauchen,

- Stress,

- Blutdruck,

- Diabetes

- Koronarsklerose,

- Übergewicht,

- körperliche Inaktivität und

- psychologische Faktoren

Das Zusammenwirken von mehreren Risikofaktoren führt zur Krankheit. Erst wenn die endogenen, über mannigfache Rückkoppelungen gesteuerten Schutzmechanismen des Körpers zusammenbrechen, kann *ein* Faktor die Krankheit manifest werden lassen. Der letztlich auslösende Faktor, der Tropfen, der das Fass zum Überlaufen bringt, ist aber nicht der alleinige Auslöser. Ein mit dem Mechanismus-basierten Forschungsansatz gefundener Wirkstoff adressiert jeweils nur einen Risikofaktor und hat damit zwangsläufig nur eine geringe Wirkung auf die Komplexität der zugrunde liegenden Krankheit. Jede Therapie bedarf jedoch eines umfassenden Ansatzes. Dieser Aspekt wird in der Pharmaforschung bisher nur unzureichend berücksichtigt.

Medizin und Wissenschaft

Die Medizin orientiert sich heute an naturwissenschaftlichen Prinzipien. Das gilt auch für die Entwicklung und Erprobung neuer Medikamente. Die im Rahmen der Zulassung eines neuen Arzneimittels durchgeführten klinischen Studien suggerieren, Wirksamkeit und Unbedenklichkeit eines Medikamentes seien wissenschaftlich belegt. Diese Vermutung trifft nur bedingt zu. In strenger Auslegung wissenschaftlicher Prinzipien kann es keinen positiven Nachweis der Wirksamkeit eines Arzneimittels geben. Der Philosoph Karl Popper hat darauf hingewiesen, dass es in der Wissenschaft keinen positiven Beweis gibt [Popper 1935]. Hypothesen werden nicht bewiesen, sie gelten nur solange als *wahr* bis sie widerlegt worden sind. Der wissenschaftliche Ansatz, eine Hypothese zu belegen, besteht darin, zu versuchen, sie zu falsifizieren. Gelingt es nicht, die Hypothese zu widerlegen, gilt sie als *wahr*. Aus wissenschaftlicher Sicht müsste eine klinische Studie zum Nachweis der Wirksamkeit also das Ziel haben, die Hypothese der Wirksamkeit zu widerlegen. Entsprechend sollten die Studien geplant und durchgeführt werden. In der Praxis werden Zulassungsstudien von den Pharmaunternehmen allerdings so gestaltet, dass mit hoher Wahrscheinlichkeit keine negativen Ergebnisse resultieren, die Hypothese der Wirksamkeit also nicht falsifiziert wird. Wissenschaftlich korrekt wäre die Frage: Wie muss eine Studie gestaltet werden, um zu zeigen, dass das Medikament keine Wirkung hat? In der gängigen Praxis wird gefragt: Wie muss eine Studie gestaltet werden, um Unwirksamkeit auszuschließen? Entsprechend selektiv werden Patienten und eng gefasste Indikationen ausgewählt. Ein illustratives Beispiel ist das im Sommer 2015 zugelassene Herzinsuffizienzpräparat Entresto® (Wirkstoff: Valsartan/Sacubitril-Kombination) von Novartis. In einer 8.442 Patienten umfassenden klinischen Studie (PARADIGM-HF) wurden Vorteile gegenüber der Standardmedikation mit einem ACE-Hemmer (Enalapril) beobachtet. Von den mit Entresto® für drei Jahre behandelten Patienten verstarben 6,7 Prozent weniger als von den mit Enalapril behandelten (21,8 versus 28,5 Prozent). Allerdings wurden bei Entresto® im Vergleich zu Enalapril neun Prozent mehr Angioödeme (juckende Schwellungen von Haut und Schleimhäuten) verzeichnet (19 versus 10 Prozent). Von den kardiologischen Fachorganisationen wird Entresto® als Paradigmenwechsel in der Behandlung von Herzinsuffizienz gefeiert. Unterschlagen wird in den Beurteilungen von den kardiologischen Experten, dass in der PARADIGM-HF Studie die Patienten vorselektiert wurden. In einer in der Industrie als „wash-out" oder auch als „roll-in" bezeichneten Phase der Studie wurden alle Patienten ausgeschlossen, welche Unverträglichkeiten oder keine Anzeichen von positiver Wirkung erkennen ließen. Von 10.521 Patienten wurden 2.079 aussortiert und nur 8.442 in die Auswertung der Studie einbezogen [Medscape 2014, NEJM 2014]. Wissenschaftlichen Ansprüchen werden derartige Studien nicht gerecht. In der ärztlichen Praxis führen derart konzipierte Studien dazu, dass der Arzt Entresto® nur auf Verdacht verschreiben kann. Es gibt für ihn keine „wash-out" Vorselektion. Welchen praktischen Nutzen für die ärztliche Praxis haben Studien wie PARADIGM-HF? An Hand welcher Kriterien sollen praktische Ärzte Patienten für die Behandlung mit Entresto® auswählen? Wie in vorwissenschaftlichen Zeiten werden die Patienten zu Versuchsobjekten.

Die Vielfalt neuer Technologien und Forschungsmethoden, allen voran die Entschlüsselung des humanen Genoms, hat das Verständnis von Krankheiten und ihren Ursachen tief greifend verändert. Krankheiten werden heute vielfach nur noch auf Basis molekularer, biochemischer Kenngrößen definiert. Kenngrößen mutieren zu Krankheiten. Arzneimittel werden zugelassen, wenn sie biochemische Parameter verändern, ohne dass der Nachweis einer Behebung von Beschwerden oder Verlängerung des Lebens nachgewiesen wird. Zu hohe Cholesterin-Werte (LDL) gelten als Krankheit, auch wenn die Patienten keine Krankheitssymptome zeigen. Wirkstoffe aus der Klasse der PCSK9-Inhibitoren zur Senkung von LDL-Werten sind in Europa und Amerika im Sommer 2015 ohne Nachweis eines therapeutischen Nutzens zugelassen worden und dürfen jetzt als Mittel zur Vorbeugung von Herzerkrankungen beworben und eingesetzt werden. Amgen, Hersteller des PCSK9-Hemmers Repatha® teilt dazu mit: „The effect of Repatha on cardiovascular morbidity and mortality has not yet been determined." (Die Wirkung von Repatha auf die Häufigkeit kardiovaskulärer Erkrankungen und deren Sterberate ist noch nicht bestimmt worden) [Amgen 2015].

Eine Reduktion des LDL-Cholesterins war auch die Basis für die Zulassung des ersten Statins im Jahr 1987 gewesen, sieben Jahre bevor mit dem Scandinavian Simvastatin Survival Trial erstmals eine Studie Hinweise auf einen klinischen Effekt geliefert hatte[19]. Auch die Zulassungsstudien weiterer Statine verwendeten eine Senkung des LDL-Cholesterin als postulierten Nachweis positiver Effekte bei kardiovaskulären Erkrankungen. Klinische Studien als Nachweis von therapeutischen Effekten lagen bei Zulassungen von Statinen nicht vor.

Biochemische Kennziffern werden zum Selbstzweck. Je geringer die Richtwerte für Cholesterin, Blutdruck oder anderen Parametern angesetzt werden, desto höher die Anzahl von Menschen, welche als krank definiert werden und einer medikamentösen Behandlung bedürfen. Forschung wird für die Generierung von „Krankheiten" missbraucht. Mit der Absenkung des Blutzuckergrenzwertes von 110 Milligramm pro Deziliter Blut (mg/dl) auf 100 mg/dl wurde die Zahl der Diabetiker in den USA im Jahr 2003 mit einem Schlag von vier auf 30 Millionen erhöht. Ein Jahr später übernahm auch Europa diesen Wert. Symptomlose Menschen ohne Beschwerden werden per Messung zum Diabetiker (Typ 2) und bedürfen der medikamentösen Behandlung. In den USA hatte die Absenkung der Cholesterinwerte von 240 auf 200 mg/dl über 42 Millionen Menschen zu Patienten gemacht. Die Verringerung des Wertes für Bluthochdruck von 160 zu 90 mm

---

[19] 100 Patienten müssen sechs Jahre mit Simvastatin behandelt werden, um vier tödliche und sieben nicht-tödliche Herzinfarkte zu vermeiden.

Hg auf die heute geltenden 140/90 hatte ein Plus von 15 Millionen Patienten ergeben.

Die Ergebnisse einer im November 2015 veröffentlichten Studie (SPRINT) nehmen kardiologische Fachorganisationen nun zum Anlass, zu empfehlen, den Richtwert für den Blutdruck auf 120 zu 90 mm Hg abzusenken [Sprint 2015]. In der Studie hatten Patienten, deren Blutdruck medikamentös auf 120/90 mm Hg eingestellt worden war, eine geringfügig niedrigere Sterberate als Patienten deren Blutdruck auf 140/90 mm Hg belassen worden war. Um über den Studienzeitraum von 3,26 Jahren einen Todesfall zu verhindern mussten 90 Personen behandelt werden. Um einem Todesfall aufgrund kardiovaskulärer Ursache vorzubeugen mussten 172 Patienten 3,26 Jahre behandelt werden. Gleichzeitig kamen in der intensiv behandelten Gruppe unerwünschte Ereignisse vermehrt vor – darunter Hypotonie (plus 70 %), Synkopen (Kreislaufkollaps, plus 36 %) und akute Nierenschädigungen bzw. renale Funktionsstörungen (plus 64 %). Der Vorstandsvorsitzende der Deutschen Hochdruckliga, Prof. Dr. Martin Hausberg, ist sich dennoch sicher: „Diese Studie wird Einfluss auf die Leitlinien weltweit haben – in welcher Form genau, ist zwar noch nicht klar – doch sie wird ohne Zweifel Einfluss nehmen." Alle führenden deutschen Tages- und Wochenzeitungen haben unmittelbar nach Veröffentlichung der SPRINT-Studie über die „neuen" Richtwerte für Blutdruck berichtet. Weitere Millionen von Menschen werden zu Patienten, die lebenslang Medikamente zur Senkung ihres Blutdrucks einnehmen müssen.

Das Selbstverständnis der Medizin hat sich gewandelt. Nur was messbar ist, gilt. Subjektives Empfinden von Patienten wird nicht länger als Kriterium von Krankheit akzeptiert. Schon im Heidelberger-Tribunal hatte Prof. Wollheim bekannt: „Das subjektive Empfinden des Patienten ist leider die schlechteste Richtschnur, die wir für die Beurteilung irgendeines therapeutischen Vorgehens haben. Wir leben ja nicht mehr im Zeitalter einer rein offenbarten Medizin, sondern einer naturwissenschaftlich arbeitenden Medizin. Als Ärzte müssen wir uns der Wissenschaft verpflichtet fühlen. Sonst sind wir Heiler." Bei einem solchen Selbstverständnis der Medizin kann es nicht verwundern, dass immer mehr Patienten Zuflucht suchen bei Anbietern alternativer Heilungsmethoden und dabei oft in das Netz von obskuren Sekten geraten.

Erkrankungen manifestieren sich traditionell in Beschwerden, welche der Erkrankte wahrnimmt. Der Arzt kann aus den beobachteten Symptomen auf die Art der Erkrankung schließen und eine adäquate Therapie empfehlen und geeignete Medikamente verordnen. Chronische Erkrankungen sind zumeist nicht monokausal bedingt, sondern entstehen durch Zusammenwirken mehrerer Faktoren, welche heute als *Risikofaktoren* bezeichnet werden. Das Konzept der Risikofaktoren hat seinen Ursprung in der Framingham-Studie.

In den USA war ebenso wie in vielen anderen Ländern in den 1940er Jahren beobachtet worden, dass Herz-Kreislauf-Erkrankungen sprunghaft angestiegen und die häufigste Todesursache geworden waren. Der United States Public Health Service initiierte deshalb 1948 eine Studie, die ergründen sollte, welche Faktoren den Anstieg von Erkrankungen wie Herzinfarkt oder Schlaganfall bedingen. Im Rahmen einer groß angelegten epidemiologischen Untersuchung wurden Lebensgewohnheiten und Erkrankungen der Einwohner der Stadt Framingham, einer Kleinstadt in der Nähe von Boston im US-Staat Massachusetts, über Jahrzehnte hinweg dokumentiert. Erste Auswertungen wurden Ende der 1950er Jahre publiziert. Inzwischen sind mehr als 1.000 Arbeiten zu den Ergebnissen der Framingham-Studie veröffentlicht worden. Die Framingham-Studie gilt heute als eine der wichtigsten je durchgeführten epidemiologischen Studien.

Die Framingham-Studie identifizierte drei wesentliche Parameter, welche statistisch mit einem erhöhten Risiko für Herz-Kreislauf-Erkrankungen einhergehen:

- hohe Cholesterinwerte
- hoher Blutdruck
- hohe Blutzuckerwerte

Als gemeinsame Ursache wurde der „american way of life" ausgemacht: fettreiche Ernährung und Bewegungsmangel.

Diese Erkenntnisse führten in den 1960er Jahren zu breit angelegten öffentlichen Informationskampagnen, mit denen die Bevölkerung vor den möglichen Gefahren zu hoher Cholesterinspiegel, zu hohem Blutdruck und zu hoher Blutzuckerwerte gewarnt wurde. Unter Federführung des National Institute of Health wurde 1972 ein National High Blood Pressure Education Programm (NHBPEP, Nationales Blutdruck-Erziehungsprogramm) aufgesetzt, an welchem zahlreiche Forschungsorganisationen beteiligt waren. Ein Joint National Committee (gemeinsamer nationaler Ausschuss) publiziert seither regelmäßig Empfehlungen zur Senkung und Behandlung von als zu hoch eingeschätztem Blutdruck. 1985 wurde in Ausweitung dieser Kampagne von der American Heart Association (AHA, Amerikanischer Kardiologenverband) das National Cholesterol Education Program (NCEP, Nationales Cholesterin-Erziehungsprogramm) ins Leben gerufen. Auch dieses Programm wurde von zahlreichen Forschungsorganisationen unterstützt: American Heart Association, American Medical Association und American College of Cardiology. Das NCEP gibt seit seiner Gründung regelmäßig Empfehlungen heraus, an denen sich die Behandlung von Patienten mit hohem Cholesterinspiegel orientieren soll [20].

Blutdruck, Cholesterin und Blutzucker wurden als *Risikofaktoren* gebrandmarkt. Mit dem Schlagwort „know your numbers" (kenne deine Werte) wurden die Amerikaner mit massiven Publikationskampagnen gedrängt, ihre Blutwerte als Vorsorgemaßnahme regelmäßig überprüfen zu lassen und ihren Lebensstil bei erhöhten Werten anzupassen. Diese Belehrungsprogramme hatten zunächst kaum Auswirkungen auf die ärztliche Praxis. Das änderte sich erst als die Pharmaindustrie mit geeigneten Medikamenten Möglichkeiten eröffnete, die

---

[20] In vielen Ländern gelten von nationalen Fachgremien festgesetzte Richtwerte. Diese orientieren sich in der Regel an den amerikanischen Werten.

Werte für Blutdruck, Cholesterin und Blutzucker medikamentös zu beeinflussen [Greene 2007].

Zunächst wurden nur Patienten mit extremen Werten für Blutdruck, Cholesterin oder Blutzucker medikamentös behandelt. Im Verlaufe der Jahre wurden die als behandlungsbedürftig eingestuften Werte stetig verringert. Heute sind die in den Behandlungsleitlinien festgeschriebenen Grenzwerte derart niedrig, dass große Teile der Bevölkerung als krank eingestuft werden, unabhängig davon, ob sie Beschwerden oder Krankheitssymptome aufweisen. Beim Cholesterin ist es kaum noch möglich, die Grenzwerte weiter abzusenken. Hier gilt bereits seit Mitte der achtziger Jahre ein oberes Limit von 200 mg/dl. Damit haben 70 Prozent der deutschen Bevölkerung zwischen 40 und 60 Jahren einen erhöhten Cholesterinspiegel. Der Durchschnittswert bei 40-jährigen Frauen in Österreich liegt bei etwa 220 mg/dl, bei Männern sogar bei 235 mg/dl. Im Alter von etwa 60 Jahren gleichen sich die Geschlechter bei 245 mg/dl an. Erst gegen Lebensende fällt der Wert rapide ab. Eigentlich wäre es demnach wesentlich rationaler, sich vor einem Absinken des Cholesterinspiegels zu fürchten.

Die Differenzierung zwischen *gesund* und *krank* orientiert sich nicht länger an von Arzt und Patient wahrnehmbaren Beschwerden und Symptomen. Unabhängig vom individuellen Zustand eines Menschen definieren statistische Zahlenwerte wer als krank eingestuft wird. Biochemische Parameter gelten als Krankheiten, welche behandelt werden müssen, auch wenn der Patient sich gesund fühlt und keine Beschwerden hat. Krankheit ist nicht länger ein individueller Zustand. Krankheit ist eine statistische Kennziffer.

Die Werte, welche Blutdruck, Cholesterin und Blutzucker als krankhaft definieren, werden von den entsprechenden ärztlichen Fachorganisationen ausgehandelt. Grundlage sind von Pharmaunternehmen finanzierte Studien, in denen der Effekt von Medikamenten auf die Senkung der Blutwerte und auf den Einfluss von Sterblichkeit bestimmt wird. Alle bisher vorliegenden Studien zum Einfluss von Medikamenten zur Senkung von Blutdruck, Cholesterin und Blutzucker auf die Sterblichkeit zeigen in Absolutwerten nur marginale Senkungen der Sterblichkeitsraten. Mit dem moralischen Argument, aus Vorsorge zu handeln, werden die ständigen Senkungen der Richtwerte und die massenhafte Einnahme von Medikamenten durch symptomlose Patienten gerechtfertigt.

1996 sind in Deutschland 9,7 Mio Packungen Blutdrucksenker verschrieben worden. 2012 waren es 24,7 Mio. Die Anzahl der verschriebenen Cholesterinsenker hat sich im gleichen Zeitraum von 2,17 Mio auf 4,91 Mio erhöht. Gleichzeitig ist das Risiko einen Herzinfarkt zu erleiden bei den 40 bis 79 Jährigen von 4,0 auf 4,7% gestiegen.

Berthold Kern hat in seiner Beschreibung der Linksinsuffizienz Beschwerden und Symptome aufgezeigt, welche charakteristisch sind für eine beginnende Herzinsuffizienz. Diese von Arzt und Patienten wahrnehmbaren Beschwerden können mit Strophanthin erfolgreich behandelt werden. Noch im Heidelberger-Tribunal hatten sich die deutschen Hochschulkliniker 1971 geweigert, die von Kern beschriebenen Symptome als Krankheitssymptome anzuerkennen. Die von Kern behandelten Patienten wurden als gesund eingestuft. Eine medikamentöse Therapie sei deshalb nicht angebracht. Die Wirkung von Strophanthin konnte nur ein Placebo-Effekt sein. Nur Symptome fortgeschrittener Herzinsuffizienz (Ödeme) wurden als behandlungsbedürftig eingestuft. Heute gehen die deutschen Fachgesellschaften der Ärzte in ihren Leitlinien weit über die von Fraenkel, Edens und Kern propagierte frühzeitige Behandlung erster Symptome für eine beginnende Herzinsuffizienz hinaus. In den heute geltenden Leitlinien werden symptomlose biochemische Kennziffern als Krankheit definiert, welche behandelt werden müssen. Das statistische Risiko für eine zukünftige Krankheit wird als eigenständiges Krankheitsbild etabliert. Den als krank definierten Menschen werden Medikamente verordnet, obwohl sie keine subjektiven Beschwerden haben. Sie können den Erfolg der Therapie ihrer symptomlosen Krankheit nicht wahrnehmen. Allein die Bestimmung der Blutwerte zeigt an, ob die medikamentöse Behandlung Effekte zeigt. Es ist zu wünschen, dass sich die Medizin wieder nach dem Vorbild Ernst Edens allein am Wohl des Patienten orientiert. Patienten sollten nicht länger unter dem Deckmantel der Wissenschaft zu Objekten kommerzieller Interessen degradiert werden. Wer es mit der Vorsorge ernst meint, darf gesunden Menschen keine lebenslange Therapie mit Medikamenten verordnen, welche zum Teil erhebliche Nebenwirkungen aufweisen[21]. Für viele Patienten stellt die Diagnose, trotz fehlender Beschwerden chronisch krank zu sein, eine massive psychische Belastung dar. Psychosomatische Beschwerden sind die Folge. Die Lebensqualität sinkt [Tijmstra 1990].

In der naturwissenschaftlich geprägten Medizin nehmen Arzneimittel zu Recht eine zentrale Stellung ein. Im Mittelpunkt der Behandlung sollte jedoch weiterhin der kranke Patient als einmalige und unverwechselbare Persönlichkeit stehen. Die medikamentöse Behandlung als Teil einer umfassenden Therapie (Änderung des Lebensstils!) kann nicht degeneriert werden zur Korrektur von biochemischen Kennziffern. Krankheiten sind sehr oft integraler Teil eines persönlichen Schicksals, mit dem sich die Betroffenen lebenslang auseinandersetzen müssen. Diese Einsicht ist in der im Minutentakt Leitlinien gerecht erfolgender Abfertigung von Patienten in der ärztlichen Praxis verloren gegangen.

Es gibt einen weiteren, nur wenig beachteten Zusammenhang, welcher uns alle zu mehr Gelassenheit im Umgang mit Krankheiten veranlassen sollte. Stellt man die Zahl jährlicher Todesfälle pro Jahrgang in einer Population von Menschen – z. Bsp. der deutschen Bevölkerung – als Logarithmus dar, zeigt die entstehende Kurve vom 10. Lebensjahr bis zum Tod eine verblüffende, geradlinige Abhängigkeit vom Alter. Voraussetzung ist, dass alle monokausalen Todesfälle

---

[21] Das Bundesinstitut für Arzneimittel und Medizinprodukte (BfArM) hat im September 2012 verfügt, dass die Fachinformationen aller Cholesterinsenker aus der Gruppe der Statine auf das „Risiko einer Erhöhung des Blutzuckerspiegels und der Entstehung einer Blutzuckererkrankung (Diabetes mellitus) als möglichem Klasseneffekt" hinweisen müssen.

durch Umwelteinflüsse (Verletzungen, Vergiftungen, Infekte) aus der Statistik herausgenommen werden.

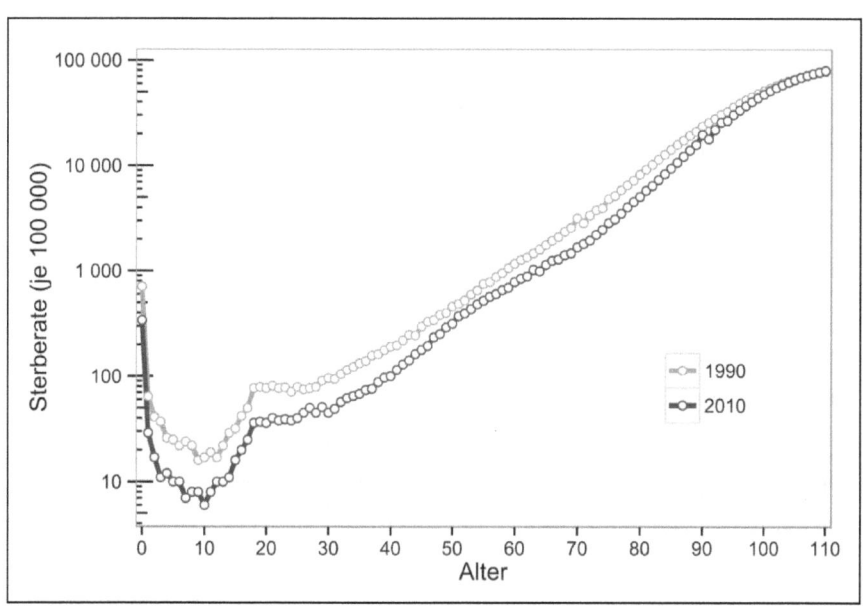

Sterberate der deutschen Bevölkerung in Abhängigkeit vom Alter

Diese Sterblichkeitsgerade beschreibt die Todeswahrscheinlichkeit der deutschen Gesamtbevölkerung. Sie dokumentiert einen dominanten Einfluss der Gene auf die Lebenserwartung. Die Lebenserwartung ist ziemlich genau genetisch festgelegt [Schaefer 2000]. Der Genpool bestimmt, wie stark die endogenen Abwehr- und Reparaturmechanismen eines Organismus sind, und wie lange er sich gegen schädigende Einflüsse wehren kann. Medikamentöse Behandlungen können den Organismus nur im Rahmen der genetisch festgelegten Möglichkeiten unterstützen. Das genetisch festgelegte Limit können sie nicht verändern. Krankheit und Tod gehören zum Leben. Wir sollten lernen, mit dieser nicht abänderbaren Tatsache gelassen umzugehen. Ein übermäßiger Gebrauch von Medikamenten vermag hieran nichts zu ändern. Aber er mindert die Lebensqualität.

Venture Capital

Viele Pharmafirmen beschränken sich ausschließlich auf die Suche nach Wirkstoffen für Rezeptoren, deren Krankheitsrelevanz durch registrierte Produkte und damit in der klinischen Praxis bereits validiert ist. Die Bearbeitung neuer, unvalidierter Rezeptoren wird bevorzugt Risikokapital finanzierten Unternehmensgründern (start-ups) überlassen. Doch auch hier macht sich Ernüchterung über mangelnde Erfolgsaussichten mit hohem Risiko eines Totalverlustes der Investitionen breit. Bei Risikokapitalfonds sinkt die Bereitschaft, in start-ups mit präklinischen Forschungsansätzen zu investieren.

Risikokapitalfonds, auf englisch als „Venture Capital Fonds", kurz VCs, bezeichnet, investieren in Unternehmensgründungen und Unternehmen, welche sich noch in der Aufbauphase befinden und deshalb nur geringe oder noch gar keine Umsätze tätigen. Schwerpunkt von VC-Investitionen sind Beteiligungen an Technologieunternehmen, insbesondere an technologiebasierten Gründungen. Geschäftspläne auf Basis noch zu entwickelnder Produkte oder noch nicht erprobter Konzepte sind zu risikoreich, um mit konventionellen Bankkrediten finanziert zu werden. Fehlende Einnahmen machen es unmöglich, Zinsen für Fremdkapital aufzubringen. Hohe Risiken erfordern den Einsatz von Eigenkapital in Form von eigenen Ersparnissen oder Geld, mit welchem sich Privatpersonen (Business Angels) oder VC-Fonds an der Gründung beteiligen. Unternehmensgründungen im Hightechbereich sind ein unverzichtbar wichtiges Element der Wirtschaft. Sie sind die Basis für neue Wirtschaftszweige. So haben junge Unternehmen basierend auf wissenschaftlichen Erkenntnissen bei Halbleitern vielfältige Produktkategorien hervorgebracht, welche heute integraler Bestandteil der Wirtschaft sind. In Autos, Handys, Computer, Kreditkarten und einer Vielzahl anderer vertrauter Produkte sind Halbleiter in Form von Speicherchips im Einsatz. Die Software Industrie, die gesamte Informationstechnologie, die Biotechnologie-

Industrie ebenso wie andere Bereiche mehr sind alle aus VC finanzierten Hightech Gründungen hervorgegangen.

Der Aufbau von High-Tech-Unternehmen zeichnet sich dadurch aus, dass er mit hohen Risiken behaftet ist, mehrere Jahre dauert und einen hohen Kapitalbedarf hat. Es müssen vom Unternehmen bis zu mehreren hundert Millionen Euro investiert werden, bevor es über den Verkauf von Produkten zu einem Rückfluss der Mittel kommt. Dieses Kapital wird den Unternehmen von Venture Capital Investoren zur Verfügung gestellt. Der VC-Geber erhält für sein Kapital keine Zins- und Rückzahlungsgarantien, sondern Unternehmensanteile, wird also zum mithaftenden Unternehmer. Seine Rendite erzielt der VC-Investor nicht über Gewinnausschüttungen, welche das von ihm finanzierte Unternehmen in ferner Zukunft vielleicht einmal vornehmen wird, sondern aus dem Weiterverkauf seiner Unternehmensanteile an andere Investoren. Das einzige Produkt, an welchem Gründer und Kapitalgeber ein gemeinsames Interesse haben, ist das Unternehmen. VC-finanzierte Unternehmen werden gegründet, um sie mit Gewinn zu verkaufen. Das Geschäft von Venture Capital Fonds besteht aus Gründung, Aufbau und Verkauf von Unternehmen.

Der Wert eines Unternehmens definiert sich nicht nur über seine gegenwärtigen Erträge. Der Unternehmenswert ist auch eine Funktion des erwarteten, mit hohem Risiko behafteten Ertragpotenzials. Bei der Gründung eines Unternehmens liegen der Bewertung nur schwer zu quantifizierende Annahmen zu Grunde. Der Wert des Unternehmens - und damit der Anteile am Unternehmen, welche die Investoren für ihr Geld erhalten - wird zwischen Gründern und Investoren mit Bezug auf vergleichbare Gründungen ausgehandelt. Bei nachfolgenden Kapitalerhöhungen oder dem Börsengang kann auf Basis der bis dahin erarbeiteten Ergebnisse der cash-flow zukünftiger Produkte an Hand quantifizierter Annahmen errechnet werden. Der „Barwert" (Gegenwartswert, net present value) als diskontierte Summe aller zukünftigen Ausgaben und Einnahmen kann berechnet und als Anhaltspunkt für den Unternehmenswert herangezogen werden.

VC - Rendite resultiert aus einer Steigerung des Unternehmenswerts

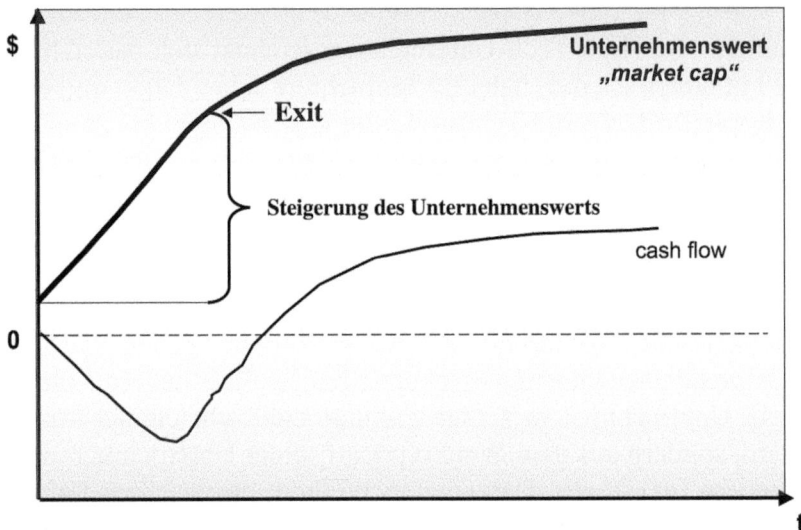

VC-Fonds bewerten und finanzieren die Ideen und Konzepte der Unternehmensgründer. Auf Basis eines abgestimmten Geschäftsplans wird in der Regel soviel Geld als Eigenkapital in das Unternehmen investiert, dass der Betrieb für zwei Jahre gesichert ist. Entwickelt sich das Unternehmen wunschgemäß, erfolgt eine weitere Finanzierung. Erweist sich die Unternehmensidee als nicht machbar, wird kein weiteres Geld mehr eingelegt und das Unternehmen liquidiert. Zumeist sind mehr als drei Finanzierungsrunden notwendig, um ein Unternehmen soweit zu bringen, dass ein Börsengang oder Verkauf an einen strategischen Investor möglich ist.

Der Reiz des VC-Geschäftes liegt in den exorbitant hohen Gewinnen, die einzelne Fonds mit einigen wenigen Investments für ihre Investoren machen: 1986 investierte Sequoia Capital 2,5 Mio. US-Dollar in die zwei Jahre alte Firma Cisco Systems und erhielt dafür 30 Prozent der Unternehmensanteile. Diese waren nach dem Börsengang von Cisco im Jahr 1990 ca. 10 Milliarden Dollar wert. Seither hat sich der Wert von Cisco weiter vervielfacht. 1976 hat Kleiner-Perkins 200.000 Dollar in die Gründung des Biotechunternehmen Genentech investiert und dafür 25 Prozent der Unternehmensanteile erhalten. Nach dem Börsengang von Genentech 1980 hatten diese einem Wert von 160 Mio. Dollar. Auch der Wert von Genentech hat sich seitdem vervielfacht.

Gründer und Mitarbeiter der start-ups besitzen Anteile an ihren Unternehmen, welche sie nach einem Börsengang frei handeln können. Es sind nicht die Gewinne der Unternehmen und auch nicht die in den start-ups gezahlten Gehälter, die bisher schon einige hunderttausend Millionäre hervorgebracht haben. Es ist der Besitz von Aktien dieser Unternehmen. Der Besitz von Microsoft Aktien hat nicht nur Bill Gates zum reichsten Mann der Welt gemacht, einige tausend Microsoft Mitarbeiter sind über Aktienoptionen ebenfalls zu Millionären geworden. Beteiligung an den Unternehmen über Aktienoptionen ist deshalb ein wesentliches Element in der Entlohnung und in der Akquisition qualifizierter Mitarbeiter für start-ups.

Chad Hurley und Steve Chen gründeten im Februar 2005 das Internet Portal YouTube, finanziert mit etwa elf Millionen Dollar von Sequoia Capital. Im Oktober 2006 wurde YouTube für 1,65 Mrd. Dollar an Google verkauft. Die Gründer hielten noch ca. ein Drittel der Unternehmensanteile und erhielten damit jeder etwa 250 Millionen Dollar. Auch die VC-Investoren erzielten eine Traumrendite, aus wenigen Millionen Dollar wurden in knapp 18 Monaten eine Milliarde Dollar.

Niklas Zennström und Janus Friis haben im Oktober 2002 mit einem Investment des im Silicon Valley ansässigen VC-Fonds Draper Fisher Investments das Unternehmen Skype gegründet. Skype bietet die Möglichkeit, kostengünstig per Video über das Internet zu kommunizieren. Draper investierte 250.000 US-Dollar und erhielt dafür fünf Prozent der Unternehmensanteile. Der als Geschäftsführer engagierte Morten Lund investierte 50.000 Dollar und erhielt dafür ein Prozent der Anteile. Im November 2003 beteiligten sich Mangrove Capital Partners und Bessemer Venture Partners mit einem Investment von einer Million Dollar an Skype. Die dritte Finanzierungsrunde erfolgte im März 2004. Draper Fisher Jurvetson und Index Ventures investierten zusammen 18,8 Mio. Dollar. Im September 2005 wurde Skype an ebay verkauft, Kaufpreis 2,6 Mrd. Dollar. 150 Mitarbeiter von Skype bekamen aus ihren Aktienoptionen in Summe 26 Mio. US-Dollar ausbezahlt. Zennström und Friis wurden durch den Verkauf zu Multimillionären. Draper Fisher Investments und Morten Lund, die sich 2002 an der Gründung beteiligt hatten, erhielten ihr Investment 300-fach zurück. Die Investoren der zweiten Finanzierungsrunde erhielten das 150-Fache ihrer Einlagen.

Am 7. September 1998 gründeten Larry Page und Sergey Brin das Unternehmen Google Inc. Das Startkapital von einer Million Dollar bestand aus eigenen Ersparnissen und Einlagen von Privatpersonen. Nach weiteren Kapitalerhöhungen, bei denen VC-Fonds (Kleiner Perkins, Sequoia Capital) und Unternehmen (AOL, Yahoo) Geld in das Unternehmen einlegten, ging Google am 19. August 2004 an die Börse. Page und Brin, die zusammen noch etwa 40 Prozent der Unternehmensanteile hielten, wurden zu Multimilliardären. Die Geldgeber haben ihr Investment vervielfacht.

Als aktuelles Beispiel zur Illustration der Gewinnmöglichkeiten kann der Erwerb der Corimmun durch Johnson&Johnson dienen: 2006 gründeten die Wissenschaftler Martin Ungerer und Götz Münch in Martinsried bei München das Unternehmen Corimmun, welches Forschung zu neuen Ansätzen in der Behandlung von Herzerkrankungen betreiben sollte. Die Investoren haben in drei Finanzierungsrunden 2006, 2008 und 2010 insgesamt 13,6 Mio Euro in die Corimmun investiert. Obwohl für das Produkt der Corimmun, Cor1, noch keine klinischen Wirksamkeitsdaten vorlagen hat Johnson &Johnson 2012 die Rechte an diesem Produkt für 100 Mio US-Dollar erworben und wird bei erfolgreicher Entwicklung (auf Kosten von Johnson) noch einmal weitere 100 Mio US-Dollar zahlen. Die Investoren der Corimmun haben ihr investiertes Geld also in nur wenigen Jahren vervielfacht.[22]

---

[22] Im April 2015 hat Johnson&Johnson die Entwicklung von Cor1 eingestellt. Johnson&Johnson muss seine Investition in Cor1 als Totalverlust verbuchen. Der Gewinn der VC-Investoren wird dadurch nicht geschmälert.

VC-finanzierte Unternehmen konkurrieren erfolgreich mit etablierten Großunternehmen in der Entwicklung neuer Technologien. Etablierte Unternehmen beschäftigen sich vorwiegend mit der Pflege und der Verbesserung bekannter Technik. Es sind die VC finanzierten start-ups, die frei von der Verantwortung für einen laufenden Betrieb mit mehreren tausend Mitarbeitern weit höhere Risiken eingehen und damit auch häufiger wirklich Bahnbrechende Innovationen hervorbringen können. Es ist nicht die häufig beklagte, schwerfällige Bürokratie in Großunternehmen, die diese daran hindert, ebenso innovativ zu sein wie junge start-ups. Es ist die Art der Finanzierung von Innovation, die den entscheidenden Unterschied ausmacht. Etablierte Unternehmen müssen ihre Entwicklungsprojekte über mehrere Jahre von der Idee bis zur Ausbietung von neuen Produkten aus dem Erlös ihres laufenden Geschäftes finanzieren. Abgebrochene Entwicklungen schlagen als Belastung auf das Unternehmensergebnis durch. Mit Fehlentwicklungen kann ein etabliertes Unternehmen kein Geld verdienen. Risikoreiche Neuentwicklungen werden deshalb sehr oft den Anforderungen der Kapitalmärkte nach hohen Profitraten geopfert.

VC-Investoren können auch mit technischen Fehlentwicklungen und aussichtslosen Geschäftskonzepten viel Geld verdienen. Mit den Legionen von gescheiterten Unternehmen der „New Economy" haben Investoren Milliarden verdient. VC-Investoren finanzieren nur die Anfangsphase von Entwicklungsprojekten und Unternehmen. Sie verkaufen ihre Anteile mit Gewinn lange bevor endgültig klar ist, ob aus den Projekten verkaufsfähige, profitable Produkte hervorgehen oder die Unternehmen ein profitables Geschäft betreiben. Deshalb können sehr viel risikoreichere Entwicklungen in Angriff genommen werden. Die Quote fehlgeschlagener Entwicklungen ist in start-ups nicht geringer, sondern höher als in Großunternehmen. Venture Capital Fonds handeln mit Hoffnungen und Visionen. Hoffnungen und Visionen basieren auf überwiegend nicht messbaren Zukunftserwartungen, welche mit großen Fehlern behaftet sein können. Das Risiko selbst wird zum Handelsgut.

In vielen wissenschaftlichen Disziplinen haben start-ups die Führung in der Forschung übernommen und selbst Hochschulen und Forschungseinrichtungen den Rang abgelaufen. Auch Nobelpreise sind aus ihnen bereits hervorgegangen. 1993 hat Kary Mullis den Nobelpreis für Chemie erhalten. Er wurde ausgezeichnet für die Entwicklung der Polymerase Chain Reaction (PCR), ohne die molekularbiologische Forschung heute nicht mehr denkbar ist. Erfunden und entwickelt hat Mullis die PCR in den 1980er Jahren bei Cetus, einem 1971 gegründeten start-up der damals noch jungen Biotechnologiebranche. 2001 hat das amerikanische Biotechunternehmen Celera einen weiteren Beleg für die Qualität VC-finanzierter Forschung erbracht, als es in Konkurrenz zu einem internationalen Konsortium öffentlich finanzierter Forschungseinrichtungen die Entschlüsselung des Humanen Genoms erfolgreich abschließen konnte.

Cornavita[23]

Die Häufigkeit von Herzinsuffizienz nimmt zu. Die Prognose der Herzinsuffizienz ist immer noch schlecht. Die Sterblichkeit ist ähnlich hoch oder sogar höher als bei vielen gängigen Krebsarten. Mit herkömmlichen Behandlungen wird die Krankheit nicht geheilt, sondern der Verlauf verändert. Mehr Patienten überleben bis zu einem Stadium der fortgeschrittenen chronischen Herzinsuffizienz. Es gibt nach wie vor einen dringenden Bedarf an besseren Behandlungen. Angesichts großer Enttäuschungen über das Scheitern von zwei aussichtsreichen Wirkstoffen (Nesiritid und Serelaxin [Cotter 2017]) in groß angelegten klinischen Studien haben mehrere Autoren tiefe Frustration über den Stand der Forschung zur Herzinsuffizienz zum Ausdruck gebracht [Packer 2018, Mebazaa 2018]. Es wird bezweifelt, dass wir über ein ausreichendes Verständnis der Krankheit verfügen: "Unsere Hauptaufgabe besteht nicht darin, neue Therapien vorzuschlagen, die nur während des akuten Herzinsuffizienzereignisses durchgeführt werden, sondern neue Medikamente zu entwickeln, um diese Ereignisse zu verhindern, indem wir den Verlauf der zugrunde liegenden Erkrankung ändern. Unser aktueller Fokus liegt auf der Betreuung des Patienten während des Krankenhausaufenthaltes; stattdessen müssen wir sicherstellen, dass der Patient zwischen den Krankenhausaufenthalten gut betreut wird. Ein solcher Strategiewechsel hat erhebliche Auswirkungen auf unser Verständnis von Herzinsuffizienz, die Entwicklung neuer Medikamente und die Ziele von Gesundheitsversorgungssystemen." [Packer 2018].

Aber bei genauerem Hinsehen kommen diese jüngsten klinischen Misserfolge nicht überraschend. Die betreffenden Medikamente - Nesiritid und Serelaxin - sind beide Vasodilatatoren. Die Anwendung

---

[23] Aktuelle Informationen zum Projekt Cornavita finden Sie auf der Webseite http://www.cornavita.de

von Vasodilatatoren basiert auf der Hypothese, dass Herzinsuffizienz in erster Linie eine vaskuläre Durchblutungsstörung ist. Vasodilatatoren sind ebenso wie Diuretika kaum neue Konzepte zur Behandlung der Herzinsuffizienz. Daher gilt das alte Sprichwort: "Wenn man immer das tut, was man immer getan hat, bekommt man immer das, was man immer bekommen hat." Zweifellos besteht ein dringender Bedarf an neuen Behandlungsmöglichkeiten, die Patienten vom Krankenhaus fern halten und die Behandlungskosten senken können.

Die therapeutischen Wirkungen von Ouabain in der Behandlung von Herzinsuffizienz sind in Jahrzehnten klinischer Erfahrungen vielfach unter Beweis gestellt worden. An den Wirkungen nach intravenöser Anwendung gibt es keine Zweifel, sie sind unumstritten. Die Zweifel an zuverlässigen Wirkungen nach oraler Applikation beruhen auf Unkenntnis der Bedeutung von Galenik, falschen Vorstellungen zur Rolle der Bioverfügbarkeit und nicht geeigneten Indikationsstellungen. Nicht die absolute Bioverfügbarkeit bestimmt die Wirkung, sondern eine ausreichen hohe, reproduzierbare Konzentration im Organismus (Serumkonzentration). Die durch aktuelle Forschungsergebnisse experimentell gut abgesicherten Wirkungsmechanismen des Ouabain belegen, dass dieser Wirkstoff über ein bisher nicht ausgeschöpftes Potenzial in der Behandlung von Herzinsuffizienz verfügt. Zusammen mit der guten Verträglichkeit sind damit ideale Voraussetzungen für eine erfolgreiche Medikamentenentwicklung gegeben.

Ouabain gehört chemisch zur Klasse der Herzglykoside, welche heute in Form von Digitalispräparaten (Digoxin, Digitoxin) in den Leitlinien zur Behandlung der chronischen Herzinsuffizienz nur noch als Reservemittel empfohlen werden. In der Pharmaindustrie besteht an diesen Wirkstoffen kein Interesse mehr. Es bedarf deshalb risikobereiter Investoren, die bereit sind, das klinische und wirtschaftliche Potenzial von Ouabain zu erschließen. Die Gründung eines mit Risikokapital finanzierten Unternehmens bietet sich an.

Ein Vergleich der für eine Neuzulassung von Ouabain notwendigen Studien mit den Aufwendungen für die klassische Entwicklung eines neuen Arzneimittels verdeutlicht, mit welch relativ geringen Aufwendungen ein solches Vorhaben zu realisieren ist. Der Wirkstoff und seine Indikationen und Nebenwirkungen sind bekannt. Ein Großteil der präklinischen Daten liegt ebenfalls bereits vor.

Basierend auf einer umfassenden Analyse der in der wissenschaftlichen Literatur beschriebenen präklinischen und klinischen Daten zu Ouabain soll das start-up Unternehmen Cornavita gegründet werden, welches die klinische Entwicklung dieses Wirkstoffs in der Indikation Herzinsuffizienz betreibt. Ein ausgearbeitetes Konzept liegt vor.

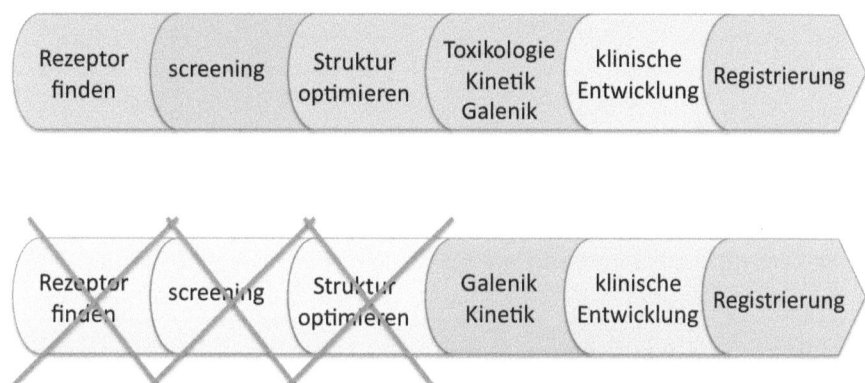

Attraktives Marktpotenzial für Herzinsuffizienz-Medikamente

Herzinsuffizienz ist eines der häufigsten internistischen Krankheitsbilder. Sie ist bisher kausal nicht therapierbar. Hauptursachen von Herzinsuffizienz sind koronare Herzerkrankungen (ischämische Herzkrankheit, Angina Pectoris), Bluthochdruck (Arterielle Hypertonie) und Erkrankungen des Herzmuskels (Kardiomyopathie). Heutige Therapiestrategien bei Herzinsuffizienz können die Überlebenschancen der Patienten zwar verbessern, jedoch das Fortschreiten der Erkrankung nicht verhindern. Alle verfügbaren Therapien beschränken sich auf Linderung der Symptome. Die Prognose ist trotz moderner Therapien mit Betablocker, ACE-Hemmer und Diuretika nach wie vor sehr ungünstig. Insgesamt verstirbt die Hälfte der Patienten binnen vier Jahren. Dieses Versagen der modernen Herzinsuffizienz-Behandlung mit Beta-Blockade und voller Angiotensin-II-Modulation verdeutlicht den dringenden Bedarf für bessere Behandlungen. Entsprechend hoch ist das Interesse von Klinikern und Pharmafirmen an Substanzen, welche effektive Therapiemöglichkeiten bieten. Es besteht ein großer Bedarf an wirksamen Wirkstoffen. Der Weltmarkt für Herzinsuffizienz-Medikamente wird mit mehr als 15 Milliarden US-Dollar beziffert. Für die medikamentöse Behandlung der Herzinsuffizienz werden allein in den USA pro Jahr mehr als sieben Milliarden US-Dollar aufgewandt.

10 Jahre Exklusivität

Der Wirkstoff Ouabain und seine Verwendung zur Behandlung von Herzerkrankungen sind seit mehr als 100 Jahren bekannt. Stoffschutzpatente, mit denen eine Investition in die beabsichtigte klinische Entwicklung von Ouabain abgesichert werden könnte, gibt es deshalb nicht mehr. Dennoch bestehen ausreichende Möglichkeiten, exklusive Nutzungsrechte und damit eine umfassende Absicherung des Investment zu gewährleisten.

Derzeit gibt es für Ouabain weltweit keine Zulassung mehr. Hieraus resultiert die Möglichkeit, Exklusivität und Schutz des Investments durch die im deutschen Arzneimittelgesetz festgelegten Regelungen zu erreichen. Auf alle für die Registrierung zu erstellenden toxikologischen, pharmakologischen und klinischen Daten gewährt das Arzneimittelgesetz eine Exklusivitätsfrist von 10 Jahren nach der Zulassung des Produktes. Innerhalb dieser Frist kann kein Wettbewerber auf die eingereichten Unterlagen zugreifen. Entsprechende Bestimmungen existieren sowohl in den europäischen als auch den amerikanischen Regularien. Eine mehr als zehnjährige Exklusivitätsspanne wird effektiv auch bei der Vermarktung von patentgeschützten neuen Wirkstoffen aufgrund der langen Forschungs- und Entwicklungszeiten kaum erreicht.

Cornavita wird als Projektentwickler organisiert

Der Wirkstoff Ouabain ist als preisgünstige Reinsubstanz kommerziell verfügbar. Die Formulierentwicklung und die Erstellung des präklinischen Datenpaketes können ebenso wie die klinische Entwicklung und spätere großtechnische Herstellung des Fertigproduktes bei geeigneten Dienstleistern durchgeführt werden. Eigene Kapazitäten sollen in diesen Bereichen nicht aufgebaut werden. Cornavita wird den gesamten Entwicklungsprozess in Form eines straffen Projektmanagements organisieren und leiten. Für jedes Aufgabenpaket – Formulierung, Patente, Präklinik, Klinik, Registrierung – werden qualifizierte externe Experten zur Absicherung einer fundierten Entwicklung eingebunden. Entsprechend kann die interne Personalausstattung zunächst auf einen Geschäftsführer mit Assistenten beschränkt werden.

Erste Entwicklungsstufe

Die klinische Wirkung von Ouabain ist erwiesen und in der Literatur dokumentiert. Für eine erneute Zulassung von Ouabain ist es dennoch notwendig, ein Datenpaket zu erstellen, welches den aktuellen Anforderungen der Registrierbehörden entspricht und geeignet ist, Kliniker und praktische Ärzte von der Wirksamkeit dieses Wirkstoffs zu überzeugen. Hierbei soll stufenweise vorgegangen werden. In der ersten Stufe soll eine geeignete, oral zu verabreichende galenische Darreichungsform erarbeitet und deren pharmakokinetisches und pharmakodynamisches Profil erstellt werden. Eine Analyse der in der Literatur beschriebenen Dosierungen unterschiedlicher enteraler Formulierungen weist aus, dass es möglich ist, mittels sublingualer Applikation Serumkonzentrationen von Ouabain zu erreichen, welche denen nach iv-Applikation entsprechen. In der therapeutischen Praxis haben sich iv-Dosierungen von 0,25 mg – 1,0 mg Ouabain pro Tag als optimal bewährt. Bei dieser Dosierung ist eine steady-state Serumkonzentration von 0,5 ng/ml gemessen worden. Darauf aufbauend sollen galenische Formulierungen von Ouabain so optimiert werden, dass sie bei minimalem Wirkstoffeinsatz eine steady-state Serumkonzentration von 0,5 ng/ml sicherstellen.

Zweite Entwicklungsstufe

Wenn eine galenische Formulierung mit diesem Anforderungsprofil vorliegt, werden in einer zweiten Stufe die für eine Registrierung notwendigen toxikologischen Daten ermittelt und das präklinische Datenpaket vervollständigt. Literaturdaten zur akuten Toxizität von Ouabain an verschiedenen Tierarten sind bekannt. Die Genotoxizität muss ermittelt werden. Die in verschiedenen Tiermodellen gefundene anti-carcinogene Wirkung von Ouabain deutet darauf hin, dass die Genotoxizität keine Probleme bereiten wird. Ouabain wird im Organismus nicht metabolisiert, sondern unverändert zu etwa zwei Drittel über die Niere und zu einem Drittel über den Darm ausgeschieden. Damit erübrigen sich eigene Untersuchungen zum Metabolismus. Das erforderliche präklinische Datenpaket wird in detaillierter Feinabstimmung mit den Zulassungsbehörden diskutiert und festgelegt.

Dritte Entwicklungsstufe

Die in einer dritten Stufe der Unternehmensentwicklung durchzuführenden klinischen Studien werden ebenfalls in enger Abstimmung mit den Registrierbehörden konzipiert. Mit einem Expertengremium aus anerkannten Kardiologen werden Studienprotokolle definiert, welche sicher stellen, dass die Studienergebnisse praxisrelevant sind und den Anforderungen der Registrierungsbehörden für eine Zulassung entsprechen.

Finanzierung des Unternehmens

Die Finanzierung des Unternehmens wird abgestimmt auf die stufenweise Entwicklung. Mit der ersten Finanzierungsrunde wird die Ausarbeitung einer geeigneten galenischen Darreichungsform und der Ermittelung der grundlegenden kinetischen und pharmakodynamischen Daten ermöglicht.

In einer zweiten Finanzierungsrunde werden genügend Mittel eingeworben, mit denen alle für den Beginn klinischer Studien notwendigen Daten komplettiert werden können. Eine dritte Finanzierungsrunde wird dann die Finanzierung der Zulassungsstudie gewährleisten.

Alternativ zur Eigenfinanzierung werden nach Vorliegen der Daten der ausgewählten galenischen Darreichungsform Gespräche mit Pharma- und Biotechnologiefirmen über eine gemeinsame Entwicklung von Ouabain aufgenommen. Ein frühzeitiger Verkauf des Unternehmens stellt eine realistische Option dar und wird nicht ausgeschlossen.

Nur wenn die Finanzierung von Cornavita gelingt, wird das Strophanthin, dieser von der Natur bereitgestellte Wirkstoff, das Arsenal der Arzneien zur Behandlung von Herzerkrankungen auch in Zukunft wieder bereichern können. Es müssen kreative Ansätze der Finanzierung beschritten werden. Neben dem Engagement finanzstarker Partner (VC-Fonds, Business Angels) gilt es, das Potenzial der mit Strophanthin vertrauten Ärzte und Patienten zu mobilisieren. In einem speziell für die Entwicklung von Strophanthin zu konzipierenden Fonds können auch kleinere Summen von Interessenten zu einem ausreichenden Kapitalstock gebündelt werden. Eine große Anzahl von Kleinanlegern ist ebenso schlagkräftig wie ein kapitalstarker Investor. Dieses Potenzial sollte im Interesse betroffener Patienten genutzt werden. Es ist eine Herzensangelegenheit dieses Buches, alle Strophanthinkenner zu ermutigen, sich an den Bemühungen zur Wiederbelebung des Strophanthins zu beteiligen und ihren aktiven Beitrag zu leisten.

≈ ≈ ≈

Anregungen, Kritik, Kommentare und Hinweise zu den in diesem Buch niedergelegten Sachverhalten und Ansichten mailen Sie bitte an:

hauke.fuerstenwerth@googlemail.com

Literaturverzeichnis

Ackerknecht EH, Aspects of the History of Therapeutics, Bull History Med **1962**; 36: 389-419

Adams KF Jr, Ghali JK, Herbert Patterson J, Stough WG, Butler J, Bauman JL, Ventura HO, Sabbah H, Mackowiak JI, van Veldhuisen DJ. A perspective on re-evaluating digoxin's role in the current management of patients with chronic systolic heart failure: targeting serum concentration to reduce hospitalization and improve safety profile. Eur J Heart Fail. **2014**; 16(5): 483-493

A. G. Ann Intern Med **1951**, S. 1390

Agostini PG, Doria E, Berti M, Guazzi MD, Lomg-term use of k-Strophanthin in advanced congestive heart failure due to dilated cardiomyopathy: A double-blind crossover evaluation versus digoxin. Clin Cardiol **1994**; 17: 536 – 541

Altmann K, Zur lingualen Strophanthin Resorption auf Grund klinischer und experimenteller Ergebnisse, Hippokrates. **1952**; 23(15): 417-419.

Altmann K, (1952 b) Beitrag zur peroralen Strophanthintherapie. Med Klin (Munich). **1952**; 47(14): 446-448.

Ambrosy AP, Butler J, Ahmed A, Vaduganathan M, van Veldhuisen DJ, Colucci WS, Gheorghiade M. The use of digoxin in patients with worsening chronic heart failure: reconsidering an old drug to reduce hospital admissions. J Am Coll Cardiol. **2014**; 63(18): 1823-1832

Amgen Inc. Pressemitteilung vom 21. Juli **2015**

Ardenne M, Reitnauer P G, Messungen zu Elementarvorgängen des Herzinfarktes. Card. Bull. Acta Cardiol **1971**; 4/5: 51 – 72

Ardenne M, Kern B, „Der Herzinfarkt als Folge der lysomalen Zytolyse Kettenreaktion", Dtsch. Ges.wesen, **1971**; 26: 1769 – 1780

Ardenne M ; Reitnauer P G ; Rohde K, Zum pH-Verhalten des Myokards und seiner Bedeutung für Herzinfarkt- und Krebs-Mehrschritt-Therapie. Wien Klin Wochenschr, **1972**; 84 (3): 47–54

Ardenne M, Die Hemmung der Mikrozirkulation beim Myokardinfardt und das perlingual applizierte g-Strophanthin. Neue Vorstellungen zum Mechanismus des Myokardinfarktes und seiner Bekämpfung. Arzneimittel-Forschung **1978**; 28(12): 2315–2326

Aschenbrenner R, Foth K. Wiederbelebung der oralen Strophanthin-Therapie? Dtsch Med Wochenschr. **1951** Aug 31;76(35):1057-61.

Aschenbrenner R, Foth K. Herzglykoside und Antikoagulantien in der Therapie des frischen Myocardinfarkts. Med Klin (Munich). **1956**; 51(17): 716-723.

Baecher S, Kroiss M, Fassnacht M, Vogeser M. No endogenous ouabain is detectable in human plasma by ultra-sensitive UPLC-MS/MS. Clin Chim Acta. **2014**; 431: 87–92.

Baker PF, Blaustein MP, Hodgkin AL, Steinhardt RA. The influence of calcium on sodium efflux in squid axons. J Physiol. **1969**; 200(2): 431-58.

Belz GG, Matthews J, Sauer U, Stern H, Schneider B. Pharmacodynamic effects of Ouabain following single sublingual and intravenous doses in normal subjects. Eur J clin Pharmacol, **1984**; 26: 187 – 292

Berghaus A, Winau R, *Probleme der Standardisierung von Digitalispräparaten*, in Neue Beiträge zur Arzneimittelgeschichte, Veröffentlichungen der Internationalen Gesellschaft für Geschichte der Pharmazie e.V. Band 51, **1982**

Blaustein MP, Livin' with NCX and lovin' it: a 45 year romance. Adv Exp Med Biol. **2013**; 961: 3-15.

Blaustein MP, Why isn't endogenous ouabain more widely accepted? Am J Physiol Heart Circ Physiol. **2014**;3 07: 635–639

Bonah C, Albert Fraenkel, die Medizinische Fakultät Strassburg und die Entstehung der der Strophanthintherapie, in Drings P., Thierfelder J., Weidmann B., Willig F., Albert Fraenkel. Ein Arztleben in Licht und Schatten, 1864- 1938, Ecomed, Landsberg, **2004**, pp. 155-186.

Bonah, C, "We need for digitalis preparations what the state has established for serum therapy ... " From collecting plants to international standardization: the Strophanthin case, 1900-1938, in Christoph Gradmann and Jonathan Simon, Evaluating and Standardizing Therapeutic Agents 1890-1950, London, Palgrave, **2010**, pp. 202-228.

Boros J, Strophoral: Ein therapeutischer Irrtum. Münchener medizinische Wochenschrift **1951**; 93 (20): 1026–1030

Bretschneider H J, Frank A ; Kanzow E, Bernard U, Über das Verhalten der Milchsäureausnutzung des Koronarblutes zur venösen Sauerstoffsättigung. Verh Dtsch Ges Kreislaufforsch, **1956**; 22: 300–305

Buckalew VM, Endogenous digitalis-like factors: An overview of the history. Front. Endocrinol., **2015**; 6: 49
http://journal.frontiersin.org/article/10.3389/fendo.2015.00049/full

Burger, Wenzel, Erfahrungen mit der perlingualen Strophanthin-Therapie., Ärztl. Praxis V/30 (**1953**)

Candilio L, Malik A, Hausenloy DJ. Protection of organs other than the heart by remote ischemic conditioning. J Cardiovasc Med (Hagerstown). **2013**; 14: 193 – 205.

Christophersen H, Der Schlüssel zur Infarktverhütung, Kindler Verlag GmbH, München, **1973**, S. 113

Cole GD, Francis DP. Trials are best, ignore the rest: safety and efficacy of digoxin. BMJ **2015**; 351: H4662. DOI: 10.1136/BMJ.H4662

Cotter G, Cohen-Solal A, Davison BA, Mebazaa A. RELAX-AHF, BLAST-AHF, TRUE-AHF, and other important truths in acute heart failure research. Eur J Heart Fail **2017**;19:1355–7.

Curschmann H, Jores A, Lehrbuch der speziellen Therapie innerer Krankheiten, Springer Verlag **1947**

Curschmann H, Über unsinnige Therapie, Med Klin. **1947**; 42(1): 25–27

de Boer A, Cohen AF. Digoxin and mortality: lessons for observational studies. Br J Clin Pharmacol. **2015** Sep 22. doi: 10.1111/bcp.12791.

Dietz E, Albert Fraenkel, C. F. Boehringer & Söhne und die intravenöse Strophanthintherapie in Peter Drings, Jörg Thierfelder, Bernd Weidemann, Friedrich Willig (Hrsg.), Michael Ehmann (Mitarbeit): Albert Fraenkel – Ein Arztleben in Licht und Schatten 1864–1938. Verlag Ecomed, Landsberg **2004**.

Edens E, Die Strophanthinbehandlung der Angina pectoris, Münchner medizinische Wochenschrift **1934**; 37: 1424-1427

Edens E, Digitalisfibel für den Arzt, fünfte Auflage, Springer Verlag, **1944**

Edens E, Die Digitalisbehandlung, Verlag Urban & Schwarzenberg, Berlin-München **1948**Eichholtz F, Lehrbuch der Pharmakologie, Springer Verlag, **1947**

E. Merck, Digitalis-Glykoside und verwandte Arzneistoffe, E. Merck's wissenschaftliche Abhandlungen aus den Gebieten der Pharmakotherapie, Pharmazie und verwandter Disziplinen Nr. 8, 2. umgearbeitete Auflage **1914**, online verfügbar über die Digitale Bibliothek Braunschweig http://www.digibib.tu-bs.de/?docid=00037515 Diese Arbeit enthält eine Übersicht über die Vielzahl der zur damaligen Zeit bekannten Herzglykosidpräparate

Erdle HP, Schultz KD, Wetzel E, Gross F. Resorption und Ausscheidung von g-Strophanthin nach intravenöser und perlingualer Gabe. Dtsch Med Wochenschr. **1979**; 104(27): 976-979.

Erdmann E, Über die Therapie mit oralem und intravenösem Strophanthin, in: An den Grenzen der Schulmedizin, hrsg. von Irmgard Oepen, Deutscher Ärzte Verlag, Köln, **1985**

Forth W, Furukawa E, Rummel W. Vergleichende Untersuchung von Resorption und Ausscheidung tritium-markierter Herzglykoside. Naunyn Schmiedebergs Arch Exp Pathol Pharmakol. **1969**; 262(1): 53-72.

Franck R, Moderne Therapie in innerer Medizin und Allgemeinpraxis, Springer Verlag, Berlin **1943**

Fraenkel A, Über die physiologische Dosierung von Digitalispräparaten, Therapie der Gegenwart **1902**; 43:106-112

Fraenkel A, Zur Digitalistherapie. Über intravenöse Strophanthintherapie, Verh Kongr Inn Med **1906**, 257-265

Fraenkel A, Abhandlungen zur Digitalistherapie. Über intravenöse Strophanthininjektionen bei Herzkranken, Naunyn-Schmiedeberg's Archives of Pharmacology **1907**; 57(1/2): 79-122

Fraenkel A, Abhandlungen zur Digitalistherapie. III. Bemerkungen zur internen Digitalismedikation. Naunyn-Schmiedeberg's Archives of Pharmacology **1907**; 57(1/2): 131-136

Fraenkel A, Schwartz G, Über Digitaliswirkung an gesunden und an kompensierten Herzkranken, Archiv für experimentelle Pathologie und Pharmakologie, Supplementband **1908**, Festschrift Oswald Schmiedeberg S. 188-198

Fraenkel A, Strophanthin Therapie, Verlag Julius von Springer, Berlin **1933**

Fraenkel A, Von der empirischen zur experimentellen Digitalisthera-pie, Schweizerische Medizinische Wochenschrift **1936**;18:434 - 440

Fürstenwerth H, Ouabain and endogenous ouabain - Dr. Jekyll and Mr. Hyde of cardiac glycosides? British Journal of Medicine and Medical Research, **2015**; 8(5): 477-484

Gable ME, Ellis L, Fedorova OV, Bagrov AY, Askari A, Comparison of Digitalis sensitivities of Na/K-ATPases from human and pig kidneys, ACS Omega **2017**, 2, 3610-3615

Garbe A, Nowak H. Zur Pharmakokinetik des Pruvosid. Arzneimittelforschung. **1968**; 18(12): 1597-601.

Gheorghiade M, Hall VB, Jacobsen G, Alam M, Rosman H, Goldstein S. Effects of increasing maintenance dose of digoxin on left ventricular function and neurohormones in patients with chronic heart failure treated with diuretics and angiotensin-converting enzyme inhibitors. Circulation. **1995**; 92: 1801–1807

Ghirardi P, Marzo A, Gianfranceschi M, Bertoli L, Conti F, Mantero O. Plasma levels and urinary excretion of K-strophanthoside (3H) administered rectally to human subjects. Arzneimittelforschung. **1973** Nov;23(11):1547-50.

Gilg, Thoms, Schedel: Die Strophanthinfrage. Berlin **1904**.

Gillis RA. Cardiac sympathetic nerve activity: Changes induced by ouabain and propranolol. Science. **1969**; 166(3904): 508-510.

Gillis RA. Digitalis: A neuroexcitatory drug. Circulation. **1975**; 52: 739-742.

Gillmann H, Stellungnahme zur peroralen Strophanthinprophylaxe des Herzinfarktes, Deutsches Ärzteblatt, **1971**; 44: 2929 - 2936

Godfraind T, Stimulation and inhibition of the Na+/K+-pump by cardiac glycosides, In: Erdmann E, Greeff K, Skou JC, editors. Cardiac glycosides 1785–1985. New York: Springer Verlag; **1986**, p 381 – 393

Gonder U, Worm N. Mehr Fett: Liebeserklärung an einen zu Unrecht verteufelten Nährstoff. Systemed Verlag GmbH, **2010**

Graham RM, Frazier DP, Thompson JW, Haliko S, Li H, Wasserlauf BJ, Spiga MG, Bishopric NH, Webster KA. A unique pathway of cardiac myocyte death caused by hypoxia-acidosis. J Exp Biol. **2004**; 207(Pt 18): 3189-3200.

Granger CB, McMurray JJ. Using measures of disease progression to determine therapeutic effect: a sirens' song. J Am Coll Cardiol. **2006**; 48(3): 434-437

Greeff K, Köhler E, Strobach H, Verspohl E. Zur Pharmakokinetik des g-Strophanthins, Verh Dtsch Ges Kreislaufforsch. **1974**; 40: 301-305

Greef K Schadewaldt H *Introduction and Remarks on the History of Cardiac Glycosides,* in Cardiac Glycosides part I, Hrsg Greef K, Springer Verlag Berlin Heidelberg New York **1981**

Greene J A, Prescribing by the numbers, drugs and the definition of disease, The John Hopkins University Press, **2007**

Haasis, R, Digitalisglykoside und EKG, perimed Fachbuch-Verlagsgesellschaft, Erlangen, **1983**

Halhuber M, Lantscherat T, Meusburger K. Zur Strophoraltherapie. Med Klin. **1954**;36:1440-1443

Hamlyn JM, Blaustein MP, Bova S, DuCharme DW, Harris DW, Mandel F, Mathews WR, Ludens JH. Identification and characterization of a ouabain-like compound from human plasma. Proc Natl Acad Sci U S A. **1991**; 88: 6259–6263.

Healey CM, Kumbhani DJ, Healey NA et al. Impact of intraoperative myocardial tissue acidosis on postoperative adverse outcomes and cost of care for patients undergoing prolonged aortic clamping during cardiopulmonary bypass. Am J Surg **2009**; 197: 203–210

Heilmeyer L, Bemerkungen zum Strophoralstreit, Münch Med Wochenschr. **1952** Feb 1;94(5):208-209

Herrmann, Die Wirksamkeit oraler Strophanthintherapie, Der Deutsche Apotheker, **1999**; 42(4): 113 - 116

Hochrein H. Electrolytes in heart failure and myocardial hypoxia. Vasc Dis. **1966**; 3(3): 196-200.

Hokkanen M, Imperial Networks, Colonial Bioprospecting and Bur-roughs Wellcome & Co.: The Case of Strophanthus Kombe from Ma-lawi (1859–1915), Social History of Medicine **2012**; 25(3): 589–607

Ingwall JS, Energy metabolism in heart failure and remodelling. Cardiovascular Research **2009**; 81: 412–419

Kharbanda RK1, Nielsen TT, Redington AN, Translation of remote ischaemic preconditioning into clinical practice. Lancet. **2009**; 374(9700): 1557-65.

Kingdon J, Agwanda B, Kinnaird M, O'Brien T, Holland C, Gheysens T, Boulet-Audet M, Vollrath F. A poisonous surprise under the coat of the African crested rat. Proc Biol Sci. **2012**;279(1729):675-80.

Kern B, Grundlagen der Inneren Medizin, Ferdinand Enke Verlag, Stuttgart, **1946**

Kern B, Die Herzinsuffizienz, Ferdinand Enke Verlag, Stuttgart, **1948**

Kern B, Strophoral - Zur Erneuerung der oralen Strophanthustherapie Dtsch med Wochenschr **1949**; 74(33/34): 1017-1021

Kern B, Die orale Strophanthin-Behandlung, Ferdinand Enke Verlag, Stuttgart, **1951**

Kern B, Zum Nachweis der Strophanthin-Resorption. Medizinische Monatsschrift, **1952**; 6, (6): 371–374

Kern B, Der Myokardinfarkt, 3. Auflage, Haug Verlag, **1974**

Kesselheim AS, Avorn J, The most transformative drugs of the past 25 years: a survey of physicians, Nat Rev Drug Discov. **2013**; 12(6): 425-431

Khodus GR, Kruusmägi M, Li J, Liu XL, Aperia A. Calcium signaling triggered by ouabain protects the embryonic kidney from adverse developmental programming. Pediatr Nephrol. **2011**; 26(9): 1479-82.

Kotsovsky D, Therapie des Altersherz, Ärztl. Praxis V/6 (**1953**)

Kottmann K., Zeitschrift für klinische Medizin, **1905**, Bd. H2, 56

Krämer, K.-D, Ghabussi, P, Hochrein H, Klinische Untersuchungen über die orale und parenterale Wirksamkeit von k-Strophanthin-α an dekompensierten Herzkranken. Deutsche Medizinische Wochenschrift – DMW **1972**; 97; 22: 870–875

Krause D. Förderung und Sicherung der enteralen Resorption von G-Strophanthin durch Natriumlaurylsulfat. Arzneimittelforschung. **1955**; 5(8): 428-432.

Lampe K, Ein Beitrag zur oralen Strophanthintherapie. Med Welt. **1968**; 26: 1569-72.

Laugsand LE, Strand LB, Platou C, Vatten LJ, Janszky, Insomnia and the risk of incident heart failure: a population study. Eur Heart J. **2014**; 35(21): 1382-1393. doi: 10.1093/eurheartj/eht019

Leuenberger H, Gesund durch Gift, Deutsche Verlagsanstalt Stuttgart, **1972**

Leuschner, Toxicological studies with Ouabain, Naunyn Schmiedebergs Arch Pharmacol. **2001**; 363 (4) suppl, 139, abstract 544

Lewis LK, Yandle TG, Hilton PJ, Jensen BP, Begg EJ, and Nicholls MG. Endogenous Ouabain Is Not Ouabain. Hypertension. **2014**; 64(4): 680-3

Li J, Khodus GR, Kruusmagi M, Kamali-Zare P, Liu XL, Eklof AC, Zelenin S, Brismar H, Aperia A, Ouabain protects against adverse developmental programming of the kidney. Nat Commun. **2010**; 27; 1:42.

Lindenbaum J, Mellow MH, Blackstone MO, Butler VP Jr. Variation in biologic availability of digoxin from four preparations. N Engl J Med. **1971**; 285(24): 1344-1347.

Liu J, Tian J, Haas M, et al. Ouabain interaction with cardiac Na/K-ATPase initiates signal cascades independent of changes in intracellular Na+ and Ca2+ concentrations. J Biol Chem **2000**; 275:27838–27844

Lüllmann H, Peters T, Preuner J. Mechanism of action of digitalis glycosides in the light of new experimental observations. Eur Heart J **1982**; 3 Suppl D: 45-51.

Lüllmann H, Peters T, Prillwitz HH, et al. Cardiac glycosides with different effects in the heart. Basic Res Cardiol **1984**;7 9 Suppl: 93-101.

Marzilli M, Merz CN, Boden WE, Bonow RO, Capozza PG, Chilian WM, DeMaria AN, Guarini G, Huqi A, Morrone D, Patel MR, Weintraub WS. Obstructive coronary atherosclerosis and ischemic heart disease: an elusive link! J Am Coll Cardiol. **2012**; 60(11)951-956

Marzouk SA, Buck RP, Dunlap LA, Johnson TA, Cascio WE. Measurement of extracellular pH, K(+), and lactate in ischemic heart. Anal Biochem. **2002**; 308(1): 52-60.

Maehder K. Über den Nachweis der perlingualen Strophanthin-Resorption mittels Isotopen. Med Klin (Munich), **1955**; 50(2): 104-5.

Marchetti GV, Marzo A, De Ponti C, Scalvini A, Merlo L, Noseda V. Blood levels and tissue distribution of 3 H-ouabain administered per os. An experimental and clinical study. Arzneimittelforschung. **1971**; 21(9): 1399-403.

Medscape, Steve Stiles, After Sinking in, PARADIGM-HF Critiqued at HFSA Sessions, September 25, **2014**, http://www.medscape.com/viewarticle/832290#vp_1

Mutschler P, Zur Verbesserung der oralen Strophanthintherapie. Medizinische Klinik (Munich) **1952**; 47(50): 1656–1657

Nieder R, Taschenbuch der Digitalis-Therapie, Georg Thieme Verlag, Stuttgart, **1961**

NEJM Journal watch, Vinay Prasad, Let's Take a Close Look at PARADIGM-HF, September 1, **2014**, http://blogs.jwatch.org/cardioexchange/2014/09/01/lets-scrutinize-paradigm-hf/

Nesher M, Shpolansky U, Viola N, Dvela M, Buzaglo N, Cohen Ben-Ami H, Rosen H, Lichtstein D. Ouabain attenuates cardiotoxicity induced by other cardiac steroids. Br J Pharmacol. **2010** May;160(2):346-54.

Newton GE, Tong JH, Schofield AM, Baines AD, Floras JS, Parker JD. Digoxin reduces cardiac sympathetic activity in severe congestive heart failure. J Am Coll Cardiol. **1996**; 28: 155–161.

Okita GT. Dissociation of Na+,K+-ATPase inhibition from digitalis inotropy. Fed Proc **1977**; 36(9): 2225-2233

Olfson M, Marcus S C, Decline In Placebo-Controlled Trial Results Suggests New Directions For Comparative Effectiveness Research, Health Aff, June **2013**; 32: 1116-1125

Osseo-Asare, Bitter roots: the search for healing plants in Africa, The University of Chicago Press, **2014**

Packer M, Acute Heart Failure Is an Event Rather Than a Disease: Plea for a Radical Change in Thinking and in Therapeutic Drug Development. JACC Heart Fail. **2018** Jan;6(1):73-75.

Popper K, Logik der Forschung: zur Erkenntnistheorie der modernen Naturwissenschaften, Springer Verlag Wien, **1935**

Prescrire , New drugs and indications in 2010: inadequate assessment; patients at risk, Rev Prescrire February **2011**; 31 (328): 134-141

Raab W, Clinical course of 200 cases of angina pectoris treated with roentgen irradiation of the adrenals (1937-1947). Am J Roentgenol Radium Ther. **1950**; 63(6): 895-901

Raab W, Chaplin JP, Bajusz E. Myocardial necroses produced in domesticated rats and in wild rats by sensory and emotional stresses. Proc Soc Exp Biol Med. **1964**; 116: 665-669

Raab W, Über 45 Jahre Arzt, Therapie der Gegenwart, **1966**; 105(2): 224-230

Raab W. Koronarinsuffiozienz, Katecholamine, Kortikoide und Kalium. Wien Klin Wochenschr. **1966**; 78(41): 684-7.

Reindell, H, Weyland, R, Bilger, R, Klepzig, H. Zur Frage der Resorbierbarkeit des herzwirksamen Glykosids im Strophoral. Munch Med Wochenschr. **1952**; 94(6): 266–273

Robergs, R. A., Ghiasvand, F, Parker D, Biochemistry of exercise-induced metabolic acidosis. Am. J. Physiol. Regul. Integr. Comp. Physiol. **2004**; 287: 502-516.

Roth K, Nachweis der Herzwirkung von Purostrophan-Dragées. Ther Ggw. **1955**; 94(8): 292-295.

Ruiz-Torres A. Kinetik der Herzglykoside im Organismus des Menschen und der Versuchstiere. Klin Wochenschr. **1970**; 48(5): 257-70.

Runge TM, Stephens JC, Holden P, Havemann DF, Kilgore WM, Dale EM, Dalton RE. Pharmacodynamic distinctions between ouabain, digoxin and digitoxin. Arch Int Pharmacodyn Ther. **1975**; 214(1): 31-45.

Runge TM, Clinical implications of differences in pharmacodynamic action of polar and nonpolar cardiac glycosides. Am Heart J. **1977**; 93(2):248-55.

Salz H, Schneider B, Perlinguales g-Strophanthin bei stabiler Angina pectoris, Zeitschrift für Allgemeinmedizin **1985**; 61: 1223 -1228

Sarre H, Indikation der verschiedenen Herzglykoside bei ambulanter Behandlung von Herzkranken. Die Medizinische Welt **1951**; 20(35-36): 1065–1070

Sarre H, Strophanthinbehandlung bei Angina pectoris. Therapiewoche **1952/53**; 3: 311-314

Schaefer H, Herzinfarkt - Vorspann. In Schaefer, Jentsch, Huber, Wegener: Herzinfarkt Report 2000, Verlag Urban&Fischer, München, **2000**

Schedel, Die Strophanthus-Frage vom pharmakologischen und klini-schen Standpunkt, Berichte der Deutschen Pharmakologischen Gesell-schaft, **1904**, S. 120 ff

Schettler G, Weber E, Kübler W, Orales Strophanthin in der Therapie der Herzkrankheiten und speziell der koronaren Herzkrankheiten, Deutsches Ärzteblatt **1977**; 15: 995 - 998

Schimert G. Klinische Symptomatologie der Herzinsuffizienz und der funktionellen Herzschwäche. Arztl Forsch. **1967**; 21(3): 104-12.

Schmidsberger P, Skandal Herzinfarkt, Verlag R.S. Schulz **1975**

Seiler C, Meier P. Historical aspects and relevance of the human coronary collateral circulation. Curr Cardiol Rev. **2014**; 10(1): 2-16.

Selye H, The pluricausal cardiopathies, Verlag C.C. Thomas, Springfield, **1961**

Silva E, Soares-da-Silva P. New Insights into the Regulation of Na(+),K(+)-ATPase by Ouabain. Int Rev Cell Mol Biol. **2012**; 294: 99-132

Silva PA, Monnerat-Cahli G, Pereira-Acácio A, Luzardo R, Sampaio LS, Luna-Leite MA, Lara LS, Einicker-Lamas M, Panizzutti R, Madeira C, Vieira-Filho LD, Castro-Chaves C, Ribeiro VS, Paixão AD, Medei E, Vieyra A. Mechanisms Involving Ang II and MAPK/ERK1/2 Signaling Pathways Underlie Cardiac and Renal Alterations during Chronic Undernutrition. PLoS One. **2014**; 9(7): e100410.

Skou J. C. William Withering – The man and his work, in Cardiac Glycosides 1785 – 1985, Hrsg E. Erdmann, K. Greef, J. C. Skou, Steinkopf Verlag, Darmstadt **1986**

Somberg J, Greenfield B, Tepper D, Digitalis: Historical Development in Clinical Medicine, J Clin Pharmacol **1985**;25: 484 – 489

SPIEGEL, Hungernde Herzen, 19. 11. **1971**
http://www.spiegel.de/spiegel/print/d-44914474.html

SPIEGEL, Burda's biedere Bunte, 9. 9. **1964**,
http://www.spiegel.de/spiegel/print/d-46175278.html

Staessen JA, Thijs L, Stolarz-Skrzypek K, et al. Main results of the ouabain and adducin for Specific Intervention on Sodium in Hypertension Trial (OASIS-HT): a randomized placebo-controlled phase-2 dose-finding study of rostafuroxin. Trials. **2011**;12:13

Strobach H, Wirth KE, Rojsathaporn K. Absorption, metabolism and elimination of strophanthus glycosides in man. Naunyn Schmiedebergs Arch Pharmacol. **1986**; 334(4): 496-500.

Taegtmeyer H, McNulty P, Young ME. Adaptation and maladaptation of the heart in diabetes: Part I: general concepts. Circulation. **2002** ;105(14): 1727-1733.

Teicholz N. The Big Fat Surprise: Why Butter, Meat and Cheese Belong in a Healthy Diet. Simon & Schuster; Reprint edition, **2015**

The SPRINT Research Group, A Randomized Trial of Intensive versus Standard Blood-Pressure Control. N Engl J Med. **2015** Nov 9. [Epub ahead of print] DOI: 10.1056/NEJMoa1511939

Tijmstra T, The psychological and social implicationsof serum cholesterolscreening, International Journal of Risk and Safety in Medicine **1990**; 1: 29-44

Vaquez H, Ouabaine. Arch. Mal. Coeur **1917**; 10: 467

Venugopal J, Blanco G, On the Many Actions of Ouabain: Pro-Cystogenic Effects in Autosomal Dominant Polycystic Kidney Disease. Molecules. **2017** May 3; 22(5): E729.

Wasserstrom JA, Farkas DE. Inotropic and toxic actions of several cardiac steroids in sheep cardiac tissues. Prog Clin Biol Res **1988**; 268B: 469–476.

Wasserstrom JA, Farkas DE, Norell MA, et al. Effects of different cardiac steroids on intracellular sodium, inotropy and toxicity in sheep Purkinje fibers. J Pharmacol Exp Ther **1991**; 258: 918–925.

Wasserstrom JA, Aistrup GL. Digitalis: new actions for an old drug. Am J Physiol Heart Circ Physiol **2005**; 289: 1781-1793

Weber, J Die perorale Strophanthintherapie. Medizinische Klinik (Munich) **1955**; 50 (13): 533–535

WHO, Interim Summary of Conclusions and Dietary Recommendations on Total Fat & Fatty Acids. From the Joint FAO/WHO Expert Consultation on Fats and Fatty Acids in Human Nutrition, 10-14 November, **2008**, Geneva http://www.who.int/nutrition/topics/FFA_summary_rec_conclusion.pdf

Wiesend W, Über perorale Strophanthinbehandlung, besonders beim Altersherz. Münchener medizinische Wochenschrift, **1956**; 98(26): 900–904

Wiesend W, Über theoretisch-experimentelle und klinische Grundlagen der peroralen Strophanthinbehandlung. Therapeutische Umschau. Revue thérapeutique, **1956**; 13(9): 172–176 [Wiesend **1956-b**]

Windt R, Boeschen D, Glaeske G, Zentrum für Sozialpolitik – Universität Bremen, Innovationsreport **2013**, Auswertungsergebnisse von Routinedaten der Techniker Krankenkasse aus den Jahren 2010 und 2011

Wu J, Li D, Du L, Baldawi M, Gable ME, Askari A, Liu L. Ouabain prevents pathological cardiac hypertrophy and heart failure through activation of phosphoinositide 3-kinase α in mouse. Cell Biosci. **2015** Nov 18;5:64.

ZEIT, Die „Bunte" treibts zu bunt, 14. 8. **1964**, http://www.zeit.de/1964/33/die-bunte-treibts-zu-bunt/komplettansicht